Livro de Bolso de Geriatria

A Ciência e a Arte de Ler Artigos Cientificos – Braulio Luna Filho
A Didática Humanista de um Professor de Medicina – Decourt
A Neurologia que Todo Médico Deve Saber 2ª ed. – Nitrini
A Questão Ética e a Saúde Humana – Segre
A Saúde Brasileira Pode Dar Certo – Lottenberg
A Vida por um Fio e por Inteiro – Elias Knobel
Alimentos e Sua Ação Terapêutica – Andréia Ramalho
Artigo Científico - do Desafio à Conquista – Enfoque em Testes e Outros Trabalhos Acadêmicos – Victoria Secaf
As Lembranças que não se Apagam – Wilson Luiz Sanvito
Aspectos Nutricionais no Processo do Envelhecimento – Busnello
Atendimento Domiciliar - Um Enfoque Gerontológico – Duarte e Diogo
Atividade Física e Envelhecimento Saudável – Wilson Jacob
Avaliação Global do Idoso – Wilson Jacob
Cardiogeriatria (Série Cardiologia de Bolso) – Bruno
Células-tronco – Zago
Climatério - Enfoque Atual e Multidisciplinar – Beirão de Almeida
Coluna: Ponto e Vírgula 7ª ed. – Goldenberg
Como Ter Sucesso na Profissão Médica - Manual de Sobrevivência 4ª ed. – Mário Emmanual Novais
Condutas no Paciente Grave 3ª ed. (vol. I com CD e vol. II) – Knobel
Cuidados Paliativos – Diretrizes, Humanização e Alívio de Sintomas – Franklin Santana
Demências: Abordagem Multidisciplinar – Caixeta
Dicionário de Ciências Biológicas e Biomédicas – Vilela Ferraz
Dicionário Médico Ilustrado Inglês-Português – Alves
Envelhecer com Arte, Longevidade e Saúde – Arthur Roquete de Macedo
Envelhecimento: Prevenção e Promoção da Saúde – Brito Litvoc
Epidemiologia 2ª ed. – Medronho
Epidemiologia dos Agravos à Saúde da Mulher – Aldrighi
Faculdade de Medicina 200 Anos – Silvia Vargas
Fitoterapia - Bases Científicas e Tecnológicas – Viana Leite
Fitoterapia - Conceitos Clínicos (com CD) – Degmar Ferro
Gastrenterologia e Hepatologia – Vilela, Borges e Ferraz
Gestão Estratégica de Clínicas e Hospitais – Adriana Maria André
Geriatria: Fundamentos, Clínica e Terapêutica 2ª ed. – Papaléo e Carvalho Filho
Gerontologia - A Velhice - O Envelhecimento em Visão Globalizada – Papaléo
Guia de Consultório - Atendimento e Administração – Carvalho Argolo
Importância de Alimentos Vegetais na Proteção da Saúde 2ª ed. – De Angelis
Manual de Medicina Ambulatorial do Adulto Lopes – Guariento
Manual do Clínico para o Médico Residente – Atala – Unifesp
Medicina: Olhando para o Futuro – Protásio Lemos da Luz
Medicina, Saúde e Sociedade – Jatene
Memória, Aprendizagem e Esquecimento – Antônio Carlos de Oliveira Corrêa
Memórias Agudas e Crônicas de uma UTI – Knobel
Nem só de Ciência se Faz a Cura 2ª ed. – Protásio da Luz
Nutrição no Envelhecer – Abdalla
O que Você Precisa Saber sobre o Sistema Único de Saúde – APM-SUS
Politica Públicas de Saúde Interação dos Atores Sociais – Lopes
Prática a Caminho da Senecultura – Jacob e Gamia
Prescrição de Medicamentos em Enfermaria – Brandão Neto
Promoção de Saúde na Terceira Idade – Goldenberg
Psiquiatria Geriátrica do Diagnóstico Precoce à Reabilitação – Fortenza
Série Neurologia - Diagnóstico e Tratamento – Wilson Luiz Sanvito
  Vol. 1 - Esclerose Múltipla no Brasil - Aspectos Clínicos e Terapêuticos – Tilbery
  Vol. 2 - Doença de Parkinson - Prática Clínica e Terapêutica – Ferraz
Série Usando a Cabeça – Alvarez e Taub
  Vol. 1 - Memória
Sinais e Sintomas em Geriatria – Maia Guimarães
Tratado de Medicina de Urgência do Idoso – Matheus Papaléo Netto, Francisco Carlos de Brito e Luciano Ricardo Giacaglia
Um Guia para o Leitor de Artigos Científicos na Área da Saúde – Marcopito Santos
Urgências em Geriatria - Epidemiologia, Fisiopatologia, Quadro Clínico e Controle Terapêutico – Papaléo
Viver Bem Depende de Você – Evelyn Goldenberg

Livro de Bolso de Geriatria

Editores

Milton Luiz Gorzoni

Renato Moraes Alves Fabbri

Atheneu

EDITORA ATHENEU

São Paulo —	*Rua Jesuíno Pascoal, 30* *Tel.: (11) 2858-8750* *Fax: (11) 2858-8766* *E-mail: atheneu@atheneu.com.br*
Rio de Janeiro —	*Rua Bambina, 74* *Tel.: (21)3094-1295* *Fax: (21)3094-1284* *E-mail: atheneu@atheneu.com.br*
Belo Horizonte —	*Rua Domingos Vieira, 319 — conj. 1.104*

CAPA: Paulo Verardo
PRODUÇÃO EDITORIAL: MWS Design

Dados Internacionais de Catalogação na Publicação (CIP)
(Câmara Brasileira do Livro, SP, Brasil)

Livro de bolso de geriatria / editores Milton
Luiz Gorzoni, Renato Moraes Alves Fabbri. --
São Paulo : Editora Atheneu, 2013.

Vários autores.
Bibliografia
ISBN 978-85-388-0427-7

1. Envelhecimento 2. Geriatria I. Gorzoni,
Milton Luiz. II. Fabbri, Renato Moraes Alves.

CDD-618.97
13-09233 NLM-WT 100

Índices para catálogo sistemático:
1. Geriatria 618.97

GORZONI M.L., FABBRI R.M.A.

Livro de Bolso de Geriatria

Editores

Milton Luiz Gorzoni

Professor Adjunto do Departamento de Clínica Médica da Faculdade de Ciências Médicas da Santa Casa de São Paulo – FCMSCSP. Chefe da Área III do Serviço de Clínica Médica do Departamento de Medicina da Irmandade da Santa Casa de Misericórdia de São Paulo – ISCMSP. Especialista em Geriatria pela Sociedade Brasileira de Geriatria e Gerontologia – SBGG/Associação Médica Brasileira – AMB. Doutor em Clínica Médica pela FCMSCSP. Presidente da Seção São Paulo da SBGG no triênio 1989–1992.

Renato Moraes Alves Fabbri

Professor-Assistente do Departamento de Clínica Médica da Faculdade de Ciências Médicas da Santa Casa de São Paulo – FCMSCSP. Chefe da Área II do Serviço de Clínica Médica do Departamento de Medicina da Irmandade da Santa Casa de Misericórdia de São Paulo – ISCMSP. Especialista em Geriatria pela Sociedade Brasileira de Geriatria e Gerontologia – SBGG/Associação Médica Brasileira – AMB. Mestre em Clínica Médica pela FCMSCSP. Presidente da Seção São Paulo da SBGG no triênio 2010–2013.

Colaboradores

Adriano Namo Cury

Médico Assistente da Disciplina de Endocrinologia da Faculdade de Ciências Médicas da Santa Casa de São Paulo – FCMSCSP. Doutor em Medicina pela FCMSCSP.

Ambrósio Rodrigues Brandão

Médico Assistente do Hospital Geriátrico e de Convalescentes Dom Pedro II da Irmandade da Santa Casa de Misericórdia de São Paulo – ISCMSP. Ex-Médico Residente de Geriatria da ISCMSP. Especialista em Geriatria pela Sociedade Brasileira de Geriatria e Gerontologia – SBGG/Associação Médica Brasileira – AMB.

Andrea Virginia Von Burlow Freirias

Médica Assistente na Interconsulta Psiquiátrica do Hospital Central da Irmandade da Santa Casa de Misericórdia de São Paulo – ISCMSP. Especialista em Psiquiatria pela Sociedade Brasileira de Psiquiatria – ABP/Associação Médica Brasileira – AMB.

Andrea Vieira

Chefe da Clínica de Gastroenterologia do Departamento de Medicina da Irmandade da Santa Casa de Misericórdia de São Paulo – ISCMSP. Professor Instrutor do Departamento de Clínica Médica da Faculdade de Ciências Médicas da Santa Casa de São Paulo – FCMSCSP. Doutora pela FCMSCSP.

Antônio Mário Badan Neto

Ex-Médico Assistente do Setor de Geriatria da Irmandade da Santa Casa de Misericórdia de São Paulo – ISCMSP. Especialista em Geriatria pela Sociedade Brasileira de Geriatria e Gerontologia – SBGG/Associação Médica Brasileira – AMB.

Celso de Oliveira

Médico Assistente da Clínica Urológica da Irmandade da Santa Casa de Misericórdia de São Paulo – ISCMSP. Professor-assistente do Departamento de Cirurgia da Faculdade de Ciências Médicas da Santa Casa de São Paulo – FCMSCSP.

Daniel Felgueiras Rolo

Ex-Médico Residente de Clínica Médica da Irmandade da Santa Casa de Misericórdia de São Paulo– ISCMSP.

Daniela F. A. Gomez

Médica Assistente do Hospital Geriátrico e de Convalescentes Dom Pedro II da Irmandade da Santa Casa de Misericórdia de São Paulo – ISCMSP. Ex-Médica Residente de Geriatria da ISCMSP. Especialista em Geriatria pela Sociedade Brasileira de Geriatria e Gerontologia – SBGG/Associação Médica Brasileira – AMB.

Danilo Romano

Ex-Médico Residente de Clínica Médica e de Endocrinologia da Irmandade da Santa Casa de Misericórdia de São Paulo – ISCMSP.

Fabiana Pompêo de Pina

Ex-Médica Assistente do Serviço de Clínica Médica da Irmandade da Santa Casa de Misericórdia de São Paulo – ISCMSP.

Fernanda Romano Wenzel Modenese

Fonoaudióloga do Hospital Geriátrico e de Convalescentes Dom Pedro II da Irmandade da Santa Casa de Misericórdia de São Paulo – ISCMSP.

Francisco Souza do Carmo

Médico Assistente do Hospital Geriátrico e de Convalescentes Dom Pedro II da Irmandade da Santa Casa de Misericórdia de São Paulo – ISCMSP. Ex-Médico Residente de Geriatria da ISCMSP. Especialista em Geriatria pela Sociedade Brasileira de Geriatria e Gerontologia – SBGG/Associação Médica Brasileira – AMB. Mestre em Ciências da Saúde pela Faculdade de Ciências Médicas da Santa Casa de São Paulo – FCMSCSP.

João Eduardo Nunes Salles

Médico Assistente da Clínica de Endocrinologia da Irmandade da Santa Casa de Misericórdia de São Paulo – ISCMSP. Professor-assistente da Disciplina de Endocrinologia da Faculdade de Ciências Médicas da Santa Casa de São Paulo – FCMSCSP. Doutor em Ciências pela Universidade Federal de São Paulo – Unifesp.

John Verrinder Veasey

Médico Assistente da Clínica Dermatológica da Irmandade da Santa Casa de Misericórdia de São Paulo – ISCMSP.

José Antônio Jabur

Graduado na Faculdade de Ciências Médicas da Santa Casa de São Paulo – FCMSCSP. Especialista em Dermatologia pela Sociedade Brasileira de Dermatologia – SBD.

Karina Moraes Kiso Pinheiro

Médica Assistente do Serviço de Clínica Médica da Irmandade da Santa Casa de Misericórdia de São Paulo – ISCMSP. Farmacêutica e Bioquímica pela Universidade de São Paulo – USP.

Lenôra Maria de Barros e Silva

Ex-Médica Assistente do Hospital Geriátrico e de Convalescentes Dom Pedro II da Irmandade da Santa Casa de Misericórdia de São Paulo – ISCMSP. Ex-Médica Residente de Geriatria da ISCMSP. Especialista em Geriatria pela Sociedade Brasileira de Geriatria e Gerontologia – SBGG/Associação Médica Brasileira – AMB.

Lílian de Fátima Costa Faria

Médica Assistente do Hospital Geriátrico e de Convalescentes Dom Pedro II da Irmandade da Santa Casa de Misericórdia de São Paulo – ISCMSP. Ex-Médica Residente de Geriatria da ISCMSP. Especialista em Geriatria pela Sociedade Brasileira de Geriatria e Gerontologia – SBGG/Associação Médica Brasileira – AMB. Mestre em Ciências da Saúde pela Faculdade de Ciências Médicas da Santa Casa de São Paulo – FCMSCSP.

Luís Cláudio Rodrigues Marrochi

Diretor Técnico na Saúde Care – Atenção Domiciliar. Médico Assistente do Hospital Geriátrico e de Convalescentes Dom Pedro II e do Serviço de Emergência do Hospital Central da Irmandade da Santa Casa de Misericórdia de São Paulo – ISCMSP.

Luiz Ricardo Dalbelles

Médico Assistente do Serviço de Controle de Infecção Hospitalar – CCIH e do Serviço de Terapia Intensiva da Irmandade da Santa Casa de Misericórdia de São Paulo – ISCMSP. Ex-Médico Residente de Clínica Médica da ISCMSP e de Infectologia da Universidade Federal de São Paulo – Unifesp.

Marcelo Valente

Médico Assistente do Hospital Geriátrico e de Convalescentes Dom Pedro II da Irmandade da Santa Casa de Misericórdia de São Paulo – ISCMSP. Ex-Médico Residente de Geriatria da ISCMSP. Professor do Setor de Geriatria da Faculdade de Medicina do ABC – FMABC. Especialista em Geriatria pela Sociedade Brasileira de Geriatria e Gerontologia – SBGG/AssociaçãoMédica Brasileira – AMB. Mestre em Medicina Baseada em Evidências pela Universidade Federal de São Paulo – Unifesp.

Nilza Maria Scalissi

Chefe da Clínica de Endocrinologia da Irmandade da Santa Casa de Misericórdia de São Paulo – ISCMSP. Professora-assistente Doutora do Departamento de Clínica Médica da Faculdade de Ciências Médicas da Santa Casa de São Paulo – FCMSCSP.

Paulo Eugênio A. C. Brant

Médico Assistente da Clínica de Gastroenterologia da Irmandade da Santa Casa de Misericórdia de São Paulo – ISCMSP. Professor Instrutor do Departamento de Clínica Médica da Faculdade de Ciências Médicas da Santa Casa de São Paulo – FCMSCSP. Mestre em Gastroenterologia pela Universidade Federal de São Paulo – Unifesp.

Raimundo Raffaelli-Filho

Diretor Clínico dos Hospitais da Irmandade da Santa Casa de Misericórdia de São Paulo – ISCMSP. Professor-assistente Doutor do Departamento de Clínica Médica da Faculdade de Ciências Médicas da Santa Casa de São Paulo – FCMSCSP. Doutor em Clínica Médica pela FCMSCSP.

Renata Freitas Nogueira Salles

Coordenadora do Programa de Residência Médica em Geriatria do Hospital do Servidor Público Municipal de São Paulo – HSPM. Especialista em Geriatria pela Sociedade Brasileira de Geriatria e Gerontologia – SBGG/Associação Médica Brasileira – AMB. Mestre em Ciências pela Universidade de São Paulo – USP.

Roberto A. Franken

Chefe da Clínica de Cardiologia da Irmandade da Santa Casa de Misericórdia de São Paulo – ISCMSP. Professor Titular do Departamento de Clínica Médica da Faculdade de Ciências Médicas da Santa Casa de São Paulo – FCMSCSP. Ex-Presidente do Grupo de Estudos em Cardiogeriatria – GEBRAC da Sociedade Brasileira de Cardiologia – SBC.

Rodolfo Delfini Cançado

Médico Assistente da Clínica de Hematologia da Irmandade da Santa Casa de Misericórdia de São Paulo – ISCMSP. Professor Adjunto do Departamento de Clínica Médica da Faculdade de Ciências Médicas da Santa Casa de São Paulo – FCMSCSP. Doutor em Ciências da Saúde pela FCMSCSP.

Ronaldo Fernandes Rosa

Médico Assistente da Clínica de Cardiologia da Irmandade da Santa Casa de Misericórdia de São Paulo – ISCMSP. Professor Instrutor do Departamento de Clínica Médica da Faculdade de Ciências Médicas da Santa Casa de São Paulo – FCMSCSP. Ex-Presidente do Departamento de Cardiogeriatria da Sociedade Brasileira de Cardiologia – SBC (Gestão 2006–2007).

Rosana Lazzarini

Médica Assistente da Clínica de Dermatologia da Irmandade da Santa Casa de Misericórdia de São Paulo – ISCMSP. Professor Instrutor do Departamento de Clínica Médica da Faculdade de Ciências Médicas da Santa Casa de São Paulo – FCMSCSP. Mestre em Ciências da Saúde pela Universidade São Paulo – USP.

Rubens José Gagliardi

Professor Titular do Departamento de Clínica Médica da Faculdade de Ciências Médicas da Santa Casa de São Paulo – FCMSCSP.

Sergio Setsuo Maeda

Professor-assistente Doutor da Faculdade de Ciências Médicas da Santa Casa de São Paulo – FCMSCSP. Doutor em Ciências pela Universidade Federal de São Paulo – Unifesp.

Sueli Luciano Pires

Diretora Técnica e Clínica do Hospital Geriátrico e de Convalescentes Dom Pedro II da Irmandade da Santa Casa de Misericórdia de São Paulo – ISCMSP. Professor Instrutor do Departamento de Clínica Médica da Faculdade de Ciências Médicas da Santa Casa de São Paulo – FCMSCSP. Especialista em Geriatria pela Sociedade Brasileira de Geriatria e Gerontologia – SBGG/Associação Médica Brasileira – AMB. Mestre em Ciências da Saúde pela FCMSCSP.

Thais Helena Proença de Freitas

Médica Assistente da Clínica de Dermatologia da Irmandade da Santa Casa de Misericórdia de São Paulo – ISCMSP. Professora-assistente do Departamento de Clínica Médica da Faculdade de Ciências Médicas da Santa Casa de São Paulo – FCMSCSP.

Thais Zélia dos Santos

Médica Assistente do Serviço de Interconsulta Psiquiátrica da Irmandade da Santa Casa de Misericórdia de São Paulo – ISCMSP. Psicanalista pelo Instituto Sedes Sapientiae.

Dedicatórias

À Irmandade da Santa Casa de Misericórdia de São Paulo.
Dentro de seus muros centenários a cada dia renovamos
o aprendizado do cuidar e da humildade.

À Faculdade de Ciências Médicas da
Santa Casa de São Paulo.
Na maturidade do seu 50º aniversário de fundação,
obrigado pelo ensino, formação e o privilégio da
docência onde se ensina Medicina com humanidade.

Aos filhos e cônjuges.
De todos que compartilharam a aventura de
escrever este livro, o pedido de perdão pelas horas
perdidas de convívio com suas famílias.

À Paula Fernanda e Priscila, à Regina Celi e Alessandra.
Mais do que filhas e esposas, a melhor parte das nossas vidas.

Prefácio

O aumento crescente da população de idosos, no Brasil e no mundo, exige que se ampliem e sejam cada vez mais divulgados os conhecimentos referentes a essa faixa etária, para melhor compreendê-la, assisti-la e atuar com eficácia tanto na prevenção das doenças quanto na promoção de saúde e nas ações terapêuticas e de reabilitação.

Embora as doenças crônicas e degenerativas sejam as que mais acometem essa considerável parcela da população, situações agudas frequentemente se sobrepõem e agravam ou descompensam equilíbrios precários no idoso; isso requer profissionais devidamente capacitados para o atendimento coletivo ou individual.

Para contribuir para a ampliação do conhecimento em geriatria e gerontologia, os autores, Prof. Dr. Milton Luiz Gorzoni, chefe da disciplina, e o Dr. Renato Moraes Alves Fabbri, assistente da mesma, experimentados clínicos e renomados especialistas na área, uniram seus conhecimentos e vivências na Santa Casa de São Paulo para, em conjunto com seleto e experiente grupo de colaboradores, produzirem este livro, que sintetiza o que há de mais atual sobre a terceira idade.

De fácil leitura, o texto apresenta, de modo didático e objetivo, os conhecimentos e a experiência dos vários especialistas responsáveis pelos diferentes capítulos, embasados não apenas em aspectos teóricos mas, principalmente, na experiência dos mesmos na prática clínica, vivenciando os problemas mais frequentes de nossa realidade.

Desejamos que esta publicação contribua, efetivamente, para a melhor assistência aos idosos, propiciando-lhes não apenas vida mais longa mas, principalmente, anos mais felizes.

Assim seja!

Prof. Dr. Carlos Alberto da Conceição Lima

Diretor do Departamento de Medicina da Santa Casa de São Paulo. Chefe do Departamento de Clínica Médica da Faculdade de Ciências Médicas da Santa Casa de São Paulo.

Sumário

Seção I – O Paciente Idoso

Seção II – Peculiaridades de Doenças no Paciente Idoso

Seção III – Conceitos e Situações Especiais

SEÇÃO I

O Paciente Idoso

capítulo 1

Aspectos Demográficos

Milton Luiz Gorzoni ○ Renato Moraes Alves Fabbri

Aspectos demográficos

Referido usualmente como processo de transição demográfica, o rápido envelhecimento populacional é considerado como fenômeno universal e irreversível, merecedor de séria análise quanto a políticas de saúde coletiva. Esse processo encontra-se em rápida aceleração e necessita de especial atenção. Observa-se, por exemplo, que projeções de duas décadas atrás estimavam a ultrapassagem dos 72 anos como esperança de vida em brasileiros ao nascer apenas em 2020 e que as atuais já colocam como 72,4 anos a expectativa de vida dos nascidos em 2006. Considerando-se idoso todo habitante com idade igual ou maior a 60 anos, em pouco mais de 40 anos o Brasil apresentou aumento de aproximadamente 500% dessa população, de três milhões para mais de 14 milhões na presente década.

Como capacitar profissionais da saúde para a atenção aos idosos na mesma velocidade de crescimento populacional dessa faixa etária? Quais modelos deverá o Brasil optar para o desenvolvimento de programas preventivos e assistenciais a esse segmento etário? Vê-se que o envelhecimento populacional está se tornando um dos grandes desafios a ser enfrentado pela saúde pública brasileira nesse início do século XXI.

A transição demográfica

Deve-se inicialmente diferenciar longevidade de envelhecimento populacional. Longevidade vincula-se ao número de anos vividos ou por uma pessoa ou a média prevista em uma mesma geração. Já o envelhecimento populacional define a mudança estrutural etária de uma determinada população.

Aglomerados humanos envelhecem basicamente por alterações nas suas taxas de fertilidade e de mortalidade. Isto normalmente decorre da progressiva urbanização populacional. Cidades permitem o acesso a sistemas de saneamento básico, assistência pública de saúde e a empregos fisicamente menos desgastantes que os do meio rural. Em contrapartida, a dinâmica urbana não estimula a criação de famílias numerosas, pois não há mais a necessidade de muitas pessoas para plantar e colher. Observa-se também que os casais têm maior acesso a orientações contraceptivas e tendem a postergar a prole pelo desenvolvimento profissional. O espaço urbano é caro e pequeno, tornando suas moradias com capacidade limitada de albergar muitos moradores.

Forma-se assim a transição demográfica. A sociedade rural, com altas taxas de fertilidade e de mortalidade infantil, vai cedendo espaço às cidades, onde ocorre queda nas taxas de mortalidade – com aumento da sobrevida em todas as faixas de idade – associada à redução nas taxas de fertilidade, com progressiva inversão de proporções etárias.

A população brasileira residente em áreas urbanas representava 81,25% do total de habitantes listados no censo de 2000, oferecendo desta forma condições para o desenvolvimento da transição demográfica. Exemplifica-se esse processo pela taxa de mortalidade no Brasil que caiu de 6,7 óbitos/1000 pessoas em 1996, para 6,2 óbitos/1000 pessoas em 2006 e pelo número de mortes infantis com redução de 36,9 para 25,1/1000 crianças no mesmo período. Associada com a queda de mortalidade e aumento de esperança de vida, a taxa de fertilidade média das brasileiras foi estimada em dois filhos/mulher em 2006, com os extremos em Roraima (3,3 filhos/mulher) e no Rio Grande do Sul (1,6 filhos/mulher), o que significa que em médio prazo cada casal está apenas mantendo o número absoluto de habitantes no local onde vivem.

Envelhecimento populacional e seus desafios

Como comentado anteriormente há vários desafios a serem enfrentados diante dessa nova realidade demográfica no Brasil.

O principal relaciona-se ao viver mais e com qualidade. Isto provoca a necessidade de políticas públicas e estratégias bem definidas sobre como agir com aspectos peculiares dessa faixa etária.

Observa-se inicialmente demanda crescente por serviços de saúde que atendam adequadamente a idosos. Isto decorre da correlação entre envelhecimento populacional e aumento de doenças crônico-degenerativas. Doenças essas com potencial de interferência na independência pessoal e familiar, consumo contínuo e simultâneo de vários medicamentos – muitos deles de alto custo – e assistência contínua de profissionais da saúde, familiares e cuidadores. Exemplos, como hipertensão arterial e *diabetes mellitus*, merecem campanhas constantes de detecção e de tratamento precoce. Justifica-se essa atitude pelo fato de que aproximadamente 1% dos hipertensos e diabéticos brasileiros é hospitalizado anualmente pelo Sistema Único de Saúde (SUS). Número significativo desses pacientes apresenta complicações e sequelas das doenças de base (acidentes vasculares cerebrais, amputações de membros inferiores, insuficiência coronariana ou renal crônica) particularmente entre idosos, ou seja, décadas após o diagnóstico inicial. Estimular atividades físicas e promover a redução de hábitos como o tabagismo e o etilismo, mesmo na terceira idade, contribuem para a manutenção de vida ativa e independente, e reduzem o risco do desenvolvimento de outras doenças também, como obesidade e dislipidemias.

O próximo desafio vincula-se ao envelhecimento com dependência. Considera-se dependência como incapacidade de adaptação a problemas usuais associada à necessidade de auxílio para a execução deles. Suas implicações na velhice origina a necessidade de suporte físico e/ou humano nas atividades da vida diária, colocando os idosos no dilema de como contornar suas limitações e a quem solicitar apoio para execução de tarefas cotidianas (ver índice de Katz e escala de Lawton na Seção IV). Programas de promoção de saúde e de redes de apoio a cuidados de longa duração deveriam incluir esse desafio em suas metas, pois há questões como a econômica e/ou a da capacitação/suporte familiar domiciliar.

O impacto financeiro de cuidados geridos por familiares, improvisada e informalmente, provoca no meio urbano a necessidade de pelo menos um parente parar de trabalhar fora de casa para se dedicar à assistência ao idoso. As alternativas, cuidadores profissionais ou institucionalização, também apresentam custo financeiro alto ou impeditivo às famílias de muitos idosos.

Merece menção a inclusão de outros idosos – cônjuges ou filhas, viúvas ou solteiras – como o cuidador isolado desses pacientes dependentes. Nessa dinâmica familiar, quem cuida descuida-se de si próprio em termos de saúde, correndo o risco de também se tornar também dependente.

A impossibilidade familiar de assistir aos idosos com dependência em seus próprios domicílios provoca a opção da internação destes em instituições de longa permanência para idosos (ILPIs).

ILPIs são regulamentadas por legislação específica e fiscalizadas por órgãos governamentais como a vigilância sanitária. Mesmo assim, observa-se dois problemas na presente realidade das ILPIs brasileiras. O primeiro deve-se aos altos índices de ocupação de leitos remunerados pelo SUS e/ou pertencentes a entidades filantrópicas, provocando longas listas de espera de vaga. O segundo vincula-se ao primeiro nas circunstâncias da falta de locais e de profissionais adequados para esse segmento especial de idosos. Isto favorece a criação de instituições de alto custo, de difícil acesso à maioria das famílias, ou clandestinas onde o risco de atos lesivos aos idosos é maior do que nas ILPIs oficiais.

Políticas públicas voltadas especificamente para esse desafio – envelhecimento com dependência – poderá modificar a presente situação, onde se estima de que mais de 20% dos idosos precisam do auxílio de alguém – familiar ou cuidador remunerado.

O último desafio é a capacitação de profissionais para a assistência a idosos. Consulta ao portal da Sociedade Brasileira de Geriatria e Gerontologia (SBGG), no item "Associados Titulados da SBGG – Área de Atuação – Geriatria", constatou 601 médicos associados habilitados a exercer Geriatria como especialidade em 2011. Considerando-se que, segundo o Instituto Brasileiro de Geografia e Estatística (IBGE), o Brasil contava com 5.561 municípios em 2000, a proporção é de um médico geriatra para aproximadamente nove municípios brasileiros. Observa-se também que, pelo portal da SBGG, pouco menos de dois terços dos geriatras encontram-se na região Sudeste do Brasil e a somatória das regiões Sul e Sudeste totaliza mais de 77% dos médicos brasileiros habilitados para atender idosos.

O mesmo portal referiu o oferecimento de 60 vagas de residência médica em Geriatria em 21 programas pelo Brasil em 2009. Os serviços de Geriatria brasileiros estão assim, conseguindo aumentar em aproximadamente 10% por ano os médicos habilitados na especialidade, valor aquém do necessário para acompanhar o envelhecimento populacional do país.

Considerando-se Gerontologia como intrinsecamente interdisciplinar, sua abrangência atinge a várias profissões, o que multiplica os problemas acima citados. A opção mais exequível seria a inserção de matérias disciplinares em cursos de graduação, visando desenvolver nos alunos visões adequadas sobre a velhice, preparando-os para o exercício profissional em uma sociedade cada vez com mais idosos.

Conclusão

O impacto de envelhecimento populacional na saúde pública brasileira já existe e tende a aumentar. Há a necessidade de implementação de programas visando: (1) Ações de prevenção e promoção de saúde relacionadas com doenças mais prevalentes na terceira idade; (2) Manutenção de independência e vida ativa durante o maior período possível do envelhecimento; (3) Acesso de informações sobre idosos entre profissionais diretamente relacionados a eles; (4) Incentivo à formação de equipes especializadas ao atendimento desta faixa etária.

Referências

1. Agência Nacional de Vigilância Sanitária (ANVISA), Ministério da Saúde - Resolução da Diretoria Colegiada - RDC N° 283, de 26 de setembro de 2005. http://www.anvisa.gov.br [Nov 03 2007].
2. Caldas CP. – Envelhecimento com dependência: responsabilidades e demandas da família. Cad Saúde Pública. 2003; 19(3): 773-781.
3. Carvalho JAM, Garcia RA. - O envelhecimento da população brasileira: um enfoque demográfico. Cad Saúde Pública. 2003; 19(3): 725-733.
4. Chaimowicz F, Greco DB. - Dinâmica da institucionalização de idosos em Belo Horizonte, Brasil. Rev Saúde Pública. 1999; 33(5): 454-460.
5. Giacomin KC, Uchoa E, Firmo JOA, Lima-Costa MF. – Projeto Bambuí: um estudo de base populacional da prevalência e dos fatores associados à necessidade de cuidador entre idosos. Cad Saúde Pública. 2005; 21(1): 80-91.
6. Instituto Brasileiro de Geografia e Estatística - Atlas do Censo Demográfico 2000. http://www.ibge.gov.br [Sep 29 2007].
7. Instituto Brasileiro de Geografia e Estatística – Indicadores Sociais Municipais – 2000 http://www.ibge.gov.br/home/estatística/populacao/indicadores_sociais_municipais/tabela1a.shtm [Nov 04 2007].
8. Instituto Brasileiro de Geografia e Estatística. - Pesquisa Nacional por Amostra de Domicílios. Síntese de indicadores 2006. IBGE, Rio de Janeiro, 2007. 271p.
9. Kalache A. - Envelhecimento populacional no Brasil: uma realidade nova (Editorial). Cad Saúde Pública. 1987; 3(3): 217-220.
10. Kalache A, Veras RP, Ramos LR. - O envelhecimento da população mundial. Um desafio novo. Ver Saúde Públ. 1987; 21(3): 200-210.
11. Ministério da Saúde - Projeto de Lei 5235/2005 http://www.datasus.gov.br [Nov 01 2007].

12. Motta LB, Aguiar AC. - Novas competências profissionais em saúde e o envelhecimento populacional brasileiro: integralidade, interdisciplinaridade e intersetorialidade. Ciência e Saúde Coletiva. 2007; 12(2): 363-372.
13. Sociedade Brasileira de Geriatria e Gerontologia – Associados titulados da SBGG http://www.sbgg.org.br/profissional/associados/sócios/asp [Dez 02 2011].

capítulo 2

Envelhecimento Humano

Renato Moraes Alves Fabbri ○ Milton Luiz Gorzoni

Introdução

O envelhecimento humano é um fenômeno universal. Na atualidade existem em torno de quinhentos milhões de idosos, correspondendo aproximadamente a 8% da população mundial, sendo que a estimativa para 2030 é de um bilhão (13%). A velocidade do envelhecimento populacional é mais significativa em países em desenvolvimento. No Brasil, de uma população de idosos de 4,5% em 1950, projeta-se mais de 23% para 2050. O limite cronológico adotado entre indivíduo adulto e idoso é de 60 anos para países em desenvolvimento e 65 anos para países desenvolvidos. Embora as mudanças biológicas sejam parte de um processo que se inicia no nascimento e se prolonga no ciclo da vida, pode-se dizer que o envelhecimento corresponde a uma de suas fases. Em algumas delas são identificados marcadores biofisiológicos que representam a transição, como por exemplo, a menarca no início da puberdade na mulher. No envelhecimento não, ocorrendo muitas dúvidas quanto à dinâmica e a natureza desse processo. O início do envelhecimento não é preciso. Começam aparecer, especialmente a partir da terceira década de vida, manifestações somáticas, como, por exemplo, cabelos brancos, menor funcionalidade, calvície, entre outras, de forma heterogênea, portanto não necessariamente obedecendo a idade cronológica. Sendo assim há uma dificuldade em se definir o envelhecimento.

Definição

Conhecidas as limitações descritas, define-se o envelhecimento como um processo dinâmico e progressivo, ocorrendo modificações morfológicas, funcionais, bioquímicas e psicológicas, que determinam a perda da capacidade e adaptação do indivíduo ao meio ambiente[1]. O termo senescência muitas vezes é utilizado como sinônimo de envelhecimento, pois se relaciona a um processo natural e progressivo degenerativo, que se manifesta a nível celular, em todos os órgãos e tecidos[2].

Classificação

Pode-se dizer que o envelhecimento humano ocorre em três níveis diferentes: biológico, psicológico e social[3]. O envelhecimento biológico, como descrito, envolve mudanças fisiológicas, anatômicas, bioquímicas e hormonais, acompanhadas de gradual declínio das capacidades do organismo. O envelhecimento psicológico refere-se ao comportamento das pessoas em relação a si próprias ou aos outros, ligados a mudanças de atitude e limitações das capacidades. Como consequências ocorrem readaptações, inadaptações e reajustamentos. Inclui-se também o senso subjetivo da idade, ou seja, como o indivíduo avalia a presença de marcadores biológicos e sociais do envelhecimento comparando-se com outros indivíduos da mesma idade. O envelhecimento social está relacionado às normas ou eventos sociais que controlam, por um critério de idade, o desempenho de determinadas atividades ou tarefas do grupo etário, inseridos na história de cada sociedade. Como exemplo, pode-se citar o casamento, que geralmente acontece na juventude ou início da vida adulta, o nascimento dos filhos, habitualmente na sequência, a aposentadoria após longos anos de trabalho.

Patofisiologia

O conhecimento científico sobre as causas do envelhecimento ainda é limitado. Sabe-se que há uma base intrínseca (celular), em que diferentes genes são envolvidos no processo de reparação, manutenção e reaproveitamento de componentes celulares, e uma base extrínseca (ambiental) envolvendo vários fatores como dieta, atividade física, álcool, hábito de fumar, entre outros.

Uma série de teorias biológicas do envelhecimento tem sido descritas, apresentando-se de uma maneira geral em dois grandes grupos:

- Teorias programadas, nas quais o enfoque relaciona-se a existência de "relógios biológicos" que regulam todas as fases de desenvolvimento, desde o crescimento até a morte.
- Teorias estocásticas, onde a base da deterioração associada à idade deve-se ao acúmulo de danos moleculares ao acaso.

Dentre as muitas teorias descritas na literatura, é proposta uma classificação baseada em três categorias: evolutiva, molecular-celular e sistêmica[4]. Na primeira suas teorias tentam explicar a origem e as diferenças da longevidade entre as espécies. Na segunda ocorre uma interação de múltiplos mecanismos moleculares e celulares no processo de envelhecimento, e na última há uma desregulação em três sistemas fisiológicos essenciais: nervoso, endócrino e imune. A seguir o Quadro 2.1 resume algumas teorias subdivididas nas categorias descritas.

Os mecanismos biológicos do envelhecimento são complexos e ainda não totalmente compreendidos. As várias teorias tentam explicar por diversos caminhos os motivos pelos quais ocorre esse processo. Provavelmente há uma interação de diferentes mecanismos biológicos[5]. Fatores extrínsecos também tem influência no envelhecimento. A dieta, não só pelo seu aspecto quantitativo como também na fonte de calorias, tem influência na longevidade. Sabe-se que a restrição calórica pode retardar ou prevenir a instalação de doenças associadas ao envelhecimento, como por exemplo, alguns tipos de neoplasias, doenças cardiovasculares e cerebrovasculares e metabólicas. Estudos epidemiológicos mostram que a qualidade da dieta, associadas à mudança do estilo de vida podem ter influência na longevidade. O modelo de dieta do mediterrâneo tem mostrado sua influência positiva na sobrevida de algumas populações[6]. De uma maneira geral, evidências de vários estudos sobre longevidade enfatizam o consumo de frutas e vegetais, a redução de gorduras saturadas, carne, açúcares e grãos refinados[7]. A prática regular de atividade física deve ser sempre estimulada, com exercícios aeróbicos e contra resistência mecânica (exercícios resistidos com pesos ou musculação), visando não apenas a melhora da performance cardiovascular, mas também com o objetivo de preservar ou desenvolver a capacidade motora do idoso melhorando sua funcionalidade. A interrupção do tabagismo é benéfica não apenas do ponto de vista físico, mas também psíquico e de convívio social. Da mesma forma, inclui-se o consumo moderado álcool.

Quadro 2.1: Algumas teorias biológicas do envelhecimento

Teorias	Observações
Evolutivas 1 - *acúmulo de mutações* 2 - *pleiotropia antagonista* 3 - *soma descartável*	Mutações deletérias em fases precoces são eliminadas; Mutações deletérias de ação tardia se acumulam no genoma (negligência da seleção natural). Genes com efeitos benéficos na juventude se tornam prejudiciais na fase tardia da vida. Células somáticas são mantidas apenas para o êxito da reprodução, tornando-se descartáveis posteriormente.
Moleculares – celulares 1 - *erro catastrófico* 2 - *mutações somáticas* 3 - *senescência celular/telômeros* 4 - *radicais livres/DNA* 5 - *glicosilação (AGEs)/ligações cruzadas* 6 - *morte celular*	Moléculas "com defeito" habitualmente são substituídas, para manter o equilíbrio síntese-degradação. Pode ocorrer acúmulo de erros aleatórios nas proteínas. Acúmulo de danos moleculares no DNA. Limitação da capacidade de replicação das células. Senescência celular – 2 tipos: induzida por estresse em resposta a eventos moleculares e replicativa (perda de telômeros). Formação de radicais livres com dano celular. Oxidação lipídica e glicosilação formando AGEs *(Advanced Glycosylation End-products)*, formando ligações cruzadas que inibem a atividade das proteases, responsáveis pela degradação das proteínas alteradas, e portanto dano celular. Morte celular programada (apoptose) ocorre por eventos genéticos ou em decorrência de crise o genoma.
Sistêmicas 1 - *neuroendócrina* 2 - *neuroendócrina-imunológica* 3 – *ritmo/velocidade da vida*	Comprometimento de células integradoras específicas leva ao prejuízo da homeostase corporal e resposta adaptativa ao estresse. Declínio da capacidade funcional do sistema imune (resistência reduzida às infecções) e aumento da propriedade autoimune (elevação de anticorpos séricos). O consumo de energia representa uma limitação da longevidade. "Viva rapidamente e morra jovem".

Adaptado: Welmert & Timiras[4] e Teixeira & Guariento[5].

Considerações finais

O envelhecimento é uma condição inexorável, porém o conhecimento científico sobre suas causas ainda é limitado. Há grande heterogeneidade entre os idosos em seus diferentes aspectos, como morfológicos, funcionais, psicológicos e sociais, sendo que a influência de fatores extrínsecos também contribui para essa diversidade. Na atualidade não basta apenas alcançar a longevidade, e sim com qualidade de vida, tendo como preceitos básicos o baixo risco de doenças e de incapacidades funcionais, com a funcionalidade física e psíquica adequadas e o engajamento ativo na vida.

Referências

1. Papaleo Netto M., Pontes J.R. Envelhecimento: desafio na transição do século. In: Papaleo Netto M. (Ed). Gerontologia. São Paulo, Rio de Janeiro, Belo Horizonte. Atheneu, 1996, p. 313-323.
2. Balcombe N. & Sinclair A. Ageing: definitions, mechanismms and magnitude of the problem. Best Pract Res Clin Gastroenterol, 15:835-849, 2001.
3. Papaleo Netto M. O estudo da velhice: histórico, definição do campo e termos básicos. In: Freitas; Py L. Tratado de geriatria e gerontologia. Rio de Janeiro, Editora Guanabara Koogan, 3 ed., 2011, p. 3-13.
4. Weinert B. & Timiras P. Invited review:theories of aging. J. Appl Physiol; 95: 1705-1716, 2003.
5. Teixeira I. N. A. O. & Guariento M. E. Biologia do envelhecimento: teorias, mecanismos e perspectivas. Ciências & Saúde coletiva 15(6):2845-2857, 2010.
6. Tognon G.; Rothenberg E.; Eiben G.; Sundh V.; Winkvist A.; Lissner L. Does the Mediterranean diet predict longevity in the elderly? A Swedish perspective. Age; 33: 439-450, 2011.
7. Pan A.; Sun Q.; Bernstein A. M.; Schulze M. B.; Anson J. E. et.al. Red meat consumption and mortality. Arch Intern Med. 12: E1-E9, 2012.

capítulo 3

Avaliação Geriátrica Ampla – AGA

Sueli Luciano Pires

A Avaliação Geriátrica Ampla – AGA é definida como um conjunto de técnicas, procedimentos e ambientes operacionais fundamentados em atuação interdisciplinar planejada, cujos objetivos incluem a identificação de um diagnóstico global do idoso, o desenvolvimento de um plano de tratamento e de reabilitação específico para esse diagnóstico, a facilitação de gerenciamento dos recursos necessários para o tratamento, e o acompanhamento do indivíduo em longo prazo[1]. Trata-se de instrumento para avaliação multidimensional do idoso que inclui não apenas a história clínica, o exame físico e o diagnóstico, mas também as funções psicológicas e sociais.

Caracterizada pela interdisciplinaridade dos agentes da avaliação e dos planos terapêuticos, pela multidimensionalidade dos aspectos avaliados, e pela sistematicidade de sua aplicação, a AGA extrapola um mero exame clínico padronizado por enfatizar a manutenção da qualidade de vida do idoso também pela via das dimensões funcionais e sociais[2]. Além disso, trata-se de avaliação que se baseia em escalas e testes quantitativos, que se destina prioritariamente a idosos frágeis. Habitualmente, engloba oito dimensões: equilíbrio e mobilidade; função cognitiva; deficiências sensoriais; condições emocionais (incluindo sintomas depressivos); disponibilidade e adequação de suporte familiar e social; condições ambientais; funcionalidade; e estado e risco nutricional – que, associadas, determinam todas as diretrizes necessárias para o desenvolvimento e instauração do plano de tratamento individualizado do idoso.

O diagnóstico preciso das alterações no equilíbrio e na mobilidade permite o estabelecimento de um plano de tratamento adequado. Essas alterações de causas predominantemente musculoesqueléticas são maiores e mais frequentes nos membros inferiores, o que interfere diretamente na independência do indivíduo, levando a riscos maiores para alterações da marcha (incluindo imobilidade), para instabilidade postural e, consequentemente, para quedas[3]. O instrumento geralmente utilizado para a avaliação de equilíbrio e mobilidade do idoso frágil é o *Timed Up and Go Test*. Outro instrumento disponível, mas menos utilizado nessa população, é a Escala de Equilíbrio de Berg[4].

No processo natural de envelhecimento há declínio de diferentes funções cognitivas, notadamente da memória, das funções executivas, da linguagem e das habilidades visuoespaciais. No que concerne à memória, as alterações ocorrem na aquisição e na evocação de informações. Também podem decorrer de diferentes fatores, isolados ou associados, como estresse, sobrecarga de atividades, excesso de medicamentos, transtornos depressivos e transtornos ansiosos, entre outros. O desempenho das funções executivas também tende a declinar com a idade, e alterações nessas funções podem preceder o início de uma demência em sete a 10 anos, o que permite que o desempenho executivo seja destacado como marcador para diagnóstico diferencial entre envelhecimento normal e demências[5]. Alterações nas habilidades visuoespaciais, necessárias para localizar-se em locais públicos, reconhecer caminhos, dirigir automóveis etc., decorrem de causas multifatoriais geralmente associadas, e acarretam perigos físicos aos idosos.

Ressalte-se que existe enorme variação entre os indivíduos idosos no que concerne às funções cognitivas. Sabe-se, por exemplo, que alta escolaridade constitui fator que prolonga a preservação do desempenho executivo[6]. As mudanças no funcionamento cognitivo na terceira idade podem, portanto, estar relacionadas mais a fatores individuais e específicos de cada pessoa do que a um processo de declínio causado pelo correr da vida.

Déficits cognitivos aumentam substancialmente o risco para acidentes, para *Delirium*, para aderência inadequada aos tratamentos instituídos e, sobretudo, para a instalação de incapacidades irreversíveis. Deve-se considerar, ainda, a importância da avaliação objetiva e quantitativa da memória, já que, embora alterações na memória sejam eventualmente preditivas do início de um quadro demencial, nem todas as pessoas que desenvolvem esse quadro reclamam de perda de memória. O Miniexame do Estado Mental tem sido amplamente aplicado para avaliar a orientação, a atenção, o cálculo, a linguagem e as habilidades visuoespaciais do idoso. Para avaliar as funções executivas, destaca-se o uso do Teste do Desenho do Relógio e o Teste de Fluência Verbal.

Deficiências auditivas e visuais, notadamente, podem estar presentes em cerca de 50% dos idosos, e podem resultar em comprometimento da capacidade para a realização de atividades de vida diária (AVD) e em aumento dos riscos para declínio funcional. A avaliação das funções auditivas e visuais geralmente é negligenciada em pacientes com doenças crônicas e com quadros clínicos mais graves. Todavia, perda auditiva é forte fator predisponente para depressão e isolamento; portanto, quanto maior essa perda, maior o risco para alterações nos estados emocionais. Descartada, a princípio, a presença de cerume, o encaminhamento periódico para audiometria é altamente recomendável. O Teste do Sussurro é bastante útil para avaliar a compreensão de sons de alta frequência e de baixa intensidade.

As perdas visuais, por sua vez, podem resultar em confusão mental e aumentar substancialmente o risco para quedas. A investigação das funções visuais deve incluir catarata, glaucoma e degeneração macular, condições cuja frequência aumenta com o passar da idade. Déficits visuais podem ser identificados com o quadro de Snellen ou com o cartão de Jaeger.

O processo de envelhecimento psíquico, assim como o processo de deterioração cognitiva, é extremamente individual e depende de uma associação entre alterações biológicas, características ambientais, vivências pessoais e sociais, e condições culturais. De toda forma, há maior propensão entre idosos a apresentar tanto demências quanto depressão.

A depressão é um transtorno bastante frequente nessa população, com taxas de prevalência que oscilam entre 5% e 35%[7]. Há todo um leque de causas usualmente associadas que levam o idoso a estado depressivo patológico além do próprio processo de envelhecimento, incluindo problemas crônicos de saúde física, uso de polifarmácia, estados incapacitantes (temporários ou permanentes), isolamento, maior número de estressores psicológicos e sociais, perda de papel produtivo, e vivência inexorável de lutos e perdas[8]. Queixas somáticas, hipocondria, baixa autoestima, sentimentos de inutilidade, humor disfórico, alterações do sono e do apetite, ideação paranoide, pensamento suicida, diminuição das habilidades intelectuais, lentificação do raciocínio, alterações de sequenciamento visuoespacial e dificuldades de concentração e memória são condições que costumam acompanhar a depressão no idoso e interferir em atividades simples do dia a dia. A depressão se manifesta de forma atípica no idoso, o que dificulta o seu reconhecimento, e, muitas vezes, os sintomas depressivos são confundidos com uma consequência natural do envelhecimento. Um dos instrumentos mais utilizados para a pesquisa de depressão é a Escala de Depressão Geriátrica de Yesavage, tanto em sua versão completa quanto na versão abreviada.

Indisponibilidade e inadequação de suportes familiar e social podem influenciar dramaticamente tanto o estado de saúde clínica e emocional quanto à funcionalidade do idoso. Indicadores de violência domiciliar, abuso e maus tratos devem ser investigados, e geralmente são sinalizados por lesões corporais inexplicadas, higiene pessoal descuidada, demora na busca de cuidados médicos, internações mais frequentes do que as necessárias em decorrência de adesão inadequada a tratamentos instituídos para doenças crônicas e ausência de familiar em consultas médicas. Para a avaliação qualitativa do suporte social disponibilizado para o idoso, há três aspectos que merecem destaque: (1) com quem a pessoa pode contar quando precisa de ajuda; (2) a periodicidade de contatos com seus parentes mais próximos; e (3) a convivência com amigos e a periodicidade desses contatos[9]. Esta avaliação também deve incluir, quando oportuno e adequado, aspectos ligados à espiritualidade, à situação econômica, à saúde sexual e à sobrecarga do cuidador. No caso de insuficiência familiar grave ou de inadequação relevante de suporte social, o encaminhamento do idoso para uma instituição de longa permanência deve ser considerado como alternativa digna para o idoso assim fragilizado.

O ambiente físico em que o idoso vive deve ser levado em ampla consideração, uma vez que ambientes impróprios podem promover alterações na funcionalidade do idoso. O levantamento das condições ambientais deve resultar, quando necessário, na introdução de modificações físicas que tornem o ambiente favorável à preservação de sua independência.

Avaliar a funcionalidade do idoso é determinar o seu nível (quantitativo e qualitativo) de habilidades e capacidades para executar independentemente atividades de vida diária, tanto básicas quanto instrumentais. Deve-se avaliar o nível de autonomia do idoso, do qual dependerá o seu poder de tomada de decisões que, por sua vez, depende das dimensões cognitivas e emocionais. Avalia-se, também, o seu grau de independência para executar as atividades do dia a dia, que está associado também com as suas possibilidades de mobilidade e de comunicação. Os resultados dessas avaliações devem ensejar o desenvolvimento de intervenções pontuais (prevenção, reabilitação, aconselhamento familiar, encaminhamento hospitalar, ou mesmo institucionalização) que visem a preservar e a melhorar a qualidade de vida do idoso.

Para a avaliação da capacidade funcional para realização das AVDs básicas, ou seja, de tarefas de autocuidado, o Índice de Katz e o Índice de Barthel são instrumentos de fácil aplicação para determinar o grau de independência da pessoa. A Escala de Lawton e a Escala de Pfeffer, por outro lado, são instrumentos aplicáveis para a avaliação da capacidade funcional para a realização das AVDs instrumentais, ou seja, das tarefas de administração do ambiente.

Tanto a desnutrição quanto a subnutrição proteico-calórica são condições pouco diagnosticadas na população idosa, apesar de sua frequência importante, especialmente entre idosos hospitalizados, e da gravidade que esses quadros podem atingir[10]. Marcadores nutricionais inadequados em idosos parecem decorrer dos altos índices de comorbidades, de polifarmácia e da dependência para atividades da vida diária, além dos fatores naturalmente associados com o processo de envelhecimento, como alterações sensoriais e digestivas, inapetência, falta de dentes ou uso de próteses dentárias inadequadas. Estados nutricionais alterados podem resultar em aumento de morbidades e mortalidade, em desenvolvimento de infecções, em aparecimento de úlceras de pressão (nos casos de imobilidade), e em aumento de internações hospitalares (tanto da quantidade dessas internações quanto da sua duração). A análise dos fatores de risco para alterações nutricionais deve considerar desequilíbrio entre as necessidades nutricionais e o consumo alimentar, presença de quadros infecciosos e de doenças crônicas concomitantes, uso habitual de bebidas alcoólicas e de tabaco, além de aspectos socioemocionais como isolamento, perda de *status* social, pobreza, abandono e quadros depressivos. Para os efeitos da AGA, emprega-se a Miniavaliação Avaliação Nutricional de Guigoz, que engloba as avaliações antropométrica, global e dietética e a autoavaliação, complementada por avaliação laboratorial.

O modelo de AGA realizada no Ambulatório de Geriatria do Hospital Geriátrico de Convalescentes Dom Pedro II da Irmandade da Santa Casa de Misericórdia de São Paulo se encontra no Quadro 3.1, no qual se pode observar que, às oito dimensões básicas da AGA inicialmente propostas, foram adicionadas informações de relevância para que essa abordagem clínica do idoso ampliasse o máximo possível o seu foco nas incapacidades, de modo a sinalizar mais detalhadamente condutas efetivas para a manutenção ou a recuperação da sua qualidade de vida.

Quadro 3.1: Avaliação geriátrica ampla – AGA. Ambulatório de Geriatria do Hospital de Convalescentes D. Pedro II, Irmandade da Santa Casa de Misericórdia de São Paulo

Data da avaliação:

1. Identificação

Nome: ______________________________

Data de nasc.: ___ / ___ / ___ Idade: ___ Sexo:___ Etnia:_____ Estado civil: ________

Naturalidade: ____________ Profissão anterior: ____________ Aposentado: Sim ☐ Não ☐

Renda mensal: ____________ Reside com: ____________

☐ Até um salário mínimo

☐ Entre um e três salários mínimos

☐ Mais de três salários mínimos

Principal cuidador: ____________

Escolaridade:

Queixas principais: ____________

____

____

2. Revisão de sintomas

☐ Alteração visual	☐ Alteração auditiva	☐ Zumbido
☐ Tontura	☐ Síncope	☐ Dor de cabeça
☐ Desconforto bucal	☐ Dificuldade mastigatória	☐ Dificuldade à deglutição
☐ Anorexia	☐ Perda de peso	☐ Dor abdominal
☐ Obstipação	☐ Desconforto anorretal	☐ Cansaço/falta de ar
☐ Desconforto torácico	☐ Tosse	☐ Sintomas urinários
☐ Sintomas genitais/sexuais	☐ Dores nas pernas	☐ Edema
☐ Alterações/dores articulares	☐ Dificuldade para andar	☐ Quedas
☐ Esquecimento	☐ Tristeza/desânimo	☐ Tremores
☐ Fraqueza focal ou perda sensorial		

3. Hábitos

Tabagismo: ☐ Não ☐ Sim Quantos cigarros ao dia? ____________

Etilismo: ☐ Não ☐ Sim Quantas doses ao dia? ____________

Atividade física: ☐ Não ☐ Sim Qual? ____________

Atividades de lazer: ____________

4. Alergias

☐ Não ☐ Sim Quais? ____________________

5. Vacinas

Influenza: ☐ Não ☐ Sim Data: ____________________

Pneumonia: ☐ Não ☐ Sim Data: ____________________

Tétano: ☐ Não ☐ Sim Data: ____________________

Hepatite B: ☐ Não ☐ Sim Data: ____________________

Outras: ____________________

6. Avaliação ginecológica/urológica no último ano ☐ Não ☐ Sim

7. Densitometria óssea ☐ Não ☐ Sim Quando: _____/ _____/ _____

8. Idade à menopausa __________ anos

9. Doenças crônicas/antecedentes patológicos

____

____

10. Antecedentes familiares

Doença cardiovascular: ☐ Não ☐ Sim

Doença cerebrovascular: ☐ Não ☐ Sim

Diabetes: ☐ Não ☐ Sim

Hipertensão: ☐ Não ☐ Sim

Osteoporose: ☐ Não ☐ Sim

Neoplasias: ☐ Não ☐ Sim

Doença psiquiátrica: ☐ Não ☐ Sim

Demência: ☐ Não ☐ Sim

Depressão: ☐ Não ☐ Sim

11. Cirurgias prévias ____________________

12. Hospitalizações ____________________

13. Atividades diárias

Atividades básicas da vida diária/índice de Katz

Atividade	Realização	Independente (1 ponto)	Dependente (0 ponto)
1. Banho	Não recebe ajuda ou recebe ajuda somente para uma parte do corpo		
2. Vestir-se	Pega as roupas e se veste sem qualquer ajuda, exceto para amarrar os sapatos		
3. Higiene pessoal	Vai ao banheiro, usa o banheiro, veste-se e retorna sem qualquer ajuda (pode usar andador ou bengala)		
4. Transferência	Consegue deitar na cama, sentar na cadeira e levantar sem ajuda (pode usar andador ou bengala)		
5. Continência	Controla completamente urina e fezes		
6. Alimentação	Come sem ajuda (exceto para cortar carne ou passar manteiga no pão		
	Total de pontos		

Escore total é a soma das respostas "sim":
6 pontos = independente. 4 pontos = dependência parcial. 2 pontos = dependência importante

Atividades instrumentais de vida diária (Lawton)

	Sem ajuda	Ajuda parcial	Não consegue
Usar telefone	☐	☐	☐
Usar transporte	☐	☐	☐
Fazer compras	☐	☐	☐
Preparar refeições	☐	☐	☐
Arrumar a casa	☐	☐	☐
Trabalhos manuais	☐	☐	☐
Lavar e passar roupa	☐	☐	☐
Tomar remédios	☐	☐	☐
Cuidar das finanças	☐	☐	☐

14. Medicações em uso

Fármaco	Apresentação	Dose	Tempo de uso

EXAME FÍSICO

1. Estado geral ______________________________

2. Sinais vitais

PA Deitado __________ Sentado __________

Pulso Deitado __________ Sentado __________

Frequência respiratória __________

Peso __________ Altura __________ IMC __________

3. Pele e anexos

Xerósica ☐ Sim ☐ Não

Lesões: __________________ Localização: __________________

Suspeita de câncer: __________________ Ferimentos por pressão: __________________

4. Cabeça e pescoço

Olhos: __________________ Carótidas: __________________

Ouvidos: __________________ Linfonodos: __________________

Boca: __________________ Tireoide: __________________

Prótese dentária: ☐ Não ☐ Sim ☐ Superior ☐ Inferior

Estado de conservação ☐ Bom ☐ Ruim

5. Tórax

Mamas: ______________________________

Pulmões: ______________________________

Coração: ______________________________

6. Abdômen

Cicatrizes: ______________________________

Fígado: ______________________________

Baço: ______________________________

Tumorações/massas: ______________________________

7. Sistema musculoesquelético

	Ausente	Coluna	Ombros	Cotovelos	Mãos	Pelve	Joelhos	Pés
Deformidades								
Limitação de movimento								
Inflamação ou edemas								
Alteração de sensibilidade								

8. Membros inferiores

Edema: ______________________________

Pulsos: ______________________________

Varizes: ______________________________

Lesões: ______________________________

9. Equilíbrio e mobilidade

Tipo de marcha: ______________________________

Prova de Romberg: ☐ Positiva ________ ☐ Negativa

Teste de levantar e andar (*Time Get Up and Go*): __________ segundos

Utiliza instrumento para auxiliar a deambulação? ☐ Não ☐ Sim Qual? __________

Quedas no último ano? ☐ Não ☐ Sim Quantas? __________

Traumas ☐ Não ☐ Sim Tipo: __________

Deformidades ☐ Não ☐ Sim Tipo: __________

10. Neurológico

Lesões localizatórias: ______________________________

Força: ______________________________

Sensibilidade: ______________________________

Pares cranianos: ______________________________

Tremores: ______________________________

Rigidez: ______________________________

Bradicinesia: ______________________________

Outros movimentos involuntários: ________________________________

Reflexos patológicos: ________________________________

Marcha: ________________________________

Lista de problemas/hipóteses diagnósticas

____

____

____

____

____

Conduta inicial

____

____

____

____

____

Referências

1. Rubenstein LZ, Wieland D, Bernabei R. Geriatric assessment technology: the state of art. New York, Spring Publish: 91-110, 1995.
2. Freitas EV, Miranda RD, Nery MR. Parâmetros clínicos do envelhecimento e Avaliação Geriátrica Global. In: Freitas EV et al. Rio de Janeiro, Guanabara Koogan: 609-17, 2002.
3. Rahal MA, Sguizzatto GT. Exercício físico. In: Carvalho Filho ET, Papaelo Netto M. Geriatria: fundamentos, clínica e terapêutica, 2ª ed. São Paulo, Atheneu: 699-706, 2005.
4. Prado RA, Egydio PRM, Teixeira ALC, Izzo P, Langa CJSO. A influência dos exercícios resistidos no equilíbrio, mobilidade funcional e qualidade de vida de idosas. O Mundo da Saúde 34(2):183-91, 2010.
5. Banhato EFG, Nascimento E. Função executiva em idosos: um estudo utilizando subtestes da Escala WAIS-III. Psico-USF 12(1):65-73, 2007.
6. Mitrushina M, Boone KB, Razani J, D'Elia LF. Handbook of normative data for neuropsychological assessment. New York, Oxford University Press, 2005.
7. Vargas HO, Matsuo T, Blay SL. Diagnóstico de depressão no idoso. In: Brandão, MZS. Sobre comportamento e cognição: clínica, pesquisa e aplicação. Santo André, Esetec Editores Associados: 296-303, 2003.

8. Stella F, Gobbi S, Corazza DI, Costa JLR. Depressão no idoso: diagnóstico, tratamento e benefícios da atividade física. Motriz 8(3):91-8, 2002.
9. Kane RA. Assessment of social function: recommendations for comprehensive geriatric assessment. In: Rubenstein LZ, Wieland D, Bernabei R. Geriatric assessment technology: the state of art. New York, Spring Publish: 91-110, 1995.
10. Gorzoni ML, Pires SL. Isodos asilados em hospitais gerais. Rev Saúde Pública 40(6):1124-30, 2006.

capítulo 4

Os Cinco "Is"

Milton Luiz Gorzoni ○ Renato Moraes Alves Fabbri

Introdução

As principais síndromes geriátricas, inicialmente denominadas no Reino Unido de *giants of geriatrics* (gigantes da geriatria) foram estruturadas na regra mnemônica dos "**I**s" pelo professor Bernard Isaacs: ***I****mmobility,* ***I****nstability,* ***I****ncontinence,* ***I****ntellectual impairment* (**I**mobilidade, **I**nstabilidade, **I**ncontinência e prejuízo **I**ntelectual). Os "**I**s" auxiliam na sistematização da avaliação clínica do idoso, visto que abrangem situações comuns e relevantes nessa faixa etária. São utilizados basicamente na prevenção e/ou detecção precoce dessas situações que apresentam alto potencial de impacto na qualidade de vida desses pacientes.

Há várias versões dos "**I**s". Os quatro iniciais do professor Isaacs sofreram progressivos acréscimos, chegando a listas com, por exemplo, doze "**I**s": ***I****mmobility,* ***I****mpecunity,* ***I****mpotence,* ***I****mmune deficiency,* ***I****ncontinence,* ***I****solation,* ***I****atrogenesis,* ***I****mpaired vision,* ***I****nstability,* ***I****nsomnia,* ***I****rritability,* ***I****ntellectual decline* (**I**mobilidade, **I**nsuficiência financeira, **I**mpotência, deficiência **I**munológica, **I**ncontinência, **I**solamento ou depressão, **I**atrogenia, **I**ncapacidade visual, **I**nstabilidade, **I**nsônia, **I**rritabilidade, prejuízo **I**ntelectual ou demência).

A literatura brasileira adota a versão mais utilizada mundialmente, ou seja, os quatro "**I**s" originais acrescido do quinto "**I**" – **I**atrogenia. Assim, os cinco "**I**s" habitualmente utilizados no Brasil são: **I**ntelecto (demência, depressão e *Delirium*), **I**nstabilidade e quedas, **I**mobilidade, **I**ncontinência e **I**atrogenia.

Devido aos cinco "**I**s", outras regras mnemônicas sucederam a inicial e algumas são adotadas pela Geriatria brasileira e no Hospital Geriátrico e de convalescentes Dom Pedro II (HGCDPII) da Irmandade da Santa Casa de Misericórdia de São Paulo (ISCMSP).

As mais utilizadas, por serem de fácil memorização e vinculadas a aspectos frequentes e de alto impacto na qualidade de vida do idoso, encontram-se descritas a seguir.

O primeiro "I" – Intelecto

A regra do "**Não**"

Como diferenciar os três componentes do primeiro "**I**" (demência, depressão, *Delirium*)? Desenvolveu-se a associação deles com as frases do **Não**:

Demência ► **Não** lembro.
Depressão ► **Não** sei.
Delirium ► **Não** coordeno.

Os quatro "**A**s" da demência senil

Resume os critérios do DSM-IV para demência senil:

Amnésia.
Afasia.
Agnosia.
Apraxia.

Útil durante avaliação clínica inicial, auxilia na triagem de idosos que se queixam de distúrbios de memória. Necessário a observação de que, tanto os critérios originais (DSM-IV) como essa regra, não abrangem os estágios iniciais de demência senil se não associados a testes de avaliação cognitiva.

"**D**s" de *Delirium*

Abrangendo as principais causas de *Delirium* e a associação de múltiplas etiologias como fatores desencadeantes, o Setor de Geriatria da ISCMSP criou a regra dos "**D**s":

Doenças infecciosas.
Distúrbios hidroeletrolíticos.
Distúrbios metabólicos.
Defecação (fecaloma).
Drogas (fármacos).

Estando esses cinco "**D**s" avaliados e controlados e se mesmo assim o idoso permanecer em *Delirium*, há a proposta de um dos autores deste capítulo sobre o sexto "**D**":

Deixa o paciente ir embora (da enfermaria).

O segundo "I" – Instabilidade e quedas

As principais causas de queda de idosos, em inglês, seguem o acrônimo "***CATASTROPHE***":

C*aregiver and housing.*
A*lcohol.*
T*reatment.*
A*ffect.*
S*yncope.*
T*eetering.*
R*ecent illness.*
O*cular problems.*
P*ain with mobility.*
H*earing.*
E*nvironmental hazards.*

Que foi adaptado para o português na frase em português "**DÁ CADA DÓ** quando o idoso cai":

Doenças.
Ambiente.
Cuidador.
Álcool.
Drogas.
Audição.
Desequilíbrio.
Olhos.

O terceiro "I" – Imobilidade

Os critérios da síndrome da imobilidade são consagrados na literatura nacional e a junção das suas iniciais forma a frase "**CC** não **ADIE**", ou seja:

Critérios maiores: **C**ognição com prejuízo médio a grave.
Contraturas múltiplas.

Critérios menores: **A**fasia.
Disfagia leve a grave.
Incontinência urinária e fecal.
Escaras de pressão.

O quarto "I" – Incontinência

Visando identificar causas agudas e/ou reversíveis de incontinência urinária, várias regras foram criadas, sendo a mais simples a do acrônimo "**DRIP**" ("pingar" em inglês):

***D**elirium*
***R**estricted mobility, **R**etention.*
***I**nfection, **I**nflammation, **I**mpaction (fecal).*
***P**olyuria, **P**harmaceuticals.*

O quinto "I" – Iatrogenia

O risco da ocorrência de iatrogenias aumenta com o envelhecer pela associação de disfunções, doenças e dependências. Há o progressivo aumento do uso regular de medicamentos, da necessidade de procedimentos e de hospitalizações. Não se tem regra mnemônica que abranja todas as iatrogenias passíveis de ocorrer em idosos.

Regras para situações iatrogênicas específicas e/ou comuns na terceira idade existem.

A mais empregada no HGCDPII surgiu da busca constante de possíveis interações medicamentosas com dicumarínicos, particularmente com a varfarina. Criou-se então a frase de que "**CADA** medicamento tem suas interações", ou seja:

Cardiovascular ▶ amiodarona, propranolol.
Antibióticos ▶ quinolonas, macrolídeos.
Dislipidemia ▶ estatinas, fibratos.
Anticonvulsivantes ▶ fenitoína, barbitúricos.

Essa regra não abrange todas as potenciais interações medicamentosas com dicumarínicos, mas chama a atenção sobre medicamentos de uso corriqueiro em idosos, particularmente em circunstâncias onde há indicação de anticoagulação por via oral.

Conclusão

Os cinco "**Is**", apresentados com detalhes nos próximos capítulos, provocaram a criação de várias outras regras mnemônicas, utilizadas corriqueiramente em Geriatria por apresentar facilidade de memorização e pela sua utilidade na prática clínica.

Referências

1. Isaacs B. – The Giants of Geriatrics. Inaugural lecture, University of Birmingham 1975.
2. Kong TK. – In memory of Professor Bernard Isaacs. J Hong Kong Geriatr Soc. 1996; 7(1): 31-32.
3. Ramanamurty SV. – An over view of geriatric problems. J Ind Acad Geriatr. 2007; 3(3): 113-117.
4. Kong TK. – Iatrogenesis – still a geriatric giant. 1997; J Hong Kong Geriatr Soc. 8(1): 3-4.
5. Olenek k, Skowronski T, Schmaltz D. – Geriatric nursing assessment. J Gerontol Nurs. 2003; 29(8): 5-9.
6. Associação Americana de Psiquiatria – DSM-IV – manual diagnóstico e estatístico de transtornos mentais. 4. ed. Porto Alegre, Artes Médicas, 1995. 830 p.
7. Fabbri RMA. *Delirium*. In: Freitas EV, Py L, Cançado FAX, Doll J, Gorzoni ML. Tratado de Geriatria e Gerontologia. 2. ed. Rio de Janeiro, Guanabara Koogan, 2006. p. 325-32.
8. Fuller GF. Falls in the elderly. Am Fam Physician. 2000; 61(7): 2159-2168 e 2173-2174.
9. Leduc MMS. Imobilidade e síndrome da imobilização. In: Freitas EV, Py L, Cançado FAX, Doll J, Gorzoni ML. Tratado de Geriatria e Gerontologia. 2. ed. Rio de Janeiro, Guanabara Koogan, 2006. p. 972-80.
10. Pires SL. Síndrome da imobilidade. In: Golin V, Sprovieri SRS. Condutas em urgências e emergências para o clínico. São Paulo, Atheneu, 2008. p.813-5.
11. Kane Rl, Ouslander JG, Abrass IB. Essentials in clinical geriatrics. 2. ed., New York, McGraw-Hill, 1989.
12. Carvalho-Filho ET, Saporetti L, Souza MAR, Arantes ACLQ, Vaz MYKC, Hojaiji NHSL, Alencar YMG. Curiati JE. Iatrogenia em pacientes idosos hospitalizados. Rev Saúde Pública. 1988; 32(1): 36-42.
13. Guimarães J, Zago AJ. Anticoagulação ambulatorial. Rev HCPA. 2007; 27(1): 30-38.
14. Gorzoni ML, Fabbri RMA, Pires SL. Mnemônica em Geriatria. Geriatria & Gerontologia. 2010; 4(2): 85-89.

capítulo 5

Demências

Ambrósio Rodrigues Brandão ❍ Lenôra Maria de Barros e Silva

Introdução

O termo demência origina-se do latim *de* (ausente) e *mens* (mente), ou seja, "sem mente". Demência não se refere a uma patologia provocada por um único agente etiológico, mas a uma síndrome, isto é, um conjunto de sinais e sintomas provocados por várias causas, inclusive concomitantemente. A prevalência e a incidência das demências aumentam exponencialmente com o passar do tempo: após os 64 anos de idade, a prevalência é de cerca de 5% a 10% e a incidência anual é de 1% a 2%, passando, após os 75 anos de idade, para 15% a 20% e 2% a 4%, respectivamente.

Comumente, os critérios diagnósticos da demência mais aceitos atualmente são os propostos pelo *Diagnostic and Statistical Manual of Mental Disorders* (DSM-IV), conforme Tabela 5.1.

Etiologia

Classificam-se as demências em potencialmente reversíveis (DPR) e irreversíveis (DI), conforme Figura 5.1. Dependendo do tempo de diagnóstico da possível etiologia e tratamento, existe possibilidade de reversão parcial ou total da demência.

Dentre as principais causas irreversíveis, equivalem a 80% dos casos de DI: doença de Alzheimer e demências vascular, por corpos de Lewy e frontotemporal.

Tabela 5.1: Critérios para o diagnóstico de demência de acordo com o DSM IV

A. Desenvolvimento de múltiplos déficits cognitivos manifestados tanto por (1) quanto por (2): (1) comprometimento da memória (capacidade prejudicada de aprender novas informações ou recordar informações anteriormente aprendidas) e (2) uma (ou mais) das seguintes perturbações cognitivas: (a) afasia (perturbação da linguagem); (b) apraxia (capacidade prejudicada de executar atividades motoras, apesar de um funcionamento motor intacto); (c) agnosia (incapacidade de reconhecer ou identificar objetos, apesar de um funcionamento sensorial intacto) e (d) perturbação do funcionamento executivo (isto é, planejamento, organização, sequenciamento, abstração).
B. Os déficits cognitivos nos critérios A.1 e A.2 causam, cada qual, prejuízo significativo no funcionamento social ou ocupacional e representam um declínio significativo em relação a um nível anteriormente superior de funcionamento.
C. Os déficits não ocorrem exclusivamente durante o curso de *Delirium*.
D. Um ou vários fatores orgânicos julgados etiologicamente responsáveis pelos transtornos são evidenciados pela anamnese, exame psíquico ou exames complementares. Na ausência dessas evidências, pode-se presumir que um fator orgânico originou a síndrome se nenhum transtorno mental não orgânico pode explicar os sintomas, como, por exemplo, uma depressão maior.

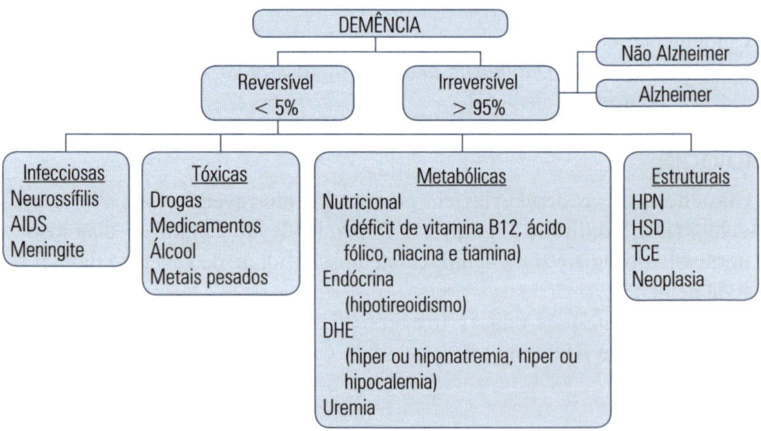

Figura 5.1: Fluxograma de abordagem clínica das demências.

AIDS = síndrome da imunodeficiência adquirida; DHE = distúrbio hidroeletrolítico; HPN = hidrocefalia de pressão normal; HSD = hematoma subdural; TCE = traumatismo cranioencefálico.

Diagnóstico

São potencialmente reversíveis todas as demências cujas etiologias, uma vez identificadas e tratadas, melhoram parcial ou totalmente a cognição comprometida. Apresentam-se com uma prevalência de até 30% entre os idosos. Os exames subsidiários citados na Tabela 5.2 são necessários na investigação de quaisquer demências, havendo a possibilidade de ser identificada e tratada logo de início uma demência potencialmente reversível.

Tabela 5.2: Exames recomendados na investigação de síndrome demencial

Hemograma completo	TSH e T4 livre
Ureia e Creatinina	Nível sérico vitamina B12 e ácido fólico
Eletrólitos	Sorologias para Hepatite B e C
Enzimas AST e ALT	Sorologia para HIV
Eletroforese de proteínas e TPAE	VDRL
Glicemia de jejum	Exames de imagem (tomografia computadorizada ou ressonância magnética de crânio)

AST = Aspartato Amino Transferase; ALT = Alanina Ami no Transferase; TSH = Hormônio Tireoestimulante; HIV = Vírus da Imunodeficiência Humana; VDRL = *Veneral Disease Research Laboratory*.

A coleta de líquor só é recomendada nas seguintes situações:

- início agudo ou subagudo (menos de oito semanas);
- febre ou presença de sinais meníngeos;
- evidência de imunossupressão;
- apresentação atípica (por ex.: cefaleias severas, convulsões, neuropatias cranianas);
- achados clínicos sugestivos de hidrocefalia de pressão normal.

Algumas classes de medicamentos podem ser causas de transtorno cognitivo por atravessarem a barreira hematoencefálica e alterarem a concentração de neurotransmissores, conforme Tabela 5.3.

Delirium pode simular quadro demencial; disto, a importância de uma anamnese detalhada, associada a exames subsidiários para a diferenciação entre estas duas síndromes. Alguns idosos portadores de depressão podem mimetizar um quadro de déficit cognitivo sem necessariamente serem portadores de demência (pseudodemência), muitas vezes devendo ser submetidos a teste terapêutico com antidepressivos para descartar demência irreversível.

Tabela 5.3: Principais medicações que podem causar déficit cognitivo

Ansiolíticos e hipnóticos	Antagonistas do Receptor H2*
Antidepressivos tricíclicos	Antineoplásicos
Neurolépticos	Anti-inflamatórios não esteroides
Carbonato de lítio	Corticosteroides
Anticonvulsivantes*	Antibióticos**
Anticolinérgicos	Hipotensores orais***
Digitálicos, Quinidina	Clonidina

*Fenobarbital, fenitoína, etossuximida e valproato de sódio; **Betalactâmicos (penicilina e cefalosporinas), quinolonas; ***Clonidina, alfametildopa, propranolol.

Avaliação cognitiva

para o diagnóstico de demência são necessários alguns testes de avaliação de diversas esferas cognitivas, além da análise do comprometimento funcional destes pacientes. O Miniexame do Estado Mental (MEEM) é o teste de rastreio cognitivo mais conhecido, caracterizado por suas altas sensibilidade e especificidade, boa reprodutibilidade inter e entre examinadores e por sua fácil execução. No entanto, é influenciável pela escolaridade e por possíveis déficits sensoriais e/ou motores, podendo induzir o examinador a interpretações errôneas de cognição. Uma tentativa de diminuir tais vieses é aplicar, junto com o MEEM, outros testes de rastreio de fácil execução como, por exemplo, os testes de fluência verbal e do relógio. Estes testes são ditos de rastreio por não darem diagnóstico de demência e sim indícios da alteração cognitiva, também presentes em outras doenças orgânicas que, inclusive, podem caracterizar uma DPR.

Diagnóstico

Para o diagnóstico de síndrome demencial são utilizados anamnese detalhada (não só com familiares, mas com quaisquer pessoas que tenham contato com o idoso) além de exames complementares para exclusão de demências potencialmente reversíveis. Ainda sobre a anamnese, deve-se levar em conta que o quadro clínico do idoso com queixa cognitiva sempre acarreta em prejuízo funcional das atividades cotidianas.

O transtorno cognitivo leve caracteriza-se por alteração cognitiva referida pelo paciente ou familiar (geralmente comprometimento de memória), evidenciada por avaliação clínica, porém com pouco ou nenhum prejuízo de funcionalidade, disto o diferencial de demência. Entretanto, o acompanhamento de idosos com este diagnóstico é importante, uma vez que entre 12% e 15% dos casos evoluem para demência em um ano.

Na Tabela 5.4, citam-se as mais frequentes demências irreversíveis, assim como suas características principais e respectivos quadros clínicos.

Tabela 5.4: Diagnóstico diferencial entre os principais tipos de demência irreversíveis

	Alzheimer	Corpos de Lewy	Vascular	Frontotemporal
Idade início	> 65 anos	> 50 anos	> 65 anos	40 – 65 anos
Duração	Até mais que uma década	Meses a anos	Anos	Anos
Quadro clínico	Amnésia precocemente, desorientação temporoespacial, apatia, afasia, agnosia, apraxia, falta de crítica em relação a a doença, alterações do ciclo sono-vigília	Quedas precocemente, nível de consciência flutuante, alucinações visuais, reação paradoxal a neurolépticos	Dificuldade com memória de evocação, declínio em degraus, labilidade emocional e depressão	Modificação da personalidade, desinibição, amnésia tardia, dificuldades com a fala
Exame clínico	Normal até os estágios mais avançados	Sinais extrapiramidais precocemente, com predomínio rígido-acinético	Déficits neurológicos focais, espasticidade, alteração de marcha	Normal até estágios mais avançados

Tratamento

Ainda não existe tratamento para a cura da demência. No entanto, algumas drogas tiveram sua eficácia comprovada retardando a perda cognitiva e auxiliando nos sintomas de alteração comportamental nos idosos acometidos. Atualmente, três drogas são usadas no tratamento da doença de Alzheimer, também com evidências de benefícios em pacientes com demências vascular ou por corpos de Lewy. Estas drogas são conhecidas como inibidores da colinesterase (Tabela 5.5) por inibirem a ação da enzima responsável pela degradação da acetilcolina, neurotransmissor em níveis diminuídos nos pacientes portadores de demência.

Tabela 5.5: Drogas inibidoras da colinesterase

	Rivastigmina	Galantamina	Donepezila
Dose inicial	1,5 mg 12/12 h	8 mg/dia	5 mg/dia
Janela terapêutica	3 a 6 mg 12/12 h	16 a 24 mg/dia	5 a 10 mg/dia
Metabolização	Hepática	Hepática	Hepática
Excreção	Renal	Renal e hepática	Renal e hepática

Além dos inibidores da colinesterase, comprovou-se que pacientes com demências em estágios moderado e avançado são beneficiados pela memantina, um antagonista glutamatérgico N-metil-D-aspartato que também age retardando a perda cognitiva e auxiliando no controle de alterações comportamentais. Pode ser associada com os inibidores da colinesterase, em uma dose inicial de 5 mg por dia, com acréscimos semanais de 5 mg até a dose terapêutica de 10 mg duas vezes por dia.

Comumente, alterações comportamentais como agressividade, agitação psicomotora, perambulação, inadequação social são as maiores dificuldades no cuidado de pacientes com demência pelos familiares e cuidadores. São necessários, portanto, medicações para controle de tais sintomas como neurolépticos, estabilizantes de humor e, mais raramente, benzodiazepínicos. Na Tabela 5.6, citam-se os neurolépticos atípicos mais utilizados, dada a menor possibilidade de efeitos colaterais extrapiramidais e anticolinérgicos provocados por estes.

Tabela 5.6: Neurolépticos atípicos utilizados nas demências

Fármaco	Dose inicial (mg/dia)	Faixa terapêutica (mg/dia)	Administração
Risperidona	0,25	0,25 – 2,0	1 vez por dia
Olanzapina	2,5	2,5 – 10	1 vez por dia
Quetiapina	12,5	12,5 – 100	1 a 3 vezes por dia
Ziprazidona	40	40 – 80	1 a 2 vezes por dia
Aripiprazol	2,25	2,25 – 5,0	1 vez por dia

Modificado de Tavares AR Jr, Souza CCV. Sintomas psicológicos e comportamentais nas demências. In: Freitas EV et al. Tratado de Geriatria e Gerontologia. 3. Edição. Rio de Janeiro. Guanabara Koogan, 292, 2011.

Muitas vezes, outros profissionais são requisitados para auxiliarem na abordagem não só do paciente, mas também de seus familiares e cuidadores. Profissionais como enfermeiros, fonoaudiólogos, fisioterapeutas, assistentes sociais, terapeutas ocupacionais e nutricionistas, por exemplo, auxiliam complementando o tratamento médico, orientando em relação às suas respectivas áreas de atuação paciente, familiares e cuidadores na rotina do idoso com demência.

Referências

1. American Psychiatric Association. Diagnostic and statistical manual of mental disorders. 4th. Edition, 123-126, 1994.
2. Barbosa MT, Machado JCB. Outras causas de demências reversíveis. In: Freitas EV et al. Tratado de Geriatria e Gerontologia. 2ª. Edição. Rio de Janeiro. Guanabara Koogan, 309-312, 2002.
3. Bertolucci PHF. Diagnóstico das demências. In: Moriguti, J. C. et al. Atualizações diagnósticas e terapêuticas em geriatria. São Paulo. Atheneu, 395-403, 2007.
4. Caramelli P. Conduta diagnóstica em demência. In: Forlenza OV. Psiquiatria geriátrica do diagnóstico precoce a reabilitação. São Paulo. Atheneu, 155-157, 2007.
5. Forlenza OV, Nitrini R. Doença de Alzheimer. In: Fráguas R Jr, Figueiró JAB. Depressões Secundárias: depressões associadas a condições médicas e medicamentos. São Paulo. Atheneu, 109-118 2001.
6. Magaldi RM. Comprometimento cognitivo leve. In: Moriguti, JC et al. Atualizações diagnósticas e terapêuticas em geriatria. São Paulo. Atheneu,385-390, 2007.
7. Marino MCA, Santos AGR. Demências reversíveis no paciente idoso. Em: Tavares A. Compêndio de neuropsiquiatria geriátrica. Rio de Janeiro. Guanabara Koogan, 347-374, 2005. S.A.
8. Tavares Jr AR, Souza CCV. Sintomas psicológicos e comportamentais nas demências. In: Freitas EV et al. Tratado de Geriatria e Gerontologia. 3ª. Edição. Rio de Janeiro. Guanabara Koogan, 292-313, 2011.

capítulo 6

Delirium

Renato Moraes Alves Fabbri

Definição e características clínicas

Delirium é uma síndrome mental orgânica, sem etiologia específica com anormalidades de início agudo e curso flutuante nas seguintes funções:

- **Atenção:** há dificuldade em mantê-la em um determinado estímulo e mudá-la para um estímulo novo, não se conseguindo manter um fluxo de conversação com o paciente.
- **Função cognitiva:** distúrbios da sensopercepção (ilusões e alucinações predominantemente visuais); anormalidades do pensamento (vago, com ideias frouxas, fragmentado, incoerente e desorganizado); prejuízo da memória e distúrbios da linguagem (discurso vago e empobrecido e dificuldade para nomeação).
- **Ritmo sono-vigília:** sonolência diurna e sono noturno reduzido e fragmentado.
- **Comportamento psicomotor:** forma hiperativa (estado hiperalerta, agitação, agressividade física e alucinações), hipoativa (letargia, sonolência, apatia e catatonia) ou mista (características de hiper e hipoatividade em diferentes momentos)[1].

Epidemiologia e importância

A variabilidade dos dados epidemiológicos é decorrente da heterogeneidade das populações envolvidas. Em idosos na comunidade ocorre em 1% a 14%; entre os pacientes hospitalizados 14% a 56%, chegando até 70% a 87% em unidade de terapia intensiva[2]. O *delirium* pode ser a única ou principal forma de apresentação de uma doença orgânica, cursando com pior prognóstico nos pacientes internados, e mesmo após a alta hospitalar. Apesar de comum frequentemente não é diagnosticado[3,4].

Patofisiologia

A patofisiologia ainda não é bem compreendida. As principais hipóteses focam o papel dos neurotransmissores, a inflamação e resposta aguda ao estresse.

- Disfunção dos neurotransmissores: a diminuição da acetilcolina tem papel fundamental, e é causada especialmente por hipoxemia, hipoglicemia, deficiência de tiamina e uso de anticolinérgicos. Alterações de outros neurotransmissores também têm sido descritas, como o aumento da dopamina, aumento ou diminuição de serotonina e GABA.
- Inflamação e resposta aguda ao estresse: Diversos estressores ambientais, bem como anormalidades clínicas ou cirúrgicas podem levar ao aumento da produção de mediadores inflamatórios, que perifericamente secretados provocam uma reação exacerbada com comprometimento do sistema nervoso central. Ocorre aumento da permeabilidade da barreira hematoencefálica, seguido de estimulação das células da glia. Forma-se um ambiente inflamatório, com produção microglial de citoquinas pró-inflamatórias resultando em disfunção neuroquímica e comprometimento funcional dos neurônios. O hipercortisionismo também causado por situações de estresse pode ter efeito deletério nos receptores de serotonina no hipocampo e, portanto, contribuir para o *delirium*[5].

Etiologia e fatores de risco

Tipicamente *delirium* tem etiologia multifatorial: infecções, doenças cardíacas, distúrbios metabólicos, desordens do sistema nervoso central, neoplasias, traumatismos, mudança do ambiente e fármacos. Entre os medicamentos destacam-se os que têm ação anticolinérgica, uso ou abstinência de hipnóticos e sedativos. Porém vários grupos largamente utilizados, como hipotensores, diuréticos, analgésicos, anti-inflamatórios não hormonais, antimicrobianos, anti-histamínicos, bloqueadores de H2, entre outros também são potencialmente deliriogênicos. A identificação dos fatores de risco é importante para identificar a vulnerabilidade do paciente (fatores predisponentes) e os fatores desencadeantes (fatores precipitantes)[6]. O Quadro 6.1 resume os fatores de risco usualmente descritos para *delirium*.

Quadro 6.1: Fatores de risco para *delirium*

Fatores predisponentes	Fatores precipitantes
Idade ≥ 65 anos	Doença aguda
Delirium pregresso	Privação do sono
Polifarmácia	Desidratação
Fragilidade	Imobilidade
Etilismo	Constipação intestinal
Doença hepática	Mudança de ambiente
Depressão	Cirurgia
Déficit cognitivo	Drogas psicoativas (outras > 3)*
Déficit sensorial	Desnutrição*
Doença grave (Apache > 16)	Sonda vesical*
Uremia	Iatrogenia*

*Fatores de risco independentes para *delirium*.

Diagnóstico

Deve-se inicialmente estabelecer o diagnóstico sindrômico e a seguir o diagnóstico etiológico. O primeiro é realizado através dos critérios diagnósticos do Manual Diagnóstico e Estatístico dos Transtornos Mentais, atualmente na quarta versão (DSM IV TR, 2000)[7] (Quadro 6.2).

Quadro 6.2: Critérios diagnósticos para *delirium*

Perturbação da consciência (ou seja, a clareza: redução da percepção do ambiente), com reduzida capacidade de se concentrar, manter ou deslocar a atenção.
Uma alteração na cognição (como déficit de memória, desorientação, distúrbio da linguagem), ou desenvolvimento de um distúrbio da percepção, que não é melhor explicado por uma demência preexistente ou estabelecida.
O distúrbio desenvolve após curto período de tempo (usualmente horas a dias) e tende a flutuar durante o dia.
Evidência através da história, exame físico, ou achados laboratoriais de que o distúrbio seja causado por consequências fisiológicas diretas de uma condição médica geral

Foram desenvolvidos a partir dos critérios do DSM vários instrumentos de avaliação para melhor operacionalizá-lo, destacando-se o *Confusion Assessemt Method* (CAM), no seu algoritmo – CAM 4 (Quadro 6.3), e sua versão para unidade de terapia intensiva – CAM–ICU, útil especialmente para a forma hipoativa (Quadro 6.4).

Porém em pacientes muito sonolentos deve-se utilizar previamente a Escala de sedação-agitação de Richmond (RASS) para avaliar a possibilidade de arguição naquele momento (escore ≤ menos 4 não aplicável CAM–ICU)[8,9] (Quadro 6.5).

O diagnóstico etiológico é realizado através das informações obtidas na história e exame físico, associadas aos exames complementares que são requisitados de forma individualizada.

Quadro 6.3: *Confusion assessment method* (CAM) – algoritmo diagnóstico

Característica 1 – início agudo e curso flutuante A informação é obtida do familiar ou cuidador. A resposta é usualmente considerada positiva quando há evidência de uma mudança aguda do estado mental de base do paciente, com flutuação dos sintomas durante o dia.
Característica 2 – distúrbio da atenção Informação por meio de entrevista do avaliador. A resposta é considerada positiva quando o paciente, por exemplo, tem dificuldade em focalizar sua atenção, distrai-se facilmente ou tem dificuldade em acompanhar o que está sendo dito.
Característica 3 – pensamento desorganizado Informação por meio de entrevista do avaliador. A resposta é considerada positiva quando o pensamento mostrar-se desorganizado ou incoerente, com conversação dispersiva ou irrelevante, fluxo de ideias pouco claro ou ilógico, ou mudança imprevisível.
Característica 4 – alteração do nível de consciência Informação através de observação direta do examinador. A resposta é considerada positiva quando o paciente encontrar-se vigilante (hiperalerta, hipersensível a estímulos ambientais, assustando-se facilmente); letárgico (sonolento, facilmente acordável); em estupor (com dificuldade para acordar) ou em coma.

Quadro 6.4: CAM-ICU

Característica 1 – início agudo ou evolução flutuante

Há evidência de alteração aguda do estado mental de base?

Este comportamento anormal "flutuou" nas últimas 24 horas, conforme "flutuação" na pontuação da escala de sedação/agitação ou avaliação prévia de delirium?

A característica 1 está presente se qualquer resposta for sim

Característica 2 – falta de atenção

Utilize o exame de rastreamento de atenção (ERA). Letras ou visual.

ERA letras: Diga ao paciente que serão soletradas 10 letras; sempre que for soletrada a letra "A", apertar a mão do avaliador e soltá-la em seguida. O avaliador deverá ler em voz normal a seguinte lista: SAVAHAART.

O erro é contabilizado quando o paciente não apertar a mão quando for soletrada a letra "A".

ERA figuras:

Passo 1 – mostre cinco figuras que representam alguns objetos comuns, durante 3 segundos cada uma.

Passo 2 – mostre dez figuras sendo cinco novas e cinco repetidas (já mostradas) e peça ao paciente indicar se já viu ou não as figuras abanando a cabeça para sim ou não.

A característica 2 está presente quando ERA é < 8

Característica 3 – pensamento desorganizado – questões e comando

Questões – sim/não – utilize o conjunto A ou B

Conjunto A	Conjunto B
1 – As pedras flutuam na água?	1 – As folhas flutuam na água?
2 – Existem peixes no mar?	2 – Existem elefantes no mar?
3 – Um quilo pesa mais do que dois quilos?	3 – Dois quilos pesam mais do que um quilo?
4 – Pode-se usar um martelo para bater um prego?	4 – Pode-se usar um martelo para cortar madeira?

Pontuação: 1 ponto para cada questão correta

Comando

Mostre ao paciente dois dedos da mão e peça para mostrar a mesma quantidade de dedos da mão. Em seguida, repetir a tarefa com a outra mão e com número diferente de dedos.

Pontuação: 1 ponto quando efetuar por completo o comando

A característica 3 está presente quando a pontuação da questões e comando é < 4.

Característica 4 – nível de consciência alterado

A característica 4 está presente quando o estado de consciência não é de alerta, ou seja RASS diferente de zero.

Quadro 6.5: Escala de agitação – sedação de Richmond ("RASS")

+4	Combativo	Combativo, violento, perigo imediato à equipe.
+3	Muito agitado	Puxa ou remove tubos ou cateteres, agressivo.
+2	Agitado	Movimentos não intencionais frequentes, briga com o ventilador.
+1	Inquieto	Ansioso, apreensivo, mas sem movimentos agressivos.
0	Alerta e calmo	
-1	Sonolento	Não está completamente desperto, mas tem despertar sustentado quando chamado (abre os olhos > 10 segundos).
-2	Sedação leve	Desperta brevemente quando chamado (abre os olhos < 10 segundos).
-3	Sedação moderada	Apresenta movimentos ou abertura ocular quando chamado (sem contato visual).
-4	Sedação profunda	Não tem respostas aos chamados, mas move-se ou abre os olhos com a estimulação física.
-5	Não despertável	Não tem respostas aos chamados ou à estimulação física

Diagnóstico diferencial

O diagnóstico diferencial é feito principalmente com demência, depressão e psicoses funcionais. A demência habitualmente tem início insidioso, porém progressivo, sem flutuação de sintomas, exceto na demência por corpúsculos de Lewy, a atenção é preservada e a reversibilidade é mais rara; a depressão tem sintomas de início mais insidioso, com menos flutuações, prejuízo mínimo da atenção e "ilhas de memória intactas"; as psicoses funcionais tem início em faixas etárias mais precoces, com início súbito, porém sem flutuação de sintomas, alucinações predominantemente auditivas e ideias delirantes sustentadas.

Prevenção e tratamento

Medidas preventivas são úteis, especialmente entre os pacientes mais vulneráveis. Medidas não farmacológicas: evitar a privação do sono, hidratação, mobilização precoce, preservação das funções sensoriais (uso de aparelho auditivo e óculos se necessário) e fisiológicas, uso criterioso de fármacos, reorientação verbal pela equipe de saúde e familiares, ambiente adequado com janela no quarto, estímulo sonoro e luminoso suave noturno habitualmente tem bons resultados[10,11]. A prevenção com fármacos (haloperidol, rivastigmina e donepezila), ainda não tem ainda resultados consistentes. O tratamento divide-se em etiológico e sintomático. O primeiro deve ser individualizado, tratando-se as causas presentes. O segundo é composto medidas não farmacológicas, já descritas, indicado em todos os casos, e farmacológicas, utilizado apenas na forma hiperativa de *delirium,* onde ocorre risco potencial de segurança ou sucesso terapêutico da etiologia. O quadro 6.6 resume a terapêutica farmacológica utilizada para o *delirium*[12].

Quadro 6.6: Terapêutica farmacológica do *delirium*

Fármaco	Esquema terapêutico	Observações
Antipsicótico Haloperidol	0,5 – 1,0mg VO 2xd com dose adicional a cada 4 h se necessário (efeito máximo 4 – 6 h) 0,5 – 1,0 mg IM, observar 30 – 60 min e repetir se necessário (efeito máximo, 20 – 40 min).	Usualmente é o fármaco de escolha. Dose máxima 3 – 5 mg/dia; Manutenção metade da dose inicial, fracionada. Efeitos extrapiramidais potenciais com dose > 3 mg. Evitar via IV pela curta duração de ação e indução de arritmias.
Antipsicóticos atípicos Risperidona Olanzapina Quetiapina	0,5 – 1,0 mg 2xd VO 2,5 – 5,0 mg 1xd VO 12,5 – 25 mg 2xd VO	Eficácia semelhante e menos efeitos extrapiramidais do que o haloperidol. Aumento do intervalo QT. Pode aumentar o risco de AVC em pacientes com demência.
Benzodiazepínicos Lorazepam	0,5 – 1,0 mg VO; pode-se repetir a cada 4h	Uso em abstinência ao álcool e de benzodiazepínico. Sonolência.

Referências

1. Fearing A. M.; Inouye S. K. Delirium. FOCUS – The Journal of lifelong learning in psychiatry Vol VII, N° 1: 53-63, 2009.
2. Fong G.T; Tulebaev S. R.; Inouye S. K. – Delirium in elderly adults: diagnosis, prevention and treatment. Nat. Rev. Neurol. 5: 210-220, 2009.
3. Han J. H.; Zimmerman E.E.; Cutler N.; Schnelle J.; Morandi A.; Dittus R.S.; Storrow A.B.; Ely E. W. – Delirium in older emergency department patients: recognition, risk factors, and psychomotor subtypes. Acad Emerg Med, 16 (3): 193-200, 2009.
4. Witlox J.; Eurelings L.S.M.; Jonghe J.F.M.; Kalisvaart K.J.; Eikelenboom P.; van Gool W.A. Delirium in elderly patients and the risk of postdischarge mortality, institunalization, and dementia. JAMA 304 (4): 443-451, 2010.

5. Cerejeira J.; Firmino H.; Vaz-Serra A.; Mukaetova-Ladinska E. B. The neuroinflamatory hypotesis of delirium. Acta Neuropathol 119(6): 737-754, 2010.
6. Inouye S. K. – Delirium in Older Persons. N Engl J Med 354(11): 1157-1165, 2006.
7. American .Psychiatric Association: Diagnosis and Statistical Manual of Mental Disorders, 4th Edition, Text Revision. Washington, DC: American Psychiatric Association; 2000.
8. Wong C.L.; Holroid-Leduc J.; Simel D.L.; Straus S.E. – Does this patient have delirium?: value of bedside instruments. JAMA; 304(7): 779-786, 2010.
9. Han J.H.; Wilson A.; Wesley E. Delirium in the older emergency department patient: a quiet epidemic. Emerg Med Clin N Am 28: 611-631, 2010.
10. Rubin F.H.; Neal K.; Fenlon K.; Hassan S.; Inouye S.K. Sustainability and scalability of the Hospital Elder Life Program at a community hospital. JAGS; 59:359-365, 2011.
11. O'Mahony R; Murthy L.; Akume A.; Young J. Synopsis of the National Institute for Health and Clinical Excellence Guideline for prevention of delirium. Annal of Internal Medicine; 154 (11): 746-752, 2011.
12. Flaherty J. H. The evaluation and management of delirium among older persons. Med Clin N Am 95: 555-577, 2011.

capítulo 7

Depressão

Andrea Virginia Von Bulow Ulson Freirias ○ Thais Zélia dos Santos

A proporção de idosos acima de 60 anos que representava 8,5% da população brasileira em 2000 passou a corresponder a 12,3% da população em 2010[1].

Vários autores[2-4], relatam uma alta prevalência de transtornos mentais na população idosa, sendo a depressão e os quadros demenciais os mais comuns[5-7]. A maioria dos idosos com sintomas depressivos não procura o psiquiatra, mas sim o clínico geral[8].

O idoso tende a procurar mais os serviços de saúde, por sua maior vulnerabilidade física[4]. No entanto, os quadros depressivos são pouco reconhecidos e tratados nesta faixa etária[4,7], o que pode levar ao aumento de morbidade e mortalidade, principalmente nos indivíduos com outras patologias clínicas associadas[5]. O isolamento social, suicídio e a piora da qualidade de vida também são outras consequências importantes.

Fatores predisponentes[4,5]

Os principais fatores predisponentes para a depressão no idoso são: 1) idade avançada; 2) perda dos laços afetivos (cônjuge, irmãos, amigos); 3) condições de moradia inadequadas; 4) abuso/dependência de álcool; 5) perda da capacidade produtiva (limitação física); 6) baixa escolaridade; 7) pouco suporte social; 8) doença crônica/incapacitante.

Quadro clínico

A depressão no idoso é semelhante ao quadro do adulto jovem, e segue os critérios diagnósticos do CID-10 (OMS)[9] e do DSM-IV (APA)[10] sendo caracterizada por um *período superior a duas semanas* de:

- Humor deprimido (tristeza);
- Perda de interesse e/ou prazer (anedonia);
- Redução na energia (fadiga, diminuição das atividades).

Outros sintomas comuns:

- Queixas somáticas (cansaço, dores pelo corpo, déficit de memória);
- Alteração do sono;
- Irritabilidade, ansiedade;
- Sentimentos de inutilidade, culpa;
- Pensamentos de morte e suicídio;
- Ideias paranoides (de perseguição).

Diagnóstico

O diagnóstico da depressão é principalmente clínico!

Avaliação do paciente

- Anamnese com o paciente e com familiar/cuidador.
- Exame físico, neurológico, psíquico.
- Anotar medicações em uso (atual/recente).

Exames complementares

Objetivos: 1) avaliar a alteração da condição física pela patologia psiquiátrica (ex.: desidratação); 2) monitorar efeitos colaterais do tratamento (ex.: obstipação intestinal pelo antidepressivo); 3) identificar patologia oculta (ex.: hipotireoidismo).

Quando for solicitar exames, lembre-se: usar simplicidade e bom-senso, visando o menor custo e menor desconforto para o paciente.

A coleta de sorologias, função tireoidiana, dosagem sérica de vitamina B12, hemograma, e uma bioquímica completa ajudam a diagnosticar quadros de depressão secundária a causa clinica[5].

Escala de Depressão Geriátrica (GDS)

Em alguns casos de dúvida, a utilização de escalas pode ser útil. A Escala de Depressão Geriátrica (*Geriatric Depression Scale* – GDS) é uma das mais usadas mundialmente, como auxílio para detectar depressão em idosos[11]. É uma escala facilmente aplicada, com boa confiabilidade, e reprodutibilidade.

Risco de suicídio

Como a ideação suicida pode fazer parte do quadro depressivo, sendo mais frequente no idoso deprimido do que no não deprimido[5], é importante saber alguns sinais de alerta. *Sempre pergunte se tiver alguma suspeita!*

São alguns indicativos de maior risco de suicídio[12]:

- Sintomas depressivos com prejuízo do autocuidado, quadro grave (principalmente com sintomas psicóticos), agitação, ansiedade, prejuízo da memória;
- Abuso de álcool;
- Estressores recentes (comunicação de doença grave, desemprego, perda de ente querido, etc.);
- Isolamento social (separado, viúvo, mora só);
- História de tentativas prévias;
- História familiar de suicídio, alcoolismo e/ou outros transtornos psiquiátricos;
- Logo após a alta, em tentativas prévias ou recentes de suicídio.

Diagnóstico diferencial

- Tristeza – não é doença, mas sentimento normal.
- Luto – reação normal de tristeza frente à perda (de um ente querido, por exemplo).
- Distimia – quadro depressivo persistente (mais de dois anos).
- Depressões secundárias:
    - Ao uso de substâncias. Ex.: álcool, corticoides, anti-hipertensivos (α-metildopa, clonidina, propranolol), antiparkinsonianos, benzodiazepínicos, etc.
    - Outras patologias clínicas. Ex.: neoplasias, hipotireoidismo, acidente vascular cerebral, infarto agudo do miocárdio, etc.

Tratamento

Objetivos do tratamento: 1) melhorar o quadro psicopatológico; 2) melhorar a qualidade de vida do paciente; 3) diminuir o risco de suicídio[5].

Estratégias não farmacológicas

- Tratar a causa de base, se e quando existir, pois essa pode mascarar quadro de depressão refratária;
- Rever medicações de uso crônico que podem provocar quadros depressivos, como corticoides, quimioterápicos, imunossupressores ou antibióticos;
- Avaliar se há modificações recentes na vida cotidiana dos idosos como mudanças de casa, aposentadoria, que possam acarretar sintomas de tristeza e desânimo. Conhecer esses fatores para orientar o paciente e seus familiares a lidar com essas mudanças[5,13];
- Programar, juntamente com o paciente, atividades para a ocupação do dia;
- A atividade física mantém as funções cognitivas preservadas e promove o bem estar[5].

Farmacoterapia

Antes da escolha do medicamento:

- Lembrar que esses pacientes costumam já estar em uso de outras medicações clínicas (anti-hipertensivos, hipoglicemiantes orais, estatinas, dentre outros)[5,14]. Portanto, observar as interações medicamentosas e seu o risco/benefício;
- Observar as funções hepática e renal do idoso, pois na vigência de medicação esses órgãos serão sobrecarregados;
- Os idosos apresentam uma queda no metabolismo, e lembrar que a metabolização e a excreção das medicações estarão naturalmente diminuídas é fundamental[5,13];
- Medicações anticolinérgicas devem sempre que possível ser evitadas, pois podem promover quadros de delirium, queda dos níveis pressóricos, alteração dos hábitos intestinais e urinários;
- Levar em conta se o paciente já utilizou alguma medicação antidepressiva anteriormente, pois se o uso obteve sucesso essa deve ser a primeira escolha;
- Em casos de depressão na família é importante ter conhecimento das medicações utilizadas, pois familiares costumam responder as mesmas medicações[14].

As medicações de primeira escolha são os Inibidores Seletivos de Recaptação da Serotonina (ISRS), devido a menor taxa de abandono e a efeitos colaterais mais toleráveis nessa idade[14]. Principalmente a sertralina e o citalopram por serem os mais estudados e os de menor interação medicamentosa[13]. Ainda podem ser prescritos o escitalopram, a paroxetina e a fluoxetina. Os Antidepressivos Tricíclicos (ADT) devem ser evitados devido aos riscos pelos efeitos anticolinérgicos, mas se o uso for necessário (devido a refratariedade do caso) usar preferencialmente nortriptilina. Função hepática e a cardíaca devem ser seriadas durante o uso dos ADT. Inibidores da Monoaminoxidase (IMAO) são medicações utilizadas em casos refratários devido à ocorrência de efeitos colaterais como hipotensão ortostática, taquicardia, diarreia, diminuição na coordenação motora, ganho de peso, tremores convulsões, boca seca e obstipação. Além da restrição alimentar, necessária de queijos amarelos, vinhos, embutidos, peixes, soja, miúdos, feijão, vagem, ervilha e lentilha.

Outras opções de medicação são a bupropiona, um Bloqueador de Recaptação de Noradrenalina e Dopamina (BRND), que possui restrições para pacientes com traumatismo craniano anterior ou com epilepsia[13]. Os Inibidores de Receptação da Serotonina e da Noradrenalina, (IRSN) como a venlafaxina e a desvenlafaxina, são medicações de segunda escolha, usados quando os ISRS falham. A mirtazapina pode ser utilizada sozinha ou em associação em casos refratários.

Outra opção é a Eletroconvulsoterapia (ECT), tão eficaz quanto ISRS ou ADT, de poucos efeitos colaterais e sem risco de interações medicamentosas obviamente.

Guia prático		
Medicação	Quais	Efeitos colaterais mais comuns por classe
ISRS	Sertralina Citalopram Fluoxetina Paroxetina Excitalopram	Alterações de apetite, alterações de peso, cefaleia, inquietude, náuseas, vômitos, diarreia, fadiga, sonolência, tontura, alteração de função hepática, diminuição da libido, virada maníaca, síndrome serotoninérgica, alterações visuais, etc.
ADT	Nortriptilina Imipramina Amitriptilina Clomipramina	Boca seca, constipação intestinal, hipotensão, alterações visuais, virada maníaca, retenção urinária, síndrome serotoninérgica, alterações de condução cardíaca, etc.

Continua...

Guia prático – continuação		
Medicação	Quais	Efeitos colaterais mais comuns por classe
BRND	Bupropiona	Cefaleia, constipação, crises convulsivas, etc.
IRSN	Venlafaxina	Cefaleia, alterações de pressão arterial, alteração de apetite e peso, alteração de libido, etc.
	Desvenlafaxina	
Outros	Mirtazapina	Ganho de peso, sedação, virada maníaca, etc.

ISRS: inibidor seletivo da receptação da serotonina; ADT: antidepressivo tricíclico; BRND: bloqueador da recaptação de noradrenalina e dopamina; IRSN: inibidor receptação de serotonina e noradrenalina.

Referências

1. IBGE. Censo Demográfico. 2000.
2. A. N. Aspectos Sobre a Morbidade dos Idosos do Brasil. Brasília: IPEA; 1999.
3. Garrido R, Menezes PR. O Brasil está envelhecendo: boas e más notícias por uma perspectiva epidemiológica. Rev Bras Psiquiatr. 2002;24(Supl I):3-6.
4. Pinho MX, Custódio O, Makdisse M. Incidência de depressão e fatores associados em idosos residentes na comunidade: revisão de literatura. REV BRAS GERIATR GERONTOL. 2009;12(1):123-40.
5. Florindo Stella, Sebastião Gobbi, Danilla Icassatti Corazza, Costa JLR. Depressão no Idoso: Diagnóstico, Tratamento e Benefícios da Atividade Física. Motriz. 2002;8(3):91-8.
6. Veras RP ME. The mental health of older people in Rio de Janeiro. Int J Geriatr Psychiatry. 1994;9:285-95.
7. Oliveira DAAP, Gomes L, Oliveira RF. Prevalência de depressão em idosos que freqüentam centros de convivência. Rev Saúde Pública. 2006;40(4):734-6.
8. Jeffrey M. Lyness MMH, PhD; Catherine J. Datto, MD, MS; Thomas R. Ten Have, PhD; Ira R. Katz, MD, PhD;, Rebecca Drayer MCFRI, MD; George S. Alexopoulos, MD; and Martha L. Bruce, PhD, MPH. Outcomes of Minor and Subsyndromal Depression among Elderly Patients in Primary Care Settings. Ann Intern Med. 2006;144:496-504.
9. Classificação dos Transtornos Mentais e do Comportamento da CID-10. Porto Alegre: Artes Médicas; 1993.
10. Diagnostic and Statistical Manual of Mental Disorders. 4 ed. Washington, DC: American Psychiatric Association; 1994.
11. Almeida OP Almeida AS. Confiabilidade da Versão Brasileira da Escala de Depressão em Geriatria (GDS) Versão Reduzida. Arq Neuropsiquiatr. 1999;57(2-B):421-6.
12. JM B. Prevenção do Suicídio: um Manual para Médicos Clínicos Gerais. Genebra: Organização Mundial da Saúde, Mental DdS; 2000.
13. MZ S. Tratamento de idosos com depressão utilizando tricíclicos, IMAO, ISRS e outros antidepressivos. Rev Bras Psiquiatr. 2002;24(Supl I):55-63.
14. C. Clayton Aguiar TRC, André F. Carvalho, Otoni C. Vale, F. Cléa Sousa SMV. Drogas Antidepressivas. Acta Med Port. 2011;24:7.

capítulo 8

Instabilidade e Quedas

Francisco Souza do Carmo

Introdução

A população idosa do Brasil e a Mundial passam por um período de crescimento nunca observado anteriormente, sendo esperado, em 2025, um bilhão de idosos e, em 2050, dois bilhões. Estima-se que aproximadamente 70% destes gerontes estarão nos países em desenvolvimento. Em 2025, o Brasil terá a sexta maior população de idosos, com 32 milhões, que corresponderá a 15% da população total e em 2050 teremos aproximadamente 63 milhões (Figura 8.1). Esses dados são importantíssimos, pois sabemos que a instabilidade e as quedas aumentam com o envelhecimento[3,8].

Epidemiologia

A queda pode ser considerada um evento sentinela na vida de uma pessoa idosa, um marcador potencial do início de um importante declínio das funções orgânicas e/ou um sinal de uma patologia grave. Ela e suas possíveis complicações aumentam progressivamente com a idade, em ambos os gêneros e em todos os grupos étnicos e raciais[11].

Denomina-se queda o deslocamento não intencional do corpo para um nível inferior à posição inicial com incapacidade de correção em tempo hábil, determinado por circunstâncias multifatoriais comprometendo a estabilidade[10,11].

As quedas são responsáveis pela quinta causa mais frequente de óbito entre os idosos[1]**.** A chance de cair pelo menos uma vez ao ano é de 32% entre in-

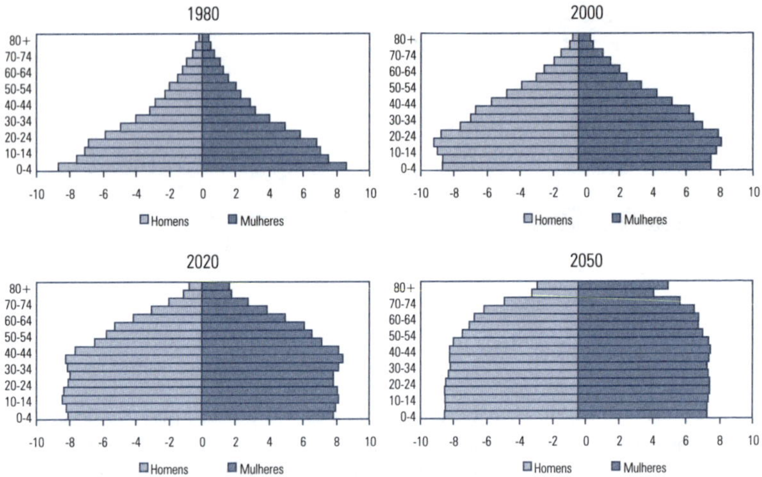

Figura 8.1: Evolução das pirâmides etárias brasileiras de 1980 a 2050.
Fonte: IBGE, 2010.

divíduos de 65 a 74 anos, 35% entre indivíduos de 75 a 84 anos e chega a 51% entre aqueles com mais de 85 anos. **Sabemos que 30% dos idosos caem ao menos uma vez ao ano em nosso país** e que a frequência de quedas é maior entre as mulheres na mesma faixa etária[11,13].

Patofisiologia

O processo de envelhecimento é dinâmico e progressivo, surgindo alterações morfológicas, funcionais e bioquímicas que nos tornam mais susceptíveis as agressões intrínsecas e extrínsecas.

A etiologia de uma queda pode ser única e claramente identificável, mas comumente as causas são múltiplas e de difícil individualização. **Elas estão intimamente relacionadas à postura e à marcha e sofrem várias influências do envelhecimento normal e patológico**[11].

Classificação

As causas podem ser divididas em **intrínsecas** (Tabela 8.1), **extrínsecas** e **comportamental**[10,11].

Tabela 8.1: Causas intrínsecas de quedas em idosos

1. Fatores associados ao envelhecimento: - diminuição da visão (redução da percepção de distância e visão periférica); - diminuição da audição; - distúrbios vestibulares (infecção ou cirurgia prévia do ouvido, vertigem posicional benigna); - distúrbios proprioceptivos (neuropatia periférica e patologias degenerativas da coluna cervical); - aumento do tempo de reação a situações de perigo; - diminuição da sensibilidade dos barorreceptores à hipotensão postural; - distúrbios musculoesqueléticos (degenerações articulares e fraqueza muscular por redução da massa muscular); - sedentarismo; - deformidade dos pés.
2. Patologias específicas: - cardiovasculares: hipotensão postural, crise hipertensiva, arritmias cardíacas, doença arterial coronariana, insuficiência cardíaca congestiva, síncope vasovagal (calor, estresse, micção) e insuficiência vertebrobasilar; - neurológicas: hematoma subdural, demência, miopatia e neuropatia periféricas, AVC e suas sequelas, AIT, parkinsonismo, hidrocefalia de pressão intermitente, delirium, labirintite e epilepsia; - endócrino-metabólicas: hipo e hiperglicemia, hipo e hipertireoidismo e distúrbios hidroeletrolíticos; - pulmonares: DPOC e embolia pulmonar; - miscelânea: distúrbios psiquiátricos (ex.: depressão), anemia (sangramento digestivo oculto), hipotermia, infecções graves (respiratória, urinária, colangite, sepse), insuficiência renal (deficiência de vitamina D3) e espondilose cervical.
3. Síndromes de quedas: - déficits sensoriais múltiplos; - doença cerebrovascular; - ataques de quedas (*drop attacks*).
4. Medicamentos: - ansiolíticos, hipnóticos e antipsicóticos; - antidepressivos; - anti-hipertensivos; - anticolinérgicos; - hipoglicemiantes; - antiarrítmicos; - anti-inflamatórios não hormonais; - polifarmácia (uso de quatro ou mais drogas associadas).

Os **fatores extrínsecos** estão relacionados ao ambiente. Sabe-se que mais de 70% das quedas ocorrem em casa. As pessoas que vivem sozinhas apresentam risco aumentado (Tabela 8.2). **Fatores ambientais têm um importante**

papel em até metade de todas as quedas. Além destes fatores temos o **comportamental**. Este está relacionado ao grau de exposição ao risco de cair. As pessoas mais inativas e as mais ativas são as que têm maior risco de quedas, possivelmente pela fragilidade das primeiras e pelo grau de exposição ao risco das demais[10,11].

Tabela 8.2: Causas extrínsecas de quedas em idosos

Exemplos de causas extrínsecas de quedas:
- iluminação inadequada; - superfícies escorregadias; - tapetes soltos ou com dobras; - degraus altos ou estreitos; - obstáculos no caminho (móveis baixos, pequenos objetos, fios); - ausência de corrimãos em corredores e banheiros; - prateleiras excessivamente baixas ou altas; - calçados inadequados; - maus-tratos (que podem ser considerados crime); - roupas excessivamente comprida; - via pública mal conservada, com buracos ou irregularidades.

Avaliação clínica e diagnóstico

Há dois elementos principais na avaliação das quedas. O primeiro é o exame e os cuidados com a pessoa após o evento e suas possíveis complicações. O segundo consiste na avaliação do ambiente e dos fatores predisponentes[10].

A anamnese e o exame físico são essenciais. Naquela, devemos incluir a avaliação das atividades usuais, o nível funcional do paciente, história prévia de quedas e fraturas e a presença de doenças crônicas. Deverá ainda fazer parte da história, perguntas como: **quais medicamentos faz uso? Houve alteração de dosagem ou introdução de nova droga? Ingere bebida alcoólica? Houve convulsão ou perda da consciência? Mudança do estado mental? Consulta com oftalmologista no último ano? Em qual ambiente ocorreu a queda? Problemas sociais?**[11].

No exame físico devemos sempre avaliar: sinais vitais, orientação tempo espacial, estado de hidratação e nutricional, análise dos pés e sinais de trauma oculto (cabeça, coluna, costelas, pelve, quadris e extremidades). **Na avaliação do equilíbrio e da marcha devemos pesquisar instabi-**

lidades, dificuldades de sentar-se e levantar-se e diminuição da altura e comprimento dos passos. O controle postural dinâmico pode ser verificado com o teste do alcance funcional, em que o paciente é solicitado a ficar ereto, parado, e esticar o braço para frente o mais distante possível, ao longo de uma régua fixa; uma pontuação de 15 cm ou mais é considerada normal. Também podemos aplicar o teste "G*et-Up and Go*" (levante-se e ande), no qual o paciente sentado em uma cadeira sem apoio deverá se levantar, caminhar por três metros, retornar e sentar. Este teste pode ser cronometrado (*Timed-Up and Go Test*) e é considerado normal se realizado em menos de 20 segundos; se o paciente levar mais de 30 segundos, indica risco aumentado de quedas e dependência funcional. A **escala de avaliação do equilíbrio e da marcha de Tinetti** é composta por 28 questões, sendo 16 para o equilíbrio e 12 para a marcha; pontuação menor que 19 indica risco aumentado em cinco vezes de cair. O índice de *Downton* é de fácil aplicação e indica alto risco de cair, se três ou mais questões das 11 forem positivas[1,5,6,10,11].

Os exames complementares deverão ser solicitados para corroborar os achados da anamnese e do exame físico, sendo os principais: hemograma, urina tipo I, bioquímica, RX de tórax, eletrocardiograma, gasometria, enzimas cardíacas, hormônios tireoidianos e TC de crânio[11].

Complicações de quedas

As possíveis complicações são:

- Óbito;
- Lesões;
- Imobilidade;
- Ptofobia (medo de cair);
- Depressão;
- Perda da autonomia e/ou independência;
- Institucionalização (isolamento social).

Uma das principais lesões é a fratura do colo do fêmur, que está relacionada à osteoporose[1]. Sua incidência em idosos maiores de 65 anos é aproximadamente de cinco em 1.000 idosos ao ano. É uma situação de alto custo para o sistema de saúde, onde somente 25% dos pacientes recuperam-se totalmente e 25% morrem em um ano. Por isso é importante pesquisarmos osteopenia e osteoporose[1,10,11,13].

Tratamento

O adequado tratamento do idoso caidor é baseado na anamnese, no exame físico e nos exames complementares. Em geral, é necessária uma equipe multiprofissional envolvendo especialidades médicas, enfermagem, terapia ocupacional e serviço social. **É essencial a colaboração do paciente e de seus familiares[10].**

A principal intervenção é a prevenção da queda[11,14]

Sumariamente, devemos intervir em 3 fatores de riscos para uma queda:

- **Fraqueza muscular:** incentivar programas de exercícios físicos que valorizam força, equilíbrio e amplitude de movimentos;
- **Alteração do equilíbrio:** prática do tai chi chuan, que reduz o risco em 37%;
- **Evitar o uso de quatro ou mais fármacos:** racionalização da prescrição e uso de doses corrigidas, baseadas no *clearence* de creatinina estimado pela idade[1,5,12,14,15].

Devemos intervir nos fatores extrínsecos

- Manter ambientes bem iluminados;
- Pisos antiderrapantes;
- Corrimãos;
- Fios elétricos e de telefone fora da área de trânsito;
- Tapetes com face adesiva;
- Apoios bilaterais no assento sanitário;
- Padronização das calçadas;
- Sapatos confortáveis, sem salto e com solado antiderrapante;
- Utilização de andadores ou bengalas[14].

Prevenção em pacientes caidores crônicos (quedas inevitáveis)

- Reduzir fraturas utilizando protetores femorais;
- Telefone de fácil acesso;
- Alarme próximo à cama;
- Lanternas de fácil acesso;
- Evitar trancar portas[1,9].

Referências

1. American Geriatric Society, British Geriatrics Society, and American Academy of Orthopaedic Surgeons Panel on Falls Prevention. Guideline for prevention of fall in eldery people. JAGS 49:664–72, 2001.
2. Bischoff-Ferrari, B. Dawson-Hughes et al. Fall prevention with supplemental and active forms of vitamin D: A meta-analysis of randomised controlled trials. *BMJ* 339: b3692, 2009.
3. Campbell, J. Falls. *Epidemiology in old age*. S. Ebrahim and A. Kalache. London, BMJ Publishing Group: 361-368, 1996.
4. Chang, J.T.,S.C. Morton et al. Interventions for prevention of falls in older adults: systematic review and meta-analysis of randomised clinical trials. *BMJ* 680: 328-336, 2004.
5. Coutinho, E. S., A. Fletcher et al. Risck factors for falls with severe fracture in elderly people living in a middle-income country: a case control study. *BMC Geriatrics* 8:21 doi:10.1186/1471-2318-8-21,2008.
6. Downton, JH. Falls in the elderly. London, EdwardAmold, 1993
7. Hendricks, M. R. C., M.H.C. Bleijlevens et al. Lack of effectiveness of a multidisciplinary fall-prevention program in elderly people at risk: a randomised, controlled trial. *J Am Geriatr* Soc 56: 1390-1397, 2008.
8. IBGE – Instituto Brasileiro de Geografia e Estatística. Projeção da População do Brasil por Sexo e Idade para o Período 1980-2050 – Revisão, 2010. Disponível na Internet: http://www.ibge.gov.br/home/estatistica/populacao/projecao_da_populacao/default.shtm (27 fev. 2012).
9. Kannus P, et al. Prevention of hip fracture in elderly people with use of a hip protector. N Engl J Med 343 (23):1506-13, 2000.
10. Paixão Júnior CM, Heckman MF. Distúrbios da postura, marcha e quedas. In: Freitas EV, Py L, Cançado FAX, Doll J, Gorzoni ML. Tratado de Geriatria e Gerontologia. 3nd ed. Rio de Janeiro, Guanabara Koogan:1062-1074, 2011.
11. Bucksman S, Vilela ALS, Pereira SRM, Lino VS, Santos VH Quedas em idosos. Projeto diretrizes da Associação Médica Brasileira e Conselho Federal de Medicina. In: Sociedade Brasileira de Geriatria e Gerontologia, 2008.
12. Sherrington, C., J. C. Whitney et al. Effective exercise for the prevention of falls: a systematic review and meta-analysis. *J Am Geriatr Soc* 56:2234-2243, 2008.
13. Siqueira, F.V., L. A. Facchini et al. Prevalência de quedas em idosos e fatores associados. *Rev Saúde Publica* 41(5):749-756,2007.
14. Tinetti ME, Speechley M, Ginter SF. Risk factors for falls among elderly persons living in the community. N Engl J Med 319:1701-7, 1988.
15. Voukelatos, A., R.G. Cumming et al. Randomized, controlled trial of tai chi for the prevention of falls: The Central Sydney tai chi Trial. *J Am Geriatric Soc* 55: 1185-1191, 2007.

capítulo 9

Imobilidade

Sueli Luciano Pires

Entre as décadas de 1960 e 1980, o repouso absoluto no leito foi considerado medida terapêutica indispensável para pacientes com doenças crônicas ou para aqueles que apresentavam quadros agudos mais graves de determinadas patologias, de modo que energias do paciente fossem poupadas para que pudesse se restabelecer melhor e mais rapidamente. O uso abusivo dessa medida, que passou a ser indicada para uma gama desnecessária de patologias, para períodos de recuperação pós-operatória das mais simples cirurgias, e para idosos e para portadores de deficiências mais fragilizados, especialmente os institucionalizados, levou à necessidade de se reverem os critérios dessa indicação, uma vez que essa imobilidade resultava no desenvolvimento de iatrogenias e em perdas funcionais importantes[1].

Assim, passou-se a considerar "em repouso" o paciente restrito ao leito em período máximo de 7 a 10 dias. A restrição do paciente ao leito por mais de 10 a 12 dias passou a ser classificada como "imobilidade"; quando essa restrição ultrapassa 15 dias, já se considera "decúbito de longa duração"[2].

Imobilidade é definida, portanto, como a incapacidade de uma pessoa se deslocar livre e independentemente para realizar as mais básicas atividades de vida diária (AVDs), em decorrência de alterações fisiológicas, de diminuição das funções motoras ou de déficits cognitivos importantes. Trata-se, portanto, da incapacidade do idoso para mudanças posturais espontâneas e voluntárias por causas múltiplas.

Dentre as causas socioambientais, destacam-se a falta de estimulação do idoso por familiares e/ou cuidadores, os riscos ambientais, a restrição física e o isolamento social. As causas psiquiátricas incluem depressão e demência em seus diferentes graus. Entre 30% e 80% dos leitos das instituições de longa permanência para idosos são ocupados por pacientes com demência senil, e parte importante desse grupo se encontra em imobilidade pela própria demência ou em decorrência dos psicofármacos prescritos para controle dos distúrbios comportamentais[3]. O medo de queda e a vergonha pela incontinência urinária e/ou fecal são causas psicológicas frequentes de imobilidade.

As causas fisiopatológicas, geralmente associadas, incluem diversos sistemas orgânicos, conforme demonstradas no quadro 9.1.

Quadro 9.1: Causas fisiopatológicas da imobilidade

Sistemas orgânicos	Manifestações clínicas
Musculoesquelético	Osteoartrose Osteoporose Fraturas ósseas (especialmente em fêmur e vértebra) Doenças reumáticas Amputações Deformidades em pés Fraqueza muscular Doença de Paget
Cardiorrespiratório	Fadiga (falta de condicionamento cardiorrespiratório) Distúrbio pulmonar obstrutivo crônico (DPOC) Insuficiência cardíaca congestiva (ICC) Outras cardiopatias
Circulatório	Insuficiência venosa crônica (IVC) Flebite Erisipela Úlcera varicosa Trombose venosa profunda (TVP) Doença vascular periférica (claudicação) Edemas em membros inferiores
Neurológico	Acidente vascular encefálico (AVE) Demências Doença de Parkinson Neuropatias periféricas (especialmente por diabete mellitus)
Sensorial	Déficit visual Déficit auditivo Alterações da sensibilidade dos pés
Outros	Dor crônica Desnutrição grave

Embora os sinais de TVP sejam clássicos (edema duro, dor, hipotermia local, endurecimento da panturrilha e claudicância), 60% a 80% dos casos são silenciosos, o que pressupõe maior atenção a essa condição. Os déficits visuais que, associados a outras condições, podem resultar em imobilidade incluem a presbiopia, a catarata e o glaucoma. Já no que se refere aos déficits auditivos, citam-se a presbiacusia, o zumbido intermitente e a surdez total. Estados importantes de desnutrição e desidratação[4] e a presença de processos neoplásicos malignos e respectivos tratamentos também constituem causas de imobilidade.

Os efeitos deletérios da imobilidade são frequentes nos idosos, especialmente naqueles com idades mais avançadas, em pessoas com doenças crônicas e naquelas com deficiências incapacitantes[5]. O agrupamento desses efeitos adversos é conhecido como descondicionamento físico, ou seja, redução das capacidades funcionais dos diferentes sistemas orgânicos, com especial ênfase no sistema musculoesquelético e nas decorrências das alterações nesse sistema. De fato, os declínios funcionais representam consequência grave da imobilidade e, ao mesmo tempo, constituem fator causal decisivo para a sua manutenção[6,7].

O sistema tegumentar é o sistema mais gravemente comprometido pelas complicações da imobilidade, pois se trata de comprometimento que gera outros fatores causais para a condição. Dentre as afecções cutâneas decorrentes da imobilidade se destacam a equimose, as dermatites (devidas ao contato da pele com a urina), as micoses e lacerações decorrentes da associação entre pouca elasticidade da pele e atrito constante com a superfície do leito[8]. As úlceras por pressão, que constituem a consequência mais grave, referem-se à compressão de um mesmo local por mais de duas horas, resultando em isquemia. São observadas em 10% a 20% dos idosos acamados, com taxa de mortalidade anual de 70%[8].

Alterações no sistema musculoesquelético são mais intensas e mais aceleradas com a imobilidade. A perda de massa e força muscular, geralmente maior nos membros inferiores em relação aos superiores, pode ocorrer de maneira galopante. Um indivíduo pode perder de 10% a 20% de seu nível inicial de força muscular a cada semana restrito ao leito; essa perda pode chegar a 50% após quatro semanas de imobilidade[9].

A ingestão pobre de cálcio e de vitamina D, a falta de exposição ao sol e a baixa sobrecarga óssea comuns na população idosa e especialmente frequentes nos idosos acamados são fatores que, além das condições hormonais, também contribuem para perda rápida de massa óssea e para a osteoporose, que são complicações comuns e, ao mesmo tempo, fatores de manutenção de imobilidade.

No sistema respiratório, as consequências podem ser fatais. Pouco tempo de imobilização pode acarretar redução de 25% a 50% do volume corrente, do volume-minuto, da capacidade respiratória máxima, da capacidade vital e da capacidade da reserva funcional, além de alterações na relação V/Q[1]. As pneumonias virais e/ou aspirativas, ao lado das infecções do trato urinário, constituem a principal causa de morte entre pacientes idosos, especialmente os imobilizados.

No sistema cardiovascular, observa-se queda importante da pressão arterial, que é causa comum de óbito entre os idosos. Essa hipotensão é resultado da perda de sensibilidade e de reflexos barorreceptores, e da queda de frequência cardíaca e do débito cardíaco em posição deitada.

A TVP não é apenas causa importante da imobilidade, mas também constitui consequência fatal dessa condição, e é responsável por 20% das mortes por embolia pulmonar de idosos imobilizados. Dentre os fatores que podem desencadeá-la se destacam estase venosa, hipercoagulabilidade, lesões das paredes venosas e redução do refluxo venoso. Contraturas de joelho e quadril podem causar fechamento da luz arterial e formação de trombos, podendo levar à isquemia de membro inferior, cujas manifestações incluem palidez do membro, dor intensa, hipotermia, ausência de pulso e, em casos mais graves, gangrena.

A imobilidade também pode promover hipotensão ortostática, causando no idoso parestesia, tonturas, desmaios, vertigens e aumento da frequência de pulso acima de 20 batimentos por minuto[10].

A retenção urinária (bexigoma) e as infecções do trato urinário estão presentes em 40% dos idosos acamados, e são causas frequentes de condições que evoluem para óbito[7]. A retenção urinária parcial geralmente é resultado do enfraquecimento dos músculos abdominais, da diminuição da incursão diafragmática e de relaxamento incompleto do assoalho pélvico. Fatores que predispõem infecções do trato urinário incluem incontinência urinária, uso de fraldas, obstrução uretral, baixa ingestão de líquidos e diminuição da capacidade renal para acidificar a urina e manter a osmolaridade.

As complicações da imobilidade para o sistema digestivo incluem redução do tecido gorduroso, estado anêmico, constipação intestinal, formação de fecaloma e disfagia. Nessas condições, o idoso pode apresentar desconforto abdominal importante, anorexia, vômitos e agitação psicomotora[1].

Ressalte-se que cerca de 90% dos idosos imobilizados são clinicamente desnutridos, e que a desnutrição é fator de risco para a vida[2]. A desnutrição e a caquexia podem decorrer de disfagia e uso de sondas, anorexia, estados demenciais avançados, perda de olfato, visão e paladar, problemas odontológicos, alterações intestinais, síndromes dolorosas e, ainda, da falta de pessoas que preparem e ofereçam o alimento ao idoso imobilizado.

Nesse contexto, delineia-se a Síndrome da Imobilidade (SI), que é um conjunto de sinais e sintomas decorrentes da imobilidade causada pela supressão total ou parcial de movimentos articulares, devida à restrição à posição sentada ou ao leito por longo. O diagnóstico da SI é eminentemente clínico, e inclui a observação de um dentre dois critérios diagnósticos maiores (déficit cognitivo moderado a grave e presença de contraturas múltiplas), e de pelo menos dois dentre quatro critérios diagnósticos menores (sofrimento cutâneo e/ou úlcera de decúbito; disfagia leve a grave; incontinência dupla; e afasia). A SI resulta em óbitos em 40% dos casos, sem contar nas implicações físicas e psicológicas que comprometem muito a saúde, a qualidade de vida e a autonomia da população idosa[10].

A prevenção da SI é intimamente dependente da motivação e do treinamento adequados das equipes de reabilitação e de enfermagem para prevenção, detecção precoce e cuidados para os quadros de imobilidade[6,7]. Deve-se, inicialmente, tentar todas as alternativas para que se evite a restrição do idoso ao leito e para que se estimule a sua mobilidade. Muitas vezes, porém, é bastante difícil evitar a imobilidade do idoso, especialmente daquele com idade mais avançada e/ou proveniente de ambientes menos favoráveis, caso em que cuidados adequadamente direcionados contribuem tanto para a sua qualidade de vida quanto para a sua sobrevivência digna[10].

Com a devida orientação médica, a equipe de enfermagem deve realizar trocas constantes de fraldas; manter a pele do paciente sempre seca e hidratada; manter os lençóis bem esticados e limpos, sem qualquer resto alimentar; manter o paciente sempre hidratado e o mais bem nutrido possível. Higienização adequada, boa nutrição, exposição ao sol, uso de roupas porosas, controle de glicemia e uso de colchões e travesseiros sem superfície plástica evitam o surgimento de micoses, assim como a hidratação constante da pele é conduta protetiva contra a xerose. Para a prevenção das dermatites, é importante que se evite o uso de fraldas e que se incentive o uso do coletor de urina em idosos do sexo masculino; no caso das idosas, toda troca de fraldas deve ser acompanhada de banho[10].

Deve-se evitar machucar o idoso ao toque de todas as formas possíveis, ainda que sua manipulação exija firmeza. Diminuir sua dor e desconforto assim como posicioná-lo corretamente, com trocas de postura constantes, são atitudes imprescindíveis tanto aos familiares quanto aos cuidadores, e que evitam o aparecimento das úlceras de decúbito[10].

A fisioterapia também assume papel importante tanto na prevenção quanto nos cuidados do idoso com a SI, uma vez que manobras de movimentação ativa e passiva da articulação e manobras de alongamento constantes e adequadas previnem a posição em flexão das articulações, evitando contraturas e atrofias musculares. O posicionamento correto do paciente durante a alimentação também previne muitas das complicações advindas da SI.

Sempre que possível, todos os cuidados ao paciente idoso com condições potenciais de desenvolver a SI devem justamente evitar a instalação dessa síndrome que, a despeito de poder ser tratada com algum efeito positivo para a qualidade de vida do idoso, geralmente reduz a sobrevida do paciente, causando-lhe enorme desconforto e sofrimento.

Referências

1. Leduc SMM. Imobilidade e síndrome da imobilização. In: Freitas EV. Tratado de geriatria, 1ª ed. Rio de Janeiro, Guanabara Koogan: 645-53, 2002.
2. Knobel E. Condutas no paciente grave. São Paulo, Manole, 1998.
3. Carvalho AM, Coutinho ESF. Demência como fator de risco para fraturas graves em idosos. Rev Saúde Pública 36(4):448, 2001.
4. Alibhai SM, Greenwood C, Payette H. An approach to the management of unintentional wight loss in elderly people. CMAJ 172(6):773, 2005.
5. Halar EM, Bell KR. Imobilidade. In: Delisa JA. Tratado de medicina de reabilitação: princípios e prática, 3ª ed. São Paulo, Manole: 1067-87, 2002.
6. Gorzoni M, Pires SL. Aspectos clínicos da demência senil em instituições asilares. Revista de Psiquiatria Clínica 33(1), 2006. [On line]. Disponível em: www.hcnet.usp.br/ipq/revista.
7. Gorzoni M, Pires SL. Idosos asilados em hospitais gerais. Rev Saúde Pública 40(6):1124-30, 2006.
8. Lucchetti G, Badan Neto AM, Ramos SAC, Faria LFC, Granero AL, Pires SL, Gorzoni ML. Uso de uma escala de triagem para cuidados paliativos nos idosos de uma instituição de longa permanência. Geriatr Gerontol 3(3):104-8, 2009.
9. Caierão QM, Rosana MT, Minamoto VB. A influência da imobilização sobre o tecido conjuntivo muscular: uma revisão. Fisioterapia em Movimento 20(3):87-92, 2007.
10. Pires SL. Síndrome da imobilidade. In: Golin V, Sprovieri SRS (org.). Condutas em urgências e emergências para o clínico. São Paulo, Atheneu: Seção 14, 813-15, 2008.

capítulo 10

Incontinência Urinária

Renato Moraes Alves Fabbri

Introdução

A incontinência urinária exerce um grande impacto sobre a saúde e qualidade de vida do idoso, especialmente na esfera social, induzindo a constrangimento, isolamento, depressão, com interferência direta nas atividades do cotidiano. Afeta 30% dos indivíduos que vivem na comunidade e 50% dos internados em instituições de longa permanência.

Definição

A incontinência urinária é definida pela Sociedade Internacional de Continência como perda involuntária de urina[1].

Fisiologia da micção

O mecanismo de diurese, primariamente um arco-reflexo, é controlado por centros superiores inibitórios e facilitadores. A bexiga é inervada basicamente por:

- Fibras do centro sacral da micção (S2-S4), parassimpáticas colinérgicas, que inervam particularmente o corpo do músculo detrusor.
- Fibras do plexo hipogástrico, simpáticas adrenérgicas (alfa e beta); as fibras alfa atuam no colo, enquanto que as beta no corpo vesical.
- Fibras somáticas (voluntárias) que inervam os músculos do assoalho pélvico e esfíncter uretral externo.

A micção é composta de duas fases: enchimento e esvaziamento vesical.

Enchimento vesical: ocorre a ativação do sistema adrenérgico e somático, e inativação do parassimpático colinérgico. Há relaxamento da musculatura do corpo vesical (ação de fibras beta adrenérgicas e inativação de fibras parassimpáticas colinérgicas), contração do colo vesical (ação de fibras alfa adrenérgicas), e contração da musculatura do assoalho pélvico/esfíncter uretral externo (ação da inervação somática).

Esvaziamento vesical: ocorre o inverso, estimulação de centros facilitadores, ativação do sistema parassimpático colinérgico e inibição dos sistemas simpático (alfa e beta adrenérgico) e somático, promovendo a diurese[2]. Qualquer anormalidade nessas estruturas pode gerar a incontinência urinária. A Figura 10.1 representa de forma esquemática a neurofisiologia da micção.

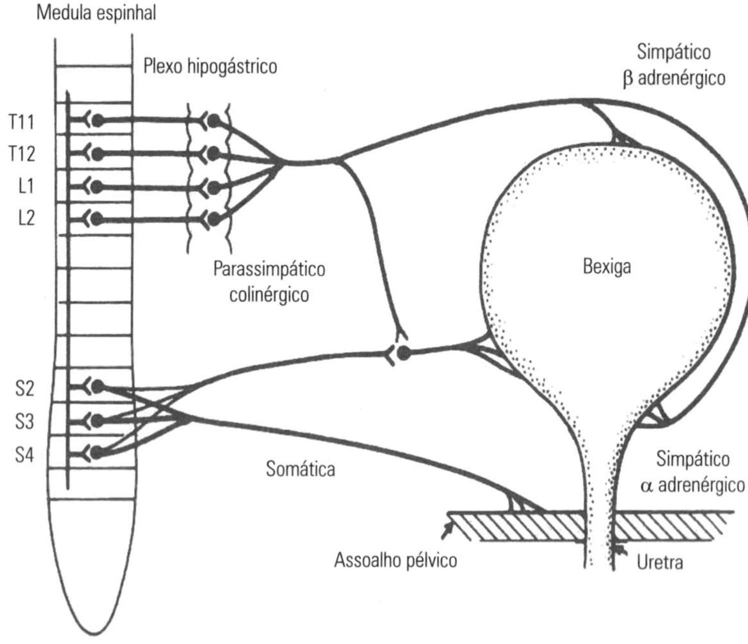

Figura 10.1: Representação esquemática da neurofisiologia da fisiologia da micção.

Classificação

A incontinência urinária é classificada em transitória e estabelecida.

Transitória: não há disfunção do trato urinário inferior, sendo causada por eventos clínicos agudos potencialmente reversíveis. Destacam-se como causas: ***Delirium***, Infecção do trato urinário, Uretrite e vaginite atrófica, Restrição da mobilidade, Aumento do débito urinário, Medicamentos, Impactação fecal e Distúrbios psíquicos, que podem ser gravadas de forma mnemônica pelas iniciais de suas palavras formando DIURAMID.

Estabelecida: A evolução é prolongada e não há aparentemente correlação com comorbidades clínicas e ou efeito adverso de drogas. Dividem-se em quatro grandes grupos: esforço, urgência, transbordamento e funcional.

Esforço: desencadeada por aumento da pressão abdominal, através de exercício, tosse. Habitualmente é provocada por hipermotilidade uretral. Pode ocorrer também por uma deficiência do esfíncter uretral interno (trauma cirúrgico). Predomina no período diurno, em pequena quantidade e com volume residual pequeno. Porém em homens, após prostatectomia transuretral ou radical ou radioterapia a perda urinária pode ser contínua.

Urgência: Pode ser causada por problemas neurológicos, como por exemplo, AVC, Doença de Parkinson, tumor de lobo frontal, com comprometimento de vias e centros reguladores da micção (hiperreflexia), ou por uma condição local (divertículo vesical, cistite, carcinoma *in situ*, entre outras). Há o fenômeno da urgência (desejo súbito de urinar), com perdas frequentes de moderada a grande volume, com volume residual pequeno.

Transbordamento: É mais frequente no homem, É causada por uma obstrução na via de saída, ou por um distúrbio neurológico que afeta a contratilidade vesical (deficiência de vitamina B 12, diabetes mellitus, álcool). Caracteriza-se por hesitação e grande esforço ao urinar, com perdas de pequenos volumes, e grande volume residual pós-miccional.

Funcional: É causada pela presença de barreiras físicas, ambientais e psíquicas. O sistema urinário está intacto, mas há, por exemplo, uma dificuldade de se chegar a tempo por uma limitação física ou distância, ou mesmo uma não adaptação do banheiro para o idoso. Também pode ser decorrente do comprometimento psíquico, como na demência. Habitualmente há uma perda de grande volume, com ou sem percepção.

Há também a forma de apresentação mista, onde há a coexistência de mais de um tipo de incontinência no mesmo paciente[3].

Avaliação clínica

Anamnese: sintomas urinários, antecedentes mórbidos, uso de medicamentos e a investigação do ambiente, são importantes informações. No exame físico dá-se ênfase especialmente ao exame abdominal, neurológico, genital, retal, muito embora nem sempre com informações adicionais. O diário miccional é um bom instrumento de avaliação, pois permite analisar ganhos e perdas, em diferentes horários e atividades e com características que podem ser peculiares a um determinado tipo de incontinência. Pode-se propor fazer, por exemplo, por uma semana para posterior análise[4].

Avaliação complementar

Deve ser individualizada, porém para todo paciente urina I, urocultura (levar em consideração a bacteriúria assintomática) e análise do volume residual pós-miccional é essencial; volume maior que 100 ml sugere obstrução da via de saída ou detrusor hipoativo, sendo indicada avaliação urológica. A urodinâmica, apesar de ser padrão ouro para o diagnóstico, não deve ser pedida de rotina, pois é um método invasivo, caro e que necessita de material e profissional especializados. Alguns casos necessitam de avaliação de outros especialistas, destacando-se: incontinência urinária com dor abdominal e pélvica, hematúria, persistência de sintomas após abordagem terapêutica adequada, volume residual pós-miccional elevado (> 100 ml) que não resolve após possíveis fatores precipitantes como impactação fecal ou medicamentos, condições neurológicas complexas, recorrência após cirurgia, exame de próstata anormal e prolapso de órgão sintomático[5,6].

Tratamento

Nas causas transitórias, tratar a causa básica. Nas causas estabelecidas a terapêutica pode ser com medidas não farmacológicas, farmacológicas e cirúrgicas, se necessário. Lembrar que o objetivo de cura nem sempre é alcançado, porém a terapêutica muitas vezes minimiza o quadro, melhorando a qualidade de vida[7]. O Quadro 10.1 mostra as medidas não farmacológicas.

O tratamento farmacológico está indicado em alguns casos, porém deve-se analisar sempre o risco e o benefício no seu uso. O Quadro 10.2 resume a terapêutica dos quatro tipos de incontinência urinária estabelecida, incluindo a farmacológica[8-10].

Quadro 10.1: Medidas não farmacológicas no tratamento da incontinência urinária

Mudança no estilo de vida	Redução de peso, ajuste na quantidade e horário na ingestão de líquidos, supressão de álcool, de bebidas cafeinadas e de cigarro.
Medidas ambientais	Melhora do acesso e condição do banheiro, como altura do vaso, barras de apoio, piso antiderrapante, iluminação e cadeira sanitária.
Terapias do comportamento	Treinamento vesical – intervalos progressivamente maiores entre as micções Fisioterapia do assoalho pélvico (exercício de Kegel). Treinamento do hábito – intervalos variáveis conforme o padrão usual da micção. Micção programada – intervalos fixos (2/2 horas/dia; 4/4 horas/noite).
Dispositivos mecânicos e elétricos	Cones vaginais – dimensões iguais e pesos diferentes – contração da musculatura do assoalho pélvico. *Biofeedback* – dispositivo eletromecânico – fortalecimento da musculatura perineal Eletroestimulação – eletrodos intravaginais ou intrarretais – estímulo da musculatura pélvica.
Suporte	Cateterização vesical (demora ou intermitente); coletores; fraldas.

Quadro 10.2: Terapêutica da incontinência urinária estabelecida

Incontinência	Tratamento não farmacológico	Tratamento farmacológico	Observações
Esforço	Redução do peso; Exercícios da musculatura pélvica; Cirurgia.	Estrógenos tópicos 2 – 3 x/semana, Duloxetina 40 mg 2 x dia.	Avaliar caso a caso indicação cirúrgica; não utilizar estrógenos VO (piora a incontinência); Não utilizar agonistas alfa adrenérgicos (risco > benefício); Duloxetina (antidepressivo) – atividade neural do esfíncter uretral externo.
Urgência	Mudança do estilo de vida Treinamento vesical	Oxibutinina 5 – 20 mg/dia Tolterodina 2 mg/dia Fesoterodina 4 – 8 mg/dia Trospium 20 mg/dia Darifenacina 7,5 – 15 mg/dia Toxina botulínica	Antimuscarínicos (anticolinérgicos): avaliar risco benefício em idosos. Toxina botulínica no detrusor por cistoscopia: eficácia não completamente estabelecida

Continua...

Quadro 10.2: Terapêutica da incontinência urinária estabelecida – continuação

Incontinência	Tratamento não farmacológico	Tratamento farmacológico	Observações
Transbordamento	Obstrução – avaliação quanto cirurgia, Atonia vesical – Caterização	Obstrução: Terazosina 1 – 5 mg (até 20 mg/dia) Doxazosina 1 – 8 mg/dia Tamsulosina 0,4 – 0,8 mg/dia Alfusozina 10 mg/dia Silodosina 8 mg/dia	Remover fatores agravantes: uso de anticolinérgicos e impactação fecal. Atonia vesical: não utilizar agonistas colinérgicos: risco > benefício
Funcional	Medidas ambientais Terapias do comportamento Reabilitação física Apoio social Suporte		Avaliar caso a caso Suporte: último recurso

Referências

1. Abrams P, Cardozo L, Fall M, Griffiths D, Rosier P, Ulmsten U, van Kerrebroeck P, Victor A, Wein A; Standardisation Sub-committee of the International Continence Society. Neurourol Urodyn. 21:167-78, 2002.
2. Maciel C. M. Incontinência urinária. In: Freitas E.V.; Py L.; Cançado F.A.X.; Doll j.; Gorzoni M. L. Tratado de Geriatria e Gerontologia. Rio de Janeiro, Guanabara Koogan, p. 752-760, 2011.
3. Frank C. & Szlanta A. Office management of urinary incontinence among older patients. Can Fam Physician, 56: 115-1120, 2010.
4. Locher J.L.; Goode P.S.; Roth D.L; Burgio K.L Reliability assessment of the bladder diary for urinary incontinence in older women. J. Gerontol. A. Biol. Sci Med. Sci. 56:M 32, 2001.
5. Thirugnanasothy S. Managing urinary incontinence in older people. BMJ, 341: 339-342, 2010.
6. DuBeau C.E. Clinical presentation and diagnosis of urinary incontinence. Up to date 19.3: setembro, 2011.
7. Thüroff J.; Abrans P.; Anderson K. E.; Artibani W.; Chapple C; Drake M.J. et. Al. EAU guidelines on urinary incontinecy. Eur Urol; 59: 387-400, 2011.
8. Hendrix S.L.; Cochrane B.B.; Nygaard I.E.; Handa V.L.; Barnabei M.; Iglesia C. et. Al. Effects of strogen with and without progestin on urinary incontinency. JAMA; 293(8): 935-948, 2005.
9. Chapple C.R.; Khullar V.; Gabriel Z.; Muston D.; Bitoun C. E; Weistein D. The effects of antimuscarinic treatments in overactive bladder: an update of a systematic review and meta-analysis. Eur Urol; 54:543-563, 2008.
10. Mariappan P.; Ahraso A. A.; Grant A.; N'Dow J. M. O. Serotonine and noradrenaline reuptake inhibitors (SNRI) for estresse urinary incontinence in adults. Cochrane Database Syst. Rev. 2005; 3: CD 004742.

capítulo 11

Iatrogenias

Milton Luiz Gorzoni

Iatrogenia advém da associação das palavras gregas *iatros* (médico, local onde os médicos guardavam seus instrumentos e medicamentos) e *genia* (origem). Sua definição abrange doenças e manifestações decorrentes a procedimentos de prevenção, investigação e tratamento de pacientes. Atualmente não necessariamente relaciona-se à figura do médico, mas sim com a de profissionais da saúde com atuações sobre doentes e/ou doenças.

Estima-se que, embora representando menos de 10% da população brasileira, idosos (idade ≥ 60 anos) respondem por aproximadamente 20% das hospitalizações, percentual equivalente ao da faixa etária entre zero e 14 anos (30% da população), e com quase o triplo de índice de custo hospitalar dessa outra faixa de idade. Isto decorre do número de diagnósticos prévios à internação hospitalar, a origem da hospitalização – serviços de emergência, doenças agudas ou agudizadas, cirurgias – e procedimentos realizados durante a internação. A prática clínica observa também permanência média hospitalar maior que a de adultos jovens.

Cria-se assim situação ideal ao desenvolvimento de iatrogenias.

Subtipos de iatrogenias

Habitualmente considera-se como iatrogenia um ato do profissional da saúde vinculado ao paciente.

Há na verdade, dois tipos de iatrogenia com subdivisões:

- Iatrogenia de ação.
  - Relação profissional da saúde-paciente.

- Interpretações errôneas.
  - Informações clínicas.
  - Exames complementares.
- Medicamentos.
- Procedimentos e cirurgias.

- Iatrogenia de omissão.

Por que o idoso é mais susceptível a iatrogenias?

Deve-se sempre lembrar que a comunicação entre profissionais da saúde e idosos nem sempre é fácil, visto haver múltiplas queixas, sintomas inespecíficos ou atribuídos impropriamente à idade e apresentações atípicas de doenças. Isso resulta corriqueiramente na indicação de múltiplos medicamentos sintomáticos, protelação na investigação diagnóstica ou, em oposto, a realização de exames complementares e procedimentos desnecessários.

Retornando aos idosos hospitalizados, é de observação corriqueira o encontro de pacientes frágeis e dependentes que necessitam de procedimentos terapêuticos e/ou de suporte de vida. Isto redunda em riscos como, por exemplo:

- Sondas de alimentação (nasogástricas ou nasoenterais).
  - Restrição ao leito, aspirações e infecções.
- Cateteres venosos periféricos.
  - Dores, flebites, sangramentos e tromboses.
- Cateteres venosos centrais e marca passos.
  - Infecções e lesões em órgãos adjacentes.
- Intubações orotraqueais.
  - Infecções e paradas cardiorrespiratórias.
- Sondas vesicais de demora.
  - Bacteremias e obstruções.
- Drenagens pleurais, toracocenteses e abdominocenteses.
  - Dores e infecções.
- Hemodiálises.
  - Hipotensões e infecções.
- Cirurgias.
  - *Delirium*, eventos vasculares isquêmicos, infecções.

Nota-se que a maioria desses procedimentos apresenta o potencial desencadeador de infecções hospitalares que aumentaram o custo, o tempo de internação e a mortalidade desses pacientes idosos.

Exames complementares e iatrogenia

A indicação de exames complementares em idosos merece sempre o questionamento sobre a relação risco/benefício. Número de doenças (comorbidades) e de medicamentos em uso (polifarmácia e interações), grau de dependência ou de fragilidade, justificativa da indicação do exame (preventivo, diagnóstico e/ou terapêutico) e a perspectiva de sobrevida do paciente devem ser considerados antes da realização do exame proposto.

Os riscos inerentes aos exames complementares podem ser divididos em três grupos:

- Diretos.
  - Acidentes.
- Erros e enganos.
  - Métodos.
  - Equipamentos.
  - Profissionais
- Gerais.
  - Subavaliações clínicas.
  - Atrasos diagnósticos.
  - Ansiedade.
  - Custos.
  - Uso abusivo de equipamentos.
  - Diagnósticos errados.

Há consensos e critérios bem definidos sobre indicações de exames complementares em várias situações e doenças em idosos. Exemplo clássico encontra-se no Consenso Canadense de Demência Senil que define como indicações para a realização de tomografia computadorizada durante a investigação diagnóstica:

- Idade – preferencialmente em casos com início antes dos 60 anos.
- Início e progressão – menos de dois anos e/ou rápida evolução nos últimos dois meses.
- Trauma de crânio recente e importante – hematomas subdurais.
- Neoplasias produtoras de metástases no sistema nervoso central –mama, pulmão, tireoide.
- Sintomas e sinais atípicos ou novos – neoplasias primárias do sistema nervoso central.
- Sangramentos ou anticoagulação – hematomas subdurais.
- Incontinência urinária e/ou marcha atáxica – hidrocefalia de pressão liquórica normal.

Observe-se que esse Consenso otimiza a utilização do tomógrafo para diagnósticos passíveis de tratamento e não apenas para o encontro do exame de imagem como normal visando embasar a suspeita clínica de doença de Alzheimer. Evita assim, expor idosos que apresentam função renal normalmente comprometida à realização de método diagnóstico com contraste que não alterará a suspeita clínica e/ou o tratamento proposto.

Medicamentos

Percentuais significativos de idosos apresentam várias doenças simultaneamente, fato este que provoca em média o uso regular e concomitante de três ou mais medicamentos (polifarmácia). Esse padrão de doenças e de consumo medicamentoso associado às alterações próprias do envelhecimento desencadeia constantemente efeitos colaterais e interações medicamentosas com graves consequências a pacientes nessa faixa etária.

A tomada de medicamentos envolve sequência de etapas – prescrição, comunicação, dispensação, administração e acompanhamento clínico – o que a torna um ato complexo e vulnerável a iatrogenias, particularmente em pacientes no uso simultâneo de vários fármacos.

A etapa inicial de prescrição permite a prevenção de parcela significativa desses eventos adversos. Obtém-se isto utilizando-se listas de medicamentos potencialmente inapropriados (MPI) para idosos – definidos como fármacos com potencial de provocar efeitos colaterais superior aos benefícios nessa faixa de idade. Várias dessas listas foram publicadas nas últimas duas décadas, destacando-se as de Beers (1991, 1997), Beers-Fick (2003) e a PRICUS (2010). Uma lista brasileira de MPI ainda não foi produzida e, mesmo com lacunas quanto a medicamentos em uso no Brasil, as listas citadas anteriormente são úteis na prática clínica do cotidiano. Podem ser facilmente acessadas e memorizadas e há adaptações nacionais para elas.

Cirurgias

O passo inicial na prevenção de iatrogenias nesse tópico situa-se na relação risco/benefício do procedimento para o paciente idoso e seus fatores de decisão e/ou indicação do ato cirúrgico, ou seja:

- Complexidade e tempo cirúrgico – particularmente as de grande porte e seu potencial de desencadear complicações intra e pós-operatórias.
- Premência da cirurgia – risco eminente de morte ou piora progressiva do estado geral do paciente.

- Procedimento anestésico – relação com capacidade funcional cardiorrespiratória, renal e hepática do idoso.
- Gravidade de outras doenças ou comorbidades – definição de prognóstico *versus* benefício cirúrgico.
- Grau de independência pessoal – indicador de segurança para cirurgia em idosos hígidos e/ou com capacidade de autodecisão.
- Suporte social e/ou familiar – definição de condutas no pós-operatório imediato e tardio.

O segundo passo relaciona-se com as complicações pós-operatórias como, por exemplo:

- Tromboses venosas profundas e embolias de pulmão - passíveis de prevenção com anticoagulação adequada e mobilização no leito ou fora dele.
- *Delirium* – avaliando seus fatores desencadeantes e os controlando (vide capítulo sobre *delirium*).
- Úlceras de pressão – mobilização no leito e cuidados com a pele.
- Retenção urinária e infecções do trato urinário – cuidados com sondas vesicais e retirada a mais precoce que for possível

Iatrogenia de omissão

Decorrente da falta de ação de elementos da equipe assistencial quanto ao diagnóstico e/ou ao tratamento adequado. Definem-se normalmente tais circunstâncias como negligência do ou dos profissionais perante as necessidades do paciente e de seus cuidadores.

Exemplo que deve sempre ser lembrado é o de suspeita de abusos ou maus tratos em idosos (vide capítulo sobre abusos e maus tratos).

Como prevenir iatrogenias?

Capacitar profissionais a detectar idosos de alto risco iatrogênico e definir condutas para a retirada desses pacientes de situações e locais de risco.

Retornando novamente ao ambiente hospitalar, cabe aos profissionais vinculados a pacientes idosos:

- Avaliar capacidade física e cognitiva como forma de estratificação de risco iatrogênico.
- Estimular a independência pessoal para permitir alta hospitalar precoce.
- Definir procedimento que auxiliem a transição entre enfermaria e domicílio como orientações de enfermagem, reabilitação e de nutrição durante a internação hospitalar.

- Estabelecer critérios de retorno ambulatorial para reduzir o índice de avaliações nos serviços de emergência e readmissões hospitalares.

Conclusão

A prevenção de iatrogenia em idosos pode ser resumida com a seguinte recomendação: diagnóstico e seguimento apropriados, orientações e explicações constantes aos pacientes e aos seus cuidadores e medicamentos com o máximo de cautela possível.

Referências

1. Beers MH, Ouslander JG, Rollingher I, Reuben DB, Brooks J, Beck JC – Explicit criteria for determining inappropriate medication use in nursing home residents. Arch Intern Med. 1991; 151:1825-1832.
2. Beers MH – Explicit criteria for determining potentially inappropriate medication use by the elderly. An update. Arch Intern Med. 1997; 157:1531-1536.
3. Carvalho-Filho ET, Saporetti L, Souza, MAR, Arantes, ACLQ, Vaz MYKC, Hojaiji NHSL, Alencar YMG, Curiati JE. Iatrogenia em paciente idosos hospitalizados. Rev Saúde Pública 1998; 32:36-42.
4. Fick DM, Cooper JW, Wade WE, Waller JL, Maclean R, Beers MH - Updating the Beers criteria for potentially inappropriate medication use in older adults. Arch Intern Med. 2003; 163: 2716-2774.
5. Holt S, Schmiedl S, Thürmann PA. - Potentially inappropriate medications in the elderly: The PRISCUS List. Dtsch Arztebl Int. 2010; 107 (31-32): 543-551.
6. Gorzoni ML, Fabbri RM, Pires SL. - Critérios de Beers-Fick e medicamentos genéricos no Brasil. Rev Assoc Med Bras. 2008; 54(4): 353-356.
7. Lourenço EA. Erro médico, falha médica e iatrogenia. Rev Perspectivas Médicas 1998; 9:16-21.
8. Lucchetti G, Lucchetti AL, Pires SL, Gorzoni ML. - Beers-Fick criteria and drugs available through the Farmácia Dose Certa program. São Paulo Med J. 2011; 129(1): 17-22.
9. Medeiros-Souza P, Santos-Neto LL, Kusano LTE, Pereira MG. Diagnosis and control of polypharmacy in the elderly. Rev. Saúde Pública. 2007; 41(6): 1049-1053.
10. Moura C, Acurcio F, Belo N. - Drug-drug interactions associated with length of stay and cost of hospitalization. J Pharm Pharmaceut Sci. 2009; 12(3): 266-272.
11. Page II RL, Linnebur SA, Bryant LL, Ruscin JM. - Inappropriate prescribing in the hospitalized elderly patient: Defining the problem, evaluation tools, and possible solutions. Clinical Interventions in Aging. 2010; 5: 75-87.
12. Patterson CJS, Gauthier S, Bergman H, Cohen CA, Feightner JW, Feldman H, Hogan DB. The recognition, assessment and management of dementia disorders: conclusion from the Canadian Consensus Conference on Dementia. CMAJ 1999; 160 (12 Suppl):S1-S15.
13. Pereira AC, Franken RA, Sprovieri SRS, Golin V. Iatrogenia em cardiologia. Arq Bras Cardiol 2000; 75:75-78.

capítulo 12

Institucionalização

Sueli Luciano Pires

Há no mundo cerca de 540 milhões de idosos, dos quais cerca de 330 milhões vivem nos países em desenvolvimento. Para 2020, estima-se que o nosso planeta contará com população de 1,2 bilhão de idosos. No Brasil, trata-se de uma das maiores populações idosas em números absolutos, perdendo apenas para os Estados Unidos e para o continente asiático[1]. Com esse novo perfil demográfico, urgem novas políticas públicas sanitárias e sociais que se voltem efetivamente para a população idosa como um todo e, em especial, para a população com mais de 80 anos, já que ainda se trata de um grupo etário com maior incidência de doenças crônicas, pioras importantes da capacidade funcional, menor autonomia e maior dependência[2].

O modelo familiar contemporâneo se caracteriza pela convivência de pais e filhos, sem que haja lugar para os avôs e, muito menos, para os bisavôs (aqueles com 80 anos ou mais), e, portanto, a assistência ao idoso em ambiente familiar pode se tornar extremamente difícil[3]. Acresça-se a isso o fato de a grande participação da mulher no mercado de trabalho ter retirado do domicílio, já há algum tempo, a figura tradicionalmente responsável pelos cuidados com os pais, sogros e avós. A renda mensal da família brasileira, por sua vez, não lhe capacita a oferecer os cuidados materiais que seus idosos necessitam para viver dignamente. Por fim, a família pode não estar efetivamente preparada para lidar com muitas das condições fisiológicas e psíquicas que acometem, em especial, os muito idosos[4]. Portanto, apesar de as políticas brasileiras, e também as de outros países, priorizarem a família como responsável pelo cuidado do idoso, essa é uma realidade que tende a ir esvaecendo de forma gradativa, principalmente no que se refere aos muito idosos ou àqueles com doenças crônicas degenerativas, com distúrbios psiquiátricos e, consequentemente, funcionalmente incapazes. Resta-lhes, assim, a institucionalização, seja ela provisória ou permanente.

No sentido de evitar ou postergar ao máximo a institucionalização do idoso é que se recomenda a aplicação da AGA – Avaliação Geriátrica Ampla (ver capítulo 3), de modo que os eventuais motivos para a institucionalização sejam prevenidos ou minimizados o quanto possível.

De toda forma, as Instituições de Longa Permanência para Idosos (ILPs) são uma necessidade de fato e de direito, e são definidas pela Sociedade Brasileira de Geriatria e Gerontologia (SBGG) como estabelecimentos para atendimento institucional integral, cujo público-alvo é formado por pessoas de 60 anos e mais, dependentes ou independentes, que não dispõem de condições para permanecer com a família ou em seu domicílio. Ao estabelecer o padrão mínimo de funcionamento dessas ILPIs, a Agência Nacional de Vigilância Sanitária (ANVISA) agrega à definição proposta pela SBGG o fato de essas instituições poderem ser governamentais ou não governamentais e destinadas aos idosos com ou sem suporte familiar[5].

A Resolução da Diretoria Colegiada 283 (RDC–283) da ANVISA dita, ainda, dentre outras diversas normas, que a instituição deve: (1) propiciar o exercício dos direitos humanos (civis, políticos, econômicos, sociais, culturais e individuais) de seus residentes; (2) observar o respeito à liberdade de credo e a liberdade de ir e vir (desde que não haja restrição de saúde física e psíquica); (3) preservar a identidade e a privacidade do idoso, assegurando ambiente de respeito e dignidade; (4) prever a atenção integral à saúde do idoso, abordando os aspectos de promoção, proteção e prevenção; (5) garantir aos idosos alimentação que respeite os aspectos culturais locais (seis refeições diárias, no mínimo). Ou seja, a RDC–283 busca garantir à população idosa sem alternativa para a institucionalização os direitos que lhes são assegurados pela legislação. Para tanto, considera a prevenção e a redução dos riscos à saúde aos quais ficam expostos os idosos institucionalizados; a definição de critérios mínimos para o funcionamento, para a avaliação e para o monitoramento de ILPIs; e a qualificação dos serviços públicos e privados prestados pelas ILPIs.

A ILPI não deve ser assumida como um lugar onde o idoso tem que permanecer definitivamente, mas como um local onde o idoso, pelas razões particulares de cada caso, seja abrigado e acolhido, mantendo-se garantido o seu direito natural e constitucional de ir e vir. Para tanto, dependendo de suas condições físicas e cognitivas, pode sair para resolver problemas pessoais ou para passar um tempo em companhia dos familiares. Daí a liberdade do idoso ser item contemplado pela definição das ILPIs.

Hoje, o Brasil dispõe de cerca de seis mil ILPIs que albergam aproximadamente 100 mil idosos[6], a maioria deles do sexo feminino e com média etária superior a 80 anos[7]. Esses idosos apresentam frequências importantes de síndromes demenciais avançadas, sequelas de outras doenças neurológicas, neoplasias e outras condições com potencial de desenvolvimento da síndrome da imobilidade[2]. Embora prevaleçam os idosos institucionalizados com mais de 80 anos, nas últimas décadas temos assistido à crescente formação de uma nova clientela nas ILPIs, ou seja, indivíduos mais jovens (60 – 70 anos) e independentes. Para essa clientela, uma série de reestruturações, que de fato se efetivem, é necessária às ILPIs, de modo que possam assumir a responsabilidade de proporcionar-lhe um lugar de vida, de aconchego, de identidade e, ao mesmo tempo, cuidados com a saúde física e mental[8].

Os cuidados a essa população institucionalizada deve se fundamentar em uma avaliação geriátrica mais ampla que, afastando-se do antigo conceito de cura do indivíduo, integre as suas expectativas e a sua qualidade de vida, a partir da identificação a mais precoce possível dos pacientes que necessitam ou necessitarão de cuidados paliativos[7].

Geralmente, a institucionalização resulta da combinação da crescente incapacidade funcional da pessoa idosa com a redução de recursos financeiros e emocionais próprios ou da família. Adicione-se a isso toda uma gama, já bastante antiga, de crenças e estereótipos sobre o idoso e seu comportamento, que se resume na ideia de que o envelhecimento é um processo degenerativo, oposto a qualquer progresso ou desenvolvimento, que furta do indivíduo qualquer produtividade, mas lhe acarreta comportamentos infantis, obstinados e antissociais[9].

Embora a institucionalização represente um recurso importante de cuidados aos idosos, esse processo acarreta uma série de decorrências negativas que podem causar danos graves à autoestima, à saúde e à integração social do idoso e que devem ser evitadas ou minimizadas pela atuação das ILPIs. Dentre esses riscos advindos com a institucionalização se destacam: (1) a despersonalização e a pouca privacidade; (2) a desinserção familiar e comunitária; (3) o tratamento massificado; (4) a mesma monotonia oferecida a todos os residentes, sem levar em conta as suas especificidades, capacidades e funcionalidade.

Qualquer que seja a causa da institucionalização, trata-se de uma nova experiência para o idoso que, usualmente, terá muita dificuldade em elaborá-la de modo tranquilo e equilibrado. Em outras palavras, ao perder, total ou parcialmente, as suas construções simbólicas, o idoso se depara com um corte brusco com o seu mundo de relações e com a sua história de vida, o que pode levá-lo a um processo gradual de "não pertencimento" e de consequente isolamento[10].

A falta dos familiares, o sedentarismo, estados de saúde mais precários, o isolamento e a suposta invalidez ou a evidente incapacidade funcional leva cerca de 12% a 20% dos idosos a desenvolver quadros depressivos, mais frequentes no sexo feminino[7], e nos indivíduos com mais de 80 anos, comparados àqueles com idade entre 60 e 80 anos. O estado depressivo, por sua vez, pode ensejar pioras graves do quadro clínico do idoso. Em muitos casos, a instituição de técnicas e atividades desenvolvidas visando às especificidades do indivíduo pode reduzir a incidência de depressão nas ILPIs, já que o isolamento pode decorrer de manejo técnico inadequado[11].

A manutenção da capacidade funcional do idoso institucionalizado é condição imprescindível, sempre que possível, para que desfrute ao máximo de sua independência e para que sua qualidade de vida seja preservada dignamente.

Para tanto, cabe às ILPIs adotarem posturas e condutas que envolvam capacitação técnica de excelência, atenção integral à saúde, monitoramento rigoroso das condições físicas e mentais de seus residentes, alocação de recursos humanos que respeite as especificidades das necessidades de cada idoso, adequação ambiental, higienização impecável, promoção de atividades sociais e de aproximação permanente de familiares, prevenção de riscos à qualidade de vida do idoso, e, sobretudo, programas administrativos que conciliem efetivamente custos e benefícios.

A qualidade de gerenciamento de uma ILPI é fator crucial para a efetiva otimização e para o aproveitamento ideal de recursos materiais e humanos, já que nesse tipo de instituição a boa prática institucional prescinde de investimentos tecnológicos.

Referências

1. PAHO – Pan American Health Organization. Envejecimento: qué nos depara el futuro? Washington, DC, PAHO, 2002.
2. Gorzoni M, Pires SL. Idosos asilados em hospitais gerais. Rev Saúde Pública 40(6):1124-30, 2006.

3. Creutzberg M, Gonçalves LHT, Sobottka EA. La institución de larga permanencia para ancianos y el sistema de salud. Rev Latino-Americana Enferm 15(6), 2007.
4. Karsh U. Idosos dependentes: famílias e cuidados. Caderno de Saúde Pública 19(3):861-6, 2003.
5. Brasil. Agência Nacional de Vigilância Sanitária. Resolução da Diretoria Colegiada RDC/ANVISA 283, de 26 de setembro de 2005.
6. Camarano AA. Instituições de longa permanência e outras modalidades de arranjos domiciliares para idosos. In: Néri AL. Idosos no Brasil: vivência, desafios e expectativas na terceira idade. São Paulo, Editora Fundação Perseu Abramo: 1-288, 2007.
7. Lucchetti G, Badan Neto AM, Ramos SAC, Faria LFC, Granero AL, Pires SL, Gorzoni ML. Uso de uma escala de triagem para cuidados paliativos nos idosos de uma instituição de longa permanência. Geriatr Gerontol 3(3):104-8, 2009.
8. Born T. Quem vai cuidar de mim quando eu ficar velha? Rev Kairós Gerontologia 4(2):135-48, 2001.
9. Reis PO, Ceolim MF. O significado atribuído a ser idoso por trabalhadores de instituições de longa permanência. Rev Esc Enferm USP 41(1):57-64, 2007.
10. Pimentel LMG. O lugar do idoso na família: contextos e trajetórias. Coimbra: Quarteto, 2001.
11. Brito FC, Ramos LR. Serviços de atenção à saúde do idoso. In: Netto M.P. Gerontologia: a velhice e o envelhecimento em uma visão generalizada. São Paulo, Atheneu: 394-402, 2002.

SEÇÃO II

Peculiaridades de Doenças no Paciente Idoso

capítulo 13

Hipertensão Arterial

Raimundo Raffaelli Filho

Introdução

A hipertensão arterial é um dos mais importantes problemas de saúde pública, não só no Brasil, mas também no mundo. É um dos principais fatores de risco modificáveis de evento vascular, porém apresenta taxas de controle populacional baixas[1].

É doença sistêmica, multifatorial, estando a elevação da pressão arterial associada a alterações vasculares de vários órgãos, particularmente, coração, encéfalo, rim e retina (denominados órgãos-alvo), com alta morbidade, frequentemente relacionada, direta ou indiretamente, a morte do paciente acometido por esta doença[2].

A prevalência da hipertensão arterial aumenta com a idade. Em nosso país, 65% dos idosos são hipertensos, e esta pode atingir 80% em mulheres acima de 75 anos[1,3].

Segundo recente relatório da Organização das Nações Unidas (ONU), a população mundial é de sete bilhões, e a parcela com 65 anos ou mais é de 900 milhões (com expectativa de chegar a 2,4 bilhões em 2050)[4]. Assim, estima-se que há hoje no mundo cerca de 600 milhões de idosos hipertensos.

Diagnóstico e classificação

Em idosos, recomenda-se a aferição da pressão arterial nas posições sentada, deitada e em pé, permitindo verificar a existência de hipotensão ortostática, sintomática ou não, associada ao envelhecimento (aterosclerose das regiões dos seios carotídeos), à comorbidade (p.ex., insuficiência renal) e ao uso de medicamentos (diuréticos, vasodilatadores, antidepressivos, entre outros). Cerca de um em cada três idosos com mais de 75 anos está acometido desta alteração[3].

A detecção de níveis elevados e sustentados de PA caracteriza a hipertensão arterial. A Tabela 13.1 apresenta a classificação da PA, adotada pela maioria das diretrizes nacionais e internacionais[1-3,5].

Especial atenção deve ser tomada com a pseudo-hipertensão, condição em que são detectados níveis elevados de pressão arterial em idosos assintomáticos, sem lesões em órgãos-alvo. Esta falsa elevação da pressão arterial, associada à aterosclerose, pode ser detectada pela manobra de Osler, quando a artéria radial permanece palpável após a insuflação do manguito pelo menos 30 mmHg acima do desaparecimento do pulso radial[3].

Tabela 13.1: Classificação da pressão arterial*

CATEGORIA	PAS (em mm de Hg)	Condição	PAD (em mm de Hg)
Normal	< 130	E	< 80
Normal-alta	130 – 139	OU	85 – 89
Hipertensão:			
Estágio 1	140 – 159	OU	90 – 99
Estágio 2	160 – 179	OU	100 – 109
Estágio 3	^{3}180	OU	≥ 110
Sistólica isolada	^{3}140	E	< 90

*Para adultos maiores de 18 anos, não recebendo fármacos anti-hipertensivos e não agudamente doentes. PA em mmHg. PAS = pressão arterial sistólica. PAD = pressão arterial diastólica. Classificação baseada na média de duas ou mais leituras tomadas em duas ou mais visitas, após um exame inicial. Quando a PAS e a PAD caírem em categorias diferentes, a mais elevada deve ser usada para classificar a PA. Deve ser especificada a presença ou ausência de lesões em órgãos-alvo e fatores de risco adicionais.

Fonte: JNC-VII, 2003; VI Diretrizes Brasileiras de Hipertensão, 2010; II Diretrizes em Cardiogeriatria da Sociedade Brasileira de Cardiologia; II ACCF/AHA, 2011.

Lesões em órgão-alvo

Os órgãos-alvo anteriormente salientados podem, com mais frequência, apresentar as alterações listadas na Tabela 13.2[1-3,5].

Tabela 13.2: Lesões em órgãos-alvo

1. Coração a. Hipertrofia do ventrículo esquerdo. b. Doença coronariana (angina, infarto do miocárdio prévio ou atual e revascularização do miocárdio prévia). c. Insuficiência cardíaca.
2. Encéfalo a. Acidente vascular encefálico. b. Ataque isquêmico transitório. c. Demência vascular (alterações cognitivas).
3. Retina a. Retinopatia hipertensiva (exsudatos ou hemorragias, com ou sem papiledema).
4. Rim a. Perda da função renal (creatinina sérica ≥ 1,5 mg/dL). b. Proteinúria (≥ 300 mg/24h). c. Microalbuminúria.
5. Alterações vasculares outras a. Doença arterial periférica (ausência de um ou mais pulsos em extremidades – exceto os pediosos, com ou sem claudicação intermitente; aneurisma). b. Aumento da espessura do complexo médio-intimal da carótida (> 0,9 mm) c. Placa na carótida.

Fonte: JNC-VII, 2003; VI Diretrizes Brasileiras de Hipertensão, 2010; II Diretrizes em Cardiogeriatria da Sociedade Brasileira de Cardiologia; II ACCF/AHA, 2011.

Fatores de risco cardiovasculares

Hoje em dia recomenda-se que os fatores de risco para doenças cardiovasculares também devem ser controlados em idosos. A Tabela 13.3 resume os principais fatores de risco[1,3,5].

Tabela 13.3: Fatores de risco cardiovasculares

Hipertensão arterial
Diabetes *mellitus*
Elevação de LDL-colesterol, diminuição de HDL-colesterol ou elevação de triglicerídeos
Função renal diminuída
Microalbuminúria
Obesidade
Sedentarismo
Tabagismo

Fonte: JNC-VII, 2003; II Diretrizes em Cardiogeriatria da Sociedade Brasileira de Cardiologia.

Roteiro diagnóstico

A fim de detectar os tópicos anteriormente abordados – lesões em órgão-alvo e fatores de risco – corroborando para um tratamento global do idoso hipertenso, sua anamnese e seu exame físico devem ser orientados para os pontos abaixo assinalados[1-3,5-7].

Anamnese

- Hábito de fumar, uso exagerado de álcool, ingestão excessiva de sal (salientando que o idoso, por perda parcial da gustação, tende a ingerir quantidades exageradas de sal, sem ter percepção deste fato), aumento de peso, sedentarismo, estresse, antecedentes pessoais de diabetes, gota, doença renal e doença cárdio e cerebrovascular;
- Utilização de corticosteroides, anti-inflamatórios não hormonais, estrógeno, descongestionantes nasais, anorexígenos, ciclosporina, eritropoietina, cocaína, antidepressivos tricíclicos, inibidores da MAO, fórmulas para emagrecimento, que podem ser a causa ou interferir com o tratamento da hipertensão arterial;
- Sintomas sugestivos de lesão em órgãos-alvo e/ou de causa secundária da HA;
- Tratamento medicamentoso anteriormente utilizado, seguimento efetuado, reação a fármacos;
- História familiar de HA, doenças cárdio e cerebrovasculares, morte súbita, dislipidemia, diabetes e doença renal.

Exame físico

- Pulsos carotídeos (inclusive com ausculta) e dos quatro membros e da PA em ambos os membros superiores, com o paciente deitado e sentado (avaliar ocorrência de doença arterial oclusiva e de hipotensão postural);
- Peso, altura, índice de massa corpórea e medida da cintura;
- Fácies - que pode sugerir doença renal ou disfunção glandular (tireoide, suprarrenal, hipófise);
- Pescoço - para pesquisa de sopro em carótidas, estase jugular e aumento da tireoide;
- Precórdio - anotando-se o ictus, o que pode sugerir aumento do ventrículo esquerdo (VE), e possível presença de arritmias, 3ª e/ou 4ª bulhas e sopro em foco mitral e aórtico;
- Abdome – por meio da palpação (rins policísticos, hidronefrose, tumores) e ausculta (sopro sugestivo de doença renovascular);

- Exame neurológico;
- Exame do fundo de olho.

Assim, certos dados de anamnese e exame físico podem levar ao diagnóstico da causa da HA:

- Emagrecimento, cefaleia, sudorese, taquicardia, nódulos subcutâneos e hipotensão postural no feocromocitoma;
- Fraqueza muscular, cãibras, poliúria noturna e hipotensão postural no hiperaldosteronismo primário;
- Perda de peso, sudorese, taquicardia e intolerância ao calor no hipertireoidismo;
- Obesidade com estrias nacaradas, distribuição centrípeta de gordura e fácies arredondada na síndrome de Cushing;
- Presença de sopro abdominal na hipertensão renovascular;
- História de ocorrência de quadro de edema, hematúria e oligúria, sugerindo acometimento glomerular.

Rotina para seguimento

Os exames de rotina para o seguimento do hipertenso são realizados visando o diagnóstico, o controle de lesões em órgãos-alvo, dos efeitos colaterais das medicações e dos outros fatores de risco vasculares associados[1-3,5].

Os exames básicos são: fundoscopia (que a rigor faz parte do exame físico), exame de urina tipo I, creatinina, potássio plasmático, glicemia, colesterol total, HDL-colesterol, triglicérides, ácido úrico e eletrocardiograma.

Se não houver limitações de exames, avaliação complementar é recomendada com: LDL-colesterol, radiografia de tórax (para avaliação de pacientes com hipótese de insuficiência cardíaca, afecção da aorta ou do pulmão), ecocardiograma (também para avaliar ocorrência de hipertrofia ventricular esquerda), microalbuminúria (em diabéticos e na síndrome metabólica), *doppler* de carótida, além de outros, quando a anamnese, o exame físico e/ou a avaliação laboratorial suspeitar de causa secundária.

Pesquisa de hipertensão secundária

Devido à alta prevalência da hipertensão arterial primária, reserva-se a pesquisa de causa secundária em situações específicas, tais como[2]:

- Em pacientes em que a anamnese, o exame físico e/ou a avaliação laboratorial sugerir uma causa secundária;

- Em casos de hipertensão de instalação súbita, de curta evolução, progressão rápida e sintomática;
- Em casos de aumento súbito da pressão arterial, em hipertensos anteriormente controlados;
- Quando não houver resposta a terapêutica adequada.

Tratamento

A finalidade do tratamento do idoso hipertenso é prevenir a morbidade e a mortalidade associadas à hipertensão. Estudos clínicos atuais revelam benefícios do tratamento da hipertensão em todas as idades, incluindo idosos, mesmo nos muito idosos. Para a maioria deles, o objetivo é manter a pressão arterial abaixo de 140 / 90 mmHg. Nos idosos com hipertensão associada à diabetes *mellitus* e/ ou doença renal a finalidade é mantê-la abaixo de 130 / 80 mmHg, tomando-se o máximo cuidado com possíveis períodos de hipotensão postural[1-3,5,7].

O tratamento adequado da hipertensão arterial resulta na diminuição da taxa de mortalidade total e cardiovascular, episódios coronarianos, acidente vascular encefálico, insuficiência cardíaca, insuficiência renal e demência.

Este tratamento é realizado por meio de mudanças no estilo de vida e, caso não haja a devida compensação, também por fármacos hipotensores.

Tratamento não farmacológico

Os idosos hipertensos também se beneficiam das mudanças do estilo de vida, mediante adoção de medidas higienodietéticas listadas na Tabela 13.4[1-3,5].

Tabela 13.4: Medidas higienodietéticas para o idoso hipertenso

Perda de peso para os obesos
Evitar o uso do açúcar
Prática de exercícios aeróbios regulares
Parar de fumar
Reduzir consumo de álcool
Controlar ingestão de sódio
Ingerir quantidade adequada de cálcio, potássio e fibras
Diminuir ingestão de gorduras saturadas
Evitar uso de fármacos que interfiram com os hipotensores

Fonte: JNC-VII, 2003; VI Diretrizes Brasileiras de Hipertensão, 2010; II Diretrizes em Cardiogeriatria da Sociedade Brasileira de Cardiologia; II ACCF/AHA, 2011.

Tratamento farmacológico

Quando as medidas higienodietéticas não surtirem o efeito desejado ou quando não for possível aguardar estes resultados, inicia-se o tratamento medicamentoso.

Este sempre levará em conta, também, a presença ou não de lesões em órgãos-alvo e de fatores de risco para aterosclerose. Desta maneira, idosos hipertensos deverão receber medicamentos quando[1-3,5].

- A pressão arterial diastólica for igual ou maior que 110 mmHg ou a sistólica for superior a 160 mmHg;
- A pressão arterial diastólica estiver entre 100 e 110 mmHg e o paciente apresentar lesões em órgãos-alvo ou fatores de risco para aterosclerose ou já foi submetido ao tratamento não farmacológico por período superior a quatro ou seis semanas;
- Já foram mantidos somente com o tratamento não farmacológico por período superior a 12 semanas e ainda apresentam pressão arterial diastólica superior a 90 mmHg.

O tratamento farmacológico no idoso hipertenso dever levar em conta suas comorbidades; suas condições socioeconômicas e cognitivas; as alterações hemodinâmicas do envelhecimento; a distribuição, metabolismo e eliminação do hipotensor. Além disso, preferencialmente, iniciar o hipotensor com doses baixas, aumentando a dose, se necessário, de modo gradativo, se possível, após um mês de seu uso[1-3,5]. Sempre levar em consideração a prescrição de fármacos disponíveis na rede pública.

A Tabela 13.5 descreve as classes de hipotensores disponíveis atualmente. A descrição de cada um dos anti-hipertensivos destas diferentes classes foge do objetivo deste capítulo. Salienta-se que, de maneira geral, o idoso hipertenso não atinge a normalização da pressão arterial com monoterapia, necessitando de dois ou mais fármacos de classes diferentes. Quando isto for necessário, e o diurético não foi a primeira opção terapêutica, ele deverá estar associado na segunda etapa do tratamento em diante. Outra importante observação é a que não deve ser associado fármaco de uma mesma classe terapêutica[1-3].

Tabela 13.5: Classes de hipotensores

Classes de hipotensores
Diuréticos
Inibidores adrenérgicos Ação central Betabloqueadores Alfabloqueadores
Antagonistas dos canais de cálcio
Inibidores da enzima conversora da angiotensina
Bloqueadores dos receptores AT1 da angiotensina II
Inibidores diretos da renina
Vasodilatadores diretos

Fonte: VI Diretrizes Brasileiras de Hipertensão, 2010.

Algumas considerações importantes sobre os hipotensores destas diferentes classes terapêuticas devem ser explanadas[1-3,5].

Diuréticos

O diurético tiazídicos, em baixa dosagem (12,5 ou 25 mg/dia), em monoterapia ou em associação, é a opção inicial de tratamento para idosos hipertensos. Estes fármacos inicialmente apresentam efeito diurético, mas após cerca de quatro semanas este efeito tende a ceder e o efeito hipotensor ser mantido por redução da resistência vascular periférica. Assim, os pacientes devem ser orientados a continuar o uso do medicamento, apesar da diminuição da diurese.

Os diuréticos de alça são reservados para hipertensos com insuficiência renal acentuada e na insuficiência cardíaca com retenção de volume.

Na prevenção da hipopotassemia induzida pelos tiazídicos ou pelos diuréticos de alça podem ser utilizados, em associação, os diuréticos poupadores de potássio, exceto nos casos de perda da função renal, pelo risco de hiperpotassemia. A espironolactona é útil na insuficiência cardíaca.

Inibidores adrenérgicos de ação central

Não devem ser utilizados em monoterapia, devido ao seu pouco efeito hipotensor.

Betabloqueadores

São indicados no hipertenso idoso, principalmente em associação com diuréticos. São contraindicados em pacientes com asma brônquica, doença pulmonar obstrutiva crônica e bloqueio átrio ventricular de segundo e terceiro grau.

Estão particularmente indicados em portadores de doença coronariana, infarto prévio do miocárdio, disfunção cardíaca sistólica e arritmias cardíacas. O propranolol é utilizado em pacientes com tremor essencial, cefaleia de origem vascular e na hipertensão portal.

Alfabloqueadores

Apresenta dois grandes inconvenientes: efeito muito discreto quando usado em monoterapia e efeito de tolerância, exigindo o uso de doses gradativamente crescente. Praticamente sua única indicação é para pacientes com hipertrofia prostática benigna.

Antagonistas dos canais de cálcio

Não são recomendados os representantes de curta ação, somente sendo indicados os de longa duração.

Inibidores da enzima conversora da angiotensina

Estão indicados em monoterapia ou em associação, trazendo benefícios na insuficiência cardíaca, infarto agudo do miocárdio (principalmente naqueles com baixa fração de ejeção), na prevenção secundária do acidente vascular encefálico e na prevenção do declínio da função renal em pacientes nefropatas, particularmente em diabéticos.

Bloqueadores dos receptores AT1 da angiotensina II

Considerações semelhantes aos dos inibidores da enzima conversora da angiotensina devem ser feitas.

Inibidores diretos da renina

Idem ao anterior.

Vasodilatadores diretos

Orienta-se o uso concomitante de diuréticos e betabloqueadores, devido à intensa retenção hídrica e taquicardia que provocam.

Crises hipertensivas

Os idosos podem apresentar elevações súbitas da pressão arterial (crises hipertensivas), por vários fatores, destacando-se a suspensão abrupta da medicação (esquecimento, problemas financeiros), polifarmácia, alterações autonômicas e autorregulação do fluxo sanguíneo cerebral[3,8].

Estas crises hipertensivas são classificadas em emergências e urgências hipertensivas, quando ocorrerem elevações súbitas da pressão arterial, respectivamente, na presença ou ausência de agressões agudas a órgãos-alvo. Por não apresentar agressão aguda a órgão-alvo, a urgência hipertensiva pode ser tratada com hipotensores orais, buscando-se a normalização da pressão arterial em um prazo de 24 horas. Ao contrário, pelo risco iminente à vida, na emergência hipertensiva é necessário o imediato controle da pressão arterial – não necessariamente para níveis tensionais normais – geralmente utilizando-se hipotensores parenterais de ação rápida e curta ação, tomando-se o cuidado para que a queda pressórica não comprometa a perfusão de órgãos vitais.

Referências

1. Sociedade Brasileira de Cardiologia – VI Diretrizes Brasileiras de Hipertensão. Arq Bras Cardiol 2010; 95(1 supl. 1):1-51.
2. The Seventh Report of the Joint National Committee on Prevention, Detection, Evaluation, and Treatment of High Blood Pressure (JNC-VII). JAMA 2003;289(19):2560-2571.
3. Sociedade Brasileira de Cardiologia – II Diretrizes em Cardiogeriatria da Sociedade Brasileira de Cardiologia. Arq Bras Cardiol 2010; 95(3 supl 2): 95-112.
4. UNFPA. 2011. Fundo de População das Nações Unidas. Relatório sobre a situação da população mundial 2011. Nova Iorque, 2011.
5. American College of Cardiology/American Heart Association (ACCF/AHA 2011) – Expert consensus document in hyperetnsion in the elderly.ACCF/AHA 2011. J Am Coll Cardiol 2011; 57: 2037-2114.
6. Passarelli, M.C.G. & Gorzoni, M.L. – Iatrogenia: reações adversas a medicamentos. In: Jacob Filho, W. & Gorzoni, M.L. – Geriatria e gerontologia: o que todos devem saber. São Paulo, Roca, 2008. p.19-30.
7. Valente, M. & Fabbri, R.M.A. – Rastreamento das doenças crônicas. In: Jacob Filho, W. & Gorzoni, M.L. – Geriatria e gerontologia: o que todos devem saber. São Paulo, Roca, 2008. p.111-32.
8. Sprovieri, S.R.S. – Emergências e urgências hipertensivas. In: Golin, V. & Sprovieri, S.R.S. – Condutas em urgências e emergências para o clínico. São Paulo, Atheneu, 2008. p.247-55.

capítulo 14

Insuficiência Cardíaca no Idoso

Ronaldo Fernandes Rosa ○ Roberto A. Franken

As doenças cardiovasculares ainda são a principal causa de mortalidade cardiovascular no Brasil, sendo a insuficiência cardíaca uma das principais causas de morbidade[1].

A insuficiência cardíaca (IC) é definida pela III Diretriz Brasileira de Insuficiência Cardíaca Crônica como "uma síndrome clínica complexa de caráter sistêmico, definida como disfunção cardíaca que ocasiona inadequado suprimento sanguíneo para atender necessidades metabólicas tissulares, na presença de retorno venoso normal, ou fazê-lo somente com elevadas pressões de enchimento"[2].

Nessa mesma diretriz é descrita a classificação atual da IC:

Estágio A – Inclui pacientes sob risco de desenvolver insuficiência cardíaca, mas ainda sem doença estrutural perceptível e sem sintomas atribuíveis à insuficiência cardíaca.

Estágio B – Pacientes que adquiriram lesão estrutural cardíaca, mas ainda sem sintomas atribuíveis à insuficiência cardíaca.

Estágio C – Pacientes com lesão estrutural cardíaca e sintomas atuais ou pregressos de insuficiência cardíaca.

Estágio D – Pacientes com sintomas refratários ao tratamento.

A doença em idosos tem particularidades, sendo a principal etiologia a hipertensão arterial frequentemente associada à comorbidades e a presença de insuficiência cardíaca com função sistólica preservada. Além da prevalência elevada, a IC está associada à queda na qualidade de vida. Em relação às comorbidades, é importante destacar: disfunção renal, depressão, diabetes, disfunção cognitiva, incontinência urinária, hipotensão postural, doença pulmonar obstrutiva crônica, depressão e fibrilação atrial. Estas doenças atuam piorando o prognóstico, prejudicando a aderência ao tratamento, tornando a terapêutica da IC complexa nesta faixa etária[3].

O diagnóstico da IC é embasado na anamnese e no exame clínico: turgescência jugular, estertores crepitantes pulmonares podendo, em situações extremas, ser observado edema agudo de pulmão, cardiomegalia e presença de terceira bulha. Menos importantes são o edema de tornozelo, hepatomegalia, derrame pleural, tosse noturna e taquicardia. Para auxiliar o diagnóstico, os raios X de tórax com cardiomegalia é útil. O ECG é inespecífico, porém geralmente anormal (bloqueios, sobrecargas ou isquemia). O ecodopplercardiograma é muito útil, pois permite avaliar a função ventricular, além de cardiopatia estrutural e valvopatias. O peptídeo natriurético tipo B (PNB) é um hormônio cuja dosagem elevada está associada a altas taxas de sensibilidade e especificidade para o diagnóstico de disfunção sistólica. Em relação à disfunção diastólica, a baixa especificidade limita seu uso nessa situação[4]. Para o adequado tratamento é fundamental a classificação da IC em sistólica ou diastólica (também descrita como insuficiência cardíaca com função ventricular preservada), pois embora possam estar associadas, o tratamento difere. Alguns dados podem ser úteis para diferenciar as duas formas de IC: cardiomegalia, presença da terceira bulha, disfunção valvar, cardiomegalia, edema, galope por B3, hipofonese de bulhas e distensão jugular são mais frequentemente observadas na disfunção sistólica.

Em relação à fisiopatologia, inicialmente deve ser entendido que o processo natural de envelhecimento está associado a enrijecimento arterial, hipertrofia miocárdica, diminuição da complacência ventricular, diminuição da resposta beta adrenérgica, comprometimento da função endotelial, diminuição da função do nó sinusal, diminuição da resposta barorreceptora, redução da reserva cardiovascular e menor produção de ATP pelos cardiomiócitos. É esperado que os idosos tenham vasoconstricção mais intensa, menores elevações da frequência cardíaca e níveis mais elevados de norepinefrina, endotelina e peptídeo natriurético B[5]. Desse modo, existe uma série de alterações do sistema nervoso simpático, sistema renina-angiotensina-aldosterona, arginina-vasopressina, nas citocinas inflamatórias, nos peptídeos natriuréticos, na produção de óxido nítrico, bradicininas, prostaglandinas e endotelina.

Em seguida, feito o diagnóstico de IC e de sua forma com função ventricular normal ou diminuída, o desafio é detectar a causa da IC, assim como os fatores desencadeantes de sua descompensação. A pouca adesão ao tratamento, presença de infecção ou isquemia miocárdica, ingesta excessiva de líquidos ou sal, anemia, iatrogenia ou mesmo variações da pressão arterial são frequentes fatores de descompensação.

Para pacientes com disfunção sistólica descompensada, inicialmente, deve ser corrigido o fator desencadeante e introduzida oxigenoterapia. Além disso, outras medidas não farmacológicas devem ser instituídas:

- Dieta: avaliar e individualizar, pois pode ocorrer tanto obesidade que aumenta o trabalho cardíaco como desnutrição (caquexia cardíaca) que requer suporte nutricional adequado. Em relação ao sódio, restrição de 4 g por dia é factível na maioria dos pacientes. A restrição hídrica se faz necessária somente nos casos nos quais os níveis de sódio está inferior a 130 mEq/ℓ.
- Atividade física: programas de condicionamento físico evitam o imobilismo e perda de capacidade funcional do idoso, bem como podem aumentar a capacidade de exercício. A recomendação de realizar caminhadas quatro a cinco vezes por semana pode ser uma medida de fácil execução.
- Vacinação: visa prevenir as infecções por influenza e pneumococo, pois contribuem para o aumento da mortalidade, respeitando-se os intervalos de repetição de cada uma.

Em relação ao tratamento farmacológico, na maioria das vezes, deve ser empregado diurético de alça (furosemida), administrado por via intravenosa de acordo com a intensidade do quadro clínico. O idoso é mais suscetível à depleção de volume, pois já têm redução da água corpórea total e do volume plasmático. Para pacientes com frequência cardíaca elevada, principalmente para os pacientes com fibrilação atrial, o digital por via intravenosa pode ser útil. Nota-se que nesta situação o diagnóstico diferencial das taquiarritmias deve ser feito, tratando especificamente em cada situação, pois a taquiarritmia pode ser o desencadeante da descompensação cardíaca ou de edema agudo de pulmão. O uso do digital requer maior cuidado no idoso, pois o risco de intoxicação é maior devido à menor resposta inotrópica positiva, maior sensibilidade do miocárdio ao fármaco e maior prevalência de insuficiência renal.

Para os pacientes nos quais a pressão arterial for normal ou elevada, o inibidor da enzima conversora da angiotensina II (ou bloqueador do receptor de angiotensina II) deve ser iniciado, salvo em situações específicas (intolerância, hiperpotassemia ou insuficiência renal), pois fará parte do tratamento em longo prazo da IC. Medicamentos da classe dos inibidores de renina estão em estudo, porém inicialmente, não têm demonstrado superioridade significativa sobre os atuais medicamentos que atuam no bloqueio da angiotensina II.

O uso da espironolactona está indicado para pacientes com fração de ejeção inferior a 35% em virtude dos benefícios na redução da mortalidade (independentemente da faixa etária)[6] a médio e longo prazo, respeitando-se contraindicações específicas (intolerância, hiperpotassemia ou insuficiência renal).

Em relação aos betabloqueadores, apesar de vários estudos mostrarem seus benefícios, inclusive em idosos[7], devem ser introduzidos somente quando o paciente estiver com quadro estabilizado. Todavia, se o paciente já estiver usando o betabloqueador, a dose poderá ser reduzida se o paciente estiver descompensado, não sendo indicada a sua suspensão, pois esta conduta pode aumentar a mortalidade.

Outras alternativas para os pacientes com IC descompensada: ultrafiltração[8] (para pacientes resistentes ao uso de diuréticos) e o uso de dobutamina intravenosa, empregada somente quando outras medidas falharem, e a ventilação não invasiva com pressão positiva quando houver edema pulmonar associado. Nesta situação, podem ser associados nitratos e morfina. O uso do nesiritide e levosimendan para o idoso não apresenta estudos definitivos e devem ser considerados quando outras terapêuticas não trouxerem melhora significativa. Em relação ao uso de ressincronizadores e desfibrilador-cardioversor implantável, estes dispositivos seguem as recomendações para pacientes mais jovens e o idoso não pode ser privado desse benefício pela idade em si.

Em relação à insuficiência cardíaca diastólica ou com função ventricular preservada, é muito prevalente no idoso e está mais associada com morbidade do que com mortalidade. Metanálise recente com mais de 50 mil pacientes concluiu que a terapêutica farmacológica melhora a capacidade ao exercício, porém não interfere diretamente com a mortalidade[9] em pacientes com IC diastólica. O uso de antagonistas do canal de cálcio e beta bloqueadores, desde que respeitadas as suas contra indicações, pode reduzir a dispneia. O uso de medicamentos que atuam sobre a angiotensina pode auxiliar na reversão da hipertrofia ventricular esquerda e auxiliar no médio e longo prazo. Está em andamento o estudo multicêntrico "Top Cat"[10], patrocinado pelo *National Heart, Lung, and Blood Institute of the National Institutes of Health* que está investigando o uso de espironolactona em pacientes com IC e função ventricular preservada (pelo menos 45%) e sua possível ação em reduzir mortalidade e hospitalizações. O tratamento atual pode ser resumido na Figura 14.1.

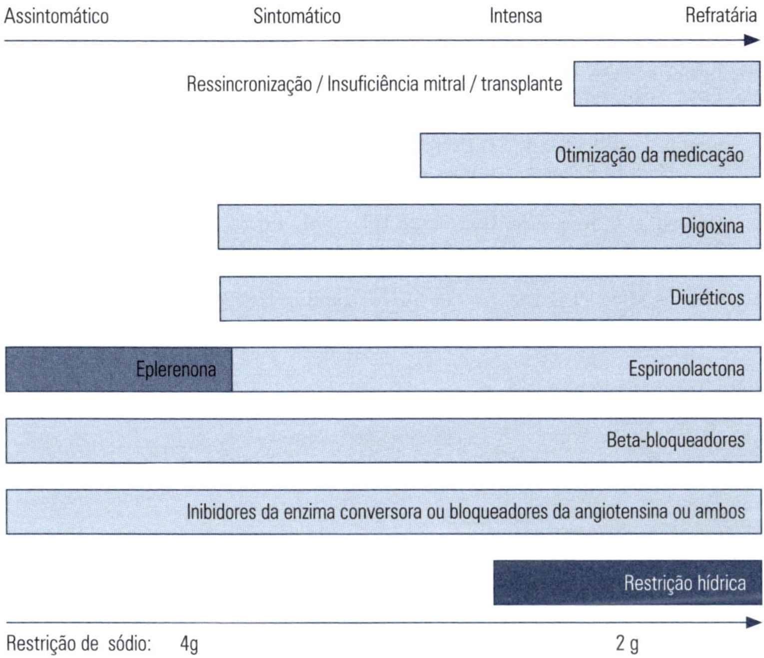

Figura 14.1: Tratamento atual resumido da insuficiência cardíaca no idoso.

Referências

1. Datasus. Disponível em: http://www.datasus.gov.br - Acessado em outubro 2011.
2. Bocchi EA, Marcondes-Braga FG, Ayub-Ferreira SM, Rohde LE, Oliveira WA, AlmeidaDR, e cols. Sociedade Brasileira de Cardiologia. III Diretriz Brasileira de Insuficiência Cardíaca Crônica. ArqBrasCardiol. 2009;93(1 supl.1):1-71.
3. Gravina CF, Rosa RF, Franken RA, Freitas EV, Liberman A, et al.. Sociedade Brasileira de Cardiologia. II Diretrizes Brasileiras em Cardiogeriatria. Arq Bras Cardiol 2010; 95 (3 supl.2): 1-112.
4. Batlouni, Michel; de Freitas, E.V.; Savioli Neto, F. Insuficiência cardíaca no idoso Tratado de Geriatria e Gerontolia - de Freitas, E.V & Py, L. Ed. Guanabara Koogan – 3ª Edição, 2011. pág 462- 83.
5. Baruch L, Glazer RD, Aknay N, Vanhaecke J, Heywood JT, Anand I, Krum H, Hester A, Cohn JN. Morbidity, mortality, physiologic and functional parameters in elderly and non-elderly patients in the Valsartan Heart Failure Trial (Val-HeFT). Am Heart J. 2004 Dec;148(6):951-7.

6. Pitt B, Zannad F, Remme WJ, Cody R, Castaigne A, Perez A, Palensky J, Wittes J. The effect of spironolactone on morbidity and mortality in patients with severe heart failure. Randomized Aldactone Evaluation Study Investigators. N Engl J Med 1999;341:709-17.
7. Flater MD, Shibata MC, Coats AJ, et al.. Randomized trial to determine the effect of nebivolol on mortality and cardiovascular hospital admission in elderly patients with heart failure (SENIORS). Eur Heart J. 2005;26:215-25.
8. Fiaccadori, E; Regolisti, G; Maggiore, U; et al.. Ultrafiltration in Heart Failure. Am Heart J. 2011;161(3):439-449.
9. Holland, D.J.; Kumbhani, D.J.;Ahmed, S.H. et al.. Effects of Treatment on Exercise Tolerance, Cardiac Function, and Mortality in Heart Failure With Preserved Ejection Fraction. A Meta-Analysis. Am Coll Cardiol 2011;57:1676–86.
10. Top Cat study, disponível em http://www.topcatstudy.com/protocol.asp, acessado em dezembro de 2011.

capítulo 15

Fibrilação Atrial no Idoso

Roberto A. Franken ○ Ronaldo Fernandes Rosa

A fibrilação atrial (FA) de acordo com Braunwald constitui ao lado da insuficiência cardíaca a pandemia cardiovascular atual[1]. Estes fatos se devem à maior sobrevida dos pacientes, especialmente em relação à doença coronária.

A FA é a arritmia mais prevalente no idoso, responsável por um terço de todos os pacientes que tiveram alta com o diagnóstico principal de arritmia.

As causas que podem levar à FA são classificadas em: não cardíacas iatrogênicas e cardíacas conforme Tabela 15.1.

A FA pode ser abordada sob diferentes pontos de vista: como uma doença elétrica, uma doença hemodinâmica, uma doença genética, uma doença inflamatória, uma doença neuro-humoral, uma complicação de outras doenças, um critério prognóstico para outras doenças, como doença tromboembólica e finalmente como achado habitual do envelhecimento. Na realidade a FA é a soma de todas, o que a torna uma situação clínica única, misteriosa e cheia de contradições.

A FA como doença elétrica ocorre devido à remodelação elétrica do coração que acompanha em geral a remodelação anatômica dos átrios nas doenças que provocam dilatação e/ou hipertrofia atrial aguda (*cor pulmonale* agudo) ou crônica (miocardiopatias, valvulopatias, hipertensão arterial, etc.). Ocorre uma perda da homogeneidade elétrica dos átrios devido a modificações anatômicas, metabólicas, autonômicas e inflamatórias de forma associada ou isolada.

Uma doença hemodinâmica, pois como relatado esta em geral relacionada ao remodelamento atrial secundário às doenças do miocárdio e das válvulas. A FA pode ainda ser causa de modificações hemodinâmicas graves. O débito cardíaco é dependente da contração atrial, que se perde na FA, podendo evoluir para hipotensão arterial e edema pulmonar, especialmente em pacientes com estenose mitral ou hipertrofia ventricular.

Uma doença genética, com a descrição de genótipos associados à FA.

Uma doença inflamatória, pois estudos anatomopatológicos mostram infiltrado inflamatório atrial em pacientes com FA[2] e estudos com dosagem de PCR-US (proteína C reativa ultrassensível) mostram relação entre níveis de PCR-US e chance de reversão a ritmo sinusal[3] Uma doença neuro-humoral com a constatação de que inibidores da enzima de conversão da angiotensina parecem prevenir a FA em pacientes cardiopatas.

A FA é ainda uma complicação de outras doenças quer cardíacas ou extracardíacas conforme Tabela 15.1.

No nosso entender os três aspectos mais importantes da FA são:

- É alta a prevalência da arritmia em idosos como já fora demonstrado no estudo EMI[4] e em outros estudos A FA a partir dos 50 anos dobra sua prevalência a cada década Deve-se ainda observar que a FA tem características diferentes em pacientes jovens ou adultos e em idosos conforme descrito na Tabela 15.2.

Tabela 15.1: Fibrilação atrial como complicação de doenças cardíacas ou não-cardíacas e de iatrogenias

Não cardíacas: Doença pulmonar Embolia pulmonar Diabetes Hipertireoidismo Ingestão aguda/crônica de álcool Desidratação e distúrbios eletrolíticos
Iatrogênicas Cateteres intracardíacos Pós-operatórios Beta-agonistas Anti-histamínicos e medicamentos para resfriados Anestésicos locais Bebidas com cafeína, tabagismo, drogas ilícitas
Cardíacas: Miocardiopatias Valvulopatias Doença coronária Hipertensão arterial Pericardites

Tabela 15.2: Características da fibrilação atrial (FA) em pacientes jovens e em idosos

FA no jovem	X	Idoso
+ agudo + sintomas + isolada		+ crônico + assintomático + com cardiopatia + tromboembolismo + frequente

- Um critério prognóstico, pois está demonstrado em vários estudos que o aparecimento da fibrilação atrial é um preditor de morbidade e mortalidade No estudo SOLVD pacientes em FA tiveram mortalidade de 34% contra 24% para aqueles em ritmo sinusal[5].
- E finalmente a doença como risco de eventos tromboembólicos, (Stroke 1996;27:1765) o mais grave deles o acidente vascular cerebral, como demonstrado em várias publicações. A avaliação do risco tromboembólico é feita pelo Escore CHADS ou mais recentemente CHA2DS2VASc (Tabela 15.3). Em pacientes com fibrilação atrial, submetidos a exames de imagem do sistema nervoso central, mesmo assintomáticos, encontram-se imagens de acidentes embólicos cerebrais[6] A FA, ainda por este motivo, é preditor de demência no idoso. No Rotterdam, Study[7] a prevalência de demência foi duas vezes maiores em pacientes que fibrilavam.
- De acordo com as diretrizes da AHA/ACC/ESC e da SBC a FA é classificada como:

Primeiro episódio detectado quando, sintomático ou não, autolimitado ou não, reconhecendo-se que pode não haver certeza da duração da arritmia assim como se é ou não o primeiro episódio. Se o paciente tem um segundo ou outros episódios ela é dita recorrente, se reverte espontaneamente é definida como paroxística, geralmente com duração inferior a sete dias e se for sustentada é dita persistente, de duração superior a sete dias. Nesta última situação, isto é, se persistente, mas revertida através de métodos farmacológicos ou elétricos não muda sua designação. A FA persistente pode ser a primeira manifestação da FA ou a evolução de vários episódios prévios de FA paroxística. No caso de manutenção do ritmo a FA é dita permanente quando então a reversão espontânea, farmacológica ou elétrica é menos provável. A classificação é apenas usada para situações em que não exista uma causa reversível para FA (enfarte agudo do miocárdio, embolia pulmonar, hipertireoidismo, alcoolismo).

Tabela 15.3: Escore CHA2DS2VASc de risco para evento tromboembólico em fibrilação atrial não valvar

Fatores de risco maior	Fatores de risco relevantes
AVC ou TIA prévios	Insuficiência cardíaca
Embolismo sistêmico	Disfunção ventricular FE < 40%
Idade > 75 anos	Hipertensão arterial, diabetes, sexo feminino Idade 65 a 74 anos, doença vascular
Fator de risco	**Pontuação**
Insuficiência cardíaca	1
Disfunção ventricular	
Hipertensão	1
Idade > 75 anos	2
Diabetes	1
AVC ou TIA prévios e tromboembolismo	2
Doença vascular	1
Idade 65 a 74 anos	1
Sexo feminino	1
Score máximo	9

Lip GY, Nieuwlaat R, Pisters R, Lane Da, Crijins HJ, Chest 2010 feb, 137 (2): 263-72.

AVC = Acidente Vascular Cerebral; TIA = Ataque Isquêmico Transitório; FE = Fração de Ejeção.

A condução de pacientes com doença de tal gravidade é a discussão: reverter a ritmo sinusal ou manter a fibrilação atrial e controlar a frequência ventricular e, ainda, a discussão de quando, como e quanto tempo anticoagular.

Em pacientes com fibrilação atrial aguda em geral é indicada a tentativa de reversão a ritmo sinusal através do uso de fármacos antiarrítmicos, propafenona ou amiodarona ou através da cardioversão elétrica. Em pacientes com fibrilação atrial sintomática com distúrbio hemodinâmico ou dor precordial devido alta frequência ventricular a escolha é sempre a cardioversão elétrica. Estas recomendações são para doentes com FA de até 48 horas de duração. Para FA com duração maior recomenda-se anticoagulação prévia por trinta dias com INR entre 2 e 3 e depois, sim cardioverter. Isto se prende a necessidade de se prevenir eventos embólicos na reversão para ritmo sinusal (Diretrizes Brasileiras de Cardiogeriatria[8]). Em pacientes com fibrilação atrial persistente ou permanente fica a conduta individualizada de reversão para ritmo sinusal ou manutenção da fibrilação atrial com frequência ventricular controlada. A reversão deve obedecer às normas acima citadas para FA com duração maior que 48 horas.

O controle de frequência ventricular pode ser feito com betabloqueadores associado ou não a digitálicos ou bloqueadores do canal de cálcio não dehidropiridínicos, diltiazem ou verapamil. Em situações nas quais não se consegue controlar a frequência com fármacos, indica-se ablação do nó atrioventricular e implante de marca-passo ventricular. Vários estudos (AFFIRM, RACE, CRAAFT, etc.) mostraram que a sobrevida é a mesma para pacientes revertidos a ritmo sinusal ou para pacientes com controle da frequência ventricular. O estudo AFFIRM mostra, porém que os fatores prognósticos determinantes são a manutenção da anticoagulação e reversão a ritmo sinusal como fatores de sobrevida e uso de antiarrítmicos ou digital como preditores de mortalidade[9].

Os fatores preditivos de sucesso da cardioversão estão listados na Tabela 15.4 e observe-se que a idade não é preditor de sucesso ou insucesso.

Tabela 15.4: Fatores preditivos de sucesso da cardioversão na fibrilação atrial (FA)

Sucesso	Insucesso
Duração da FA < 72 hs	Duração da FA > 1 ano
Diâmetro de AE < 44 mm	Dilatação de AE
Classe funcional < II	Cardiomegalia
Delta D > 25%	Doença mitral
	Bradicardia
	Hipertensão arterial
	Falhas medicamentosas

AE = Átrio Esquerdo.

Anticoagulação cabe sempre em pacientes com FA, respeitando-se as contraindicações. O anticoagulante clássico é a warfarina que deve ser usado em pacientes com FA intermitente, persistente e permanente devido o alto risco tromboembólico. Os estudo mostram que o INR deve ficar entre 2 e 3, INR mais baixos pouco protegem e mais altos aumentam o risco hemorrágico. Para pacientes que não podem usar warfarina uma opção é o uso de antiplaquetários, associação ácido acetilsalicílico e clopidogrel. Está demonstrado que esta associação é melhor do que placebo, porém pior que warfarina e, além disto, saliente-se que não é menor o risco hemorrágico com esta associação[10]. A FA ocorre em episódios curtos e assintomáticos mesmo naqueles em ritmo sinusal e em uso de antiarrítmicos daí a necessidade de manutenção de anticoagulação[11].

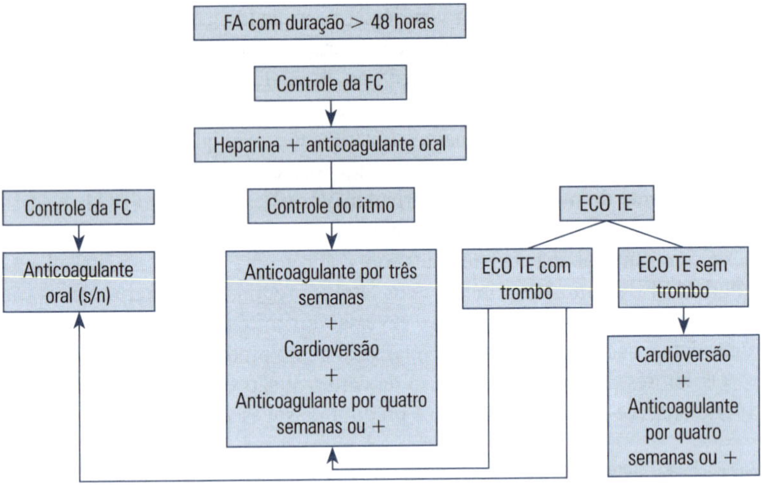

Figura 15.1: Algoritmo para cardioversão química ou elétrica da FA (Fibrilação atrial) com duração superior a 48 horas.

Pinter A, Dorian P. *New Approaches to Atrial Fibrillation Management: Treat the Patient, not the ECG. Cardiovascular Therapeutics 2010 28: 1–9.*
ECO TE = Ecocardiograma Transesofágico; FC = Frequência Cardíaca; s/n - se necessário.

O Risco de sangramento com o uso de warfarina é avaliado pelo escore HAS–BLED (Tabela 15.5).

Tabela 15.5: Escore HAS–BLED para avaliar o risco de sangramento com warfarina

Característica clínica	Score
Hipertensão	1
Função renal ou hepática comprometida (1 ponto cada)	1 ou 2
AVC	1
Sangramento	1
INR lábil	1
Idade > 65[a]	1
Droga adição ou alcoolismo	1 ou 2
Máximo	9

Novos anticoagulantes estão sendo colocados agora no mercado, inibidores da trombina o dabigatran e inibidores do fator Xa, Rivaroxaban, Apixaban, Endoxaban.

As diferentes propriedades da warfarina e dos novos anticoagulantes estão descritos na tabela 15.6.

Tabela 15.6: Propriedades da warfarina e dos novos anticoagulantes

Propriedade	Warfarina	Novos fármacos
Início de ação	Lento	Rápido
Dose	Variável	Fixa
Efeito de alimentos	Sim	Não
Interação	Muitas	Nenhuma conhecida
Medicamentosa		
Meia-vida	Longa	Curta
Antídoto	Sim	Não se conhece
	Vit K / complexo	
	Protrombínico	

Concluímos que a decisão de reversão ou não para ritmo sinusal esta em geral indicada nas formas agudas de fibrilação atrial e de indicação individualizada nas formas persistentes e permanentes. Que a volta e manutenção do ritmo sinusal é critério prognóstico favorável e que a anticoagulação deve ser mantida em todas as formas de FA exceto naquelas formas secundárias de causa removível ou se houver contraindicação e que a priori a idade não é uma contraindicação.

Referências

1. Braunwald E. Shattuck Lecture: Cardiovascular medicine at the turn of the millennium: triumphs, concerns, and opportunities. *N Engl J Med.* 1997;337:1360–1369).
2. Gupta VK Inflammation in atrial fibrillation and atherosclerosis: pearls and pitfalls in the theorising process Int J Clin Pract, 2006, 60: 495–499.
3. Malouf JF,Kanagala R, Al Atawi FO,Rosales GA, Davison DE, Murali NS, Tsang TSM, Chandrasekaran K, Ammash NM, MD,et.al. High Sensitivity C-Reactive Protein A Novel Predictor for Recurrence of Atrial Fibrillation After Successful Cardioversion J Am. Coll Cardiol 2005, 46, 1284-1287.

4. Taddei CFG, Ramos LR, Moraes JC, Wajgarten M, Libberman A, Santos SC, Savioli F, Dioguardi G, Franken RA ET.al.Estudo Multicêntrico de Idosos atendidos em ambulatórios de Cardiologia e Geriatria de Instituições Brasileiras Arq. Bras. Cardiol.1997, 69:327-333.
5. The Solvd Investigators Studies of Left Ventricular Effect of Enalapril on Mortality and the Development of Heart Failure in assymptomatic Patients With Reduced Left Ventricular Ejection Fraction N.Engl.J.Med. 1992; 327: 685-917.
6. Wolf PA, Abbot RD, Kannel WB. Atrial Fibrillation as na Independent Risk Factor for Stoke The Framingham Study. Stroke 1991; 22:983-8.
7. A, Breteler MM, De Bruyne MC, et.al., Atrial fibrillation and dementia in a Population based Study: The Rotterdam Study Stroke 1997; 28: 316-21.
8. Gravina CF, Rosa RF, Franken RA, Freitas EV, Liberman A, et. al. Sociedade Brasileira de Cardiologia II Diretriz Brasileira em Cardiogeriatria. Arq.Bras.Cardiol. 2010; 95 (3supl2): 1-112.
9. S.D., Epstein AE, DiMarco JP, et al. Relationships between sinus rhythm, treatment, and survival in the AFFIRM study. *Circulation* 2004;109:1509–1513.
10. ACTIVE investigators. Effect of clopidogrel added to aspirin in patients with atrial fibrillation. *N Eng J Med 2009;360:2066 –2078.*
11. Israel CW, Gronefeld G, Ehrlich JR, Li YG, Hohnloser SH, Long-Term Risk of Recurrent Atrial Fibrillation as Documented by na Implantable Monitoring Device. Implication for Optimal Patientes Care. J. Am. Coll. Cardiol. 2004;43: 47-52.

capítulo 16

Acidente Vascular Cerebral

Rubens José Gagliardi

O acidente vascular cerebral (AVC) é uma doença complexa, multifatorial e de grande importância, devido a sua alta incidência, mortalidade e morbidade. É atualmente a principal causa de óbitos e de sequelas em adultos no Brasil[1]. É uma urgência neurológica.

Conceito

De modo resumido e objetivo, podemos conceituar o AVC como uma manifestação clínica e/ou anatomopatológico, devido a comprometimento da circulação cerebral.

Fisiopatologia da isquemia cerebral e do edema cerebral

O conhecimento da fisiopatologia da isquemia cerebral e do edema tem trazido novos horizontes no entendimento desta doença e aberto portas para a terapêutica específica.

O fluxo sanguíneo cerebral (FSC) normal, para uma adequada função neuronal, é de 50 a 100 ml/min/100gr de cérebro[2]. Taxas de 22 a 50 ml/100gr/minuto provocam oligoemia; 22 a 10 ml/100gr/minuto caracterizam uma área de penumbra e níveis inferiores a 10 ml/100gr/minuto levam a infarto e morte celular[2]. Esta sequência é progressiva, com tendência de evolução para infarto em poucas horas depois do seu início.

A área de penumbra é uma região de particular interesse, pois é uma região com hipofluxo, em que as funções cerebrais estão comprometidas, há o correspondente aparecimento de sintomas clínicos, porém o pequeno fluxo ainda é suficiente para manter as células vivas e passíveis de recuperação. Um importante desafio no tratamento destes doentes é reverter esta zona de penumbra, situação em que seria possível a recuperação dos neurônios e consequentemente menores sequelas.

Na instalação da isquemia cerebral, vários fatores interagem, do modo distinto, em tempos diferentes, porém inter-relacionados. Os principais fatores são a excitotoxicidade, processos inflamatórios, processos imunológicos e apoptose, que podem ocorrer nos neurônios, glia e na microcirculação, chamadas classicamente de cascatas isquêmicas.

Na isquemia há comprometimento na produção do ATP, que induz à disfunção nas bombas de sódio e potássio e despolarização das membranas. Ocorre então liberação de aminoácidos excitatórios, principalmente o glutamato e o aspartato, que agirão em receptores específicos, como o NMDA (N-metil D aspartato) abrindo portões de cálcio na parede celular[2,3]. Este excesso intracelular de cálcio iônico desencadeia uma série de reações: aumento da atividade de várias enzimas, como sintase do óxido nítrico, lípases, proteases, endonucleases, proteinoquinase C, proteinafosfatases e estímulo à expressão de vários genes de ação imediata[3]. Estes enzimas são responsáveis por uma série de reações, chamadas de "cascata isquêmica", que tem como denominador final comum a fosfolipase das membranas neuronais e morte celular. Esta sequência, apresentada de modo bastante simplificada e resumida, é classicamente chamada de excitotoxicidade.

A isquemia e a reperfusão desencadeiam um processo inflamatório que se inicia na microcirculação e contribuirá para a destruição tecidual[3,4]. Ocorre liberação de citocinas inflamatórias por diferentes células, como endotélio, monócitos, leucócitos, glias, e outras. As primeiras citocinas liberadas são a interleucina 1β e o fator de necrose tumoral que atuam nas etapas iniciais; posteriormente são liberadas outras interleucinas (IL), como a IL-6 e a IL-8. As IL atraem leucócitos, estimulam a síntese de moléculas de adesão e facilitam a trombogênese por aumentarem os níveis do inibidor de ativador do plasminogênio, fator tissular e fator ativador das plaquetas e por inibir o ativador tecidual do plasminogênio[4]. As moléculas de adesão, ICAM-1, E-selectina, P-selectina são estimuladas por IL[4].

As enzimas matriz-metaloproteases (MMP) têm também importante papel; podem degradar a constituição da matriz que envolve as placas ateroscleróticas e o tecido endotelial. Sabe-se[4] que as IL 6 e o FNT α estimulam a expressão da MMP (principalmente a MMP9).

Na isquemia pode também ser liberada endotelina, que tem ação vasoconstrictora, dificultando a passagem do sangue a comprometendo a irrigação tecidual.

- Os astrócitos tem função no controle de neurotransmissores, principalmente do glutamato; atuam na sua liberação e recapitação[3,4]. Os astrócitos são as principais fontes de fatores do crescimento que comprometem a tolerância isquêmica[3,4]. A micróglia, juntamente com os astrócitos, também contribui para a isquemia[3,4].

O edema cerebral é o principal fator de piora e de morte destes doentes[5]; se inicia imediatamente após se instalar o AVC[5]. Este tipo de edema tem características fisiopatológicas próprias e deve obrigatoriamente ser individualizado do edema cerebral que se apresenta em outras situações neurológicas[5,6]. A sua manifestação é bifásica, com uma primeira etapa intracelular (devido fundamentalmente a distúrbios eletrolíticos) e uma segunda fase intersticial (devida fundamentalmente a alterações nas macromoléculas)[6].

Esta sequência é progressiva, tem um pico do terceiro ao quinto dia após o icto, é significativa até aproximadamente o décimo dia e dura em média 30 dias[6].

O edema cerebral pode ser agravado por febre, hipertensão arterial e hiperglicemia.

Etiologia

Os AVC podem ter como causa, fenômenos obstrutivos ou hemorrágicos.

Os obstrutivos desencadeiam os AVC isquêmico (AVCi); podem ser por trombose, embolia, dissecção da parede arterial, arterite, compressão, malformação.

A principal causa de trombose é a aterosclerose, principal fator responsável pelos AVC. As embolias são também frequentes, tendo como principais origens o coração e as artérias aorta ou carótidas. As arterites são inflamações específicas das artérias cerebrais e são eventualidades raras e em geral de difícil caracterização.

Os hemorrágicos podem ser parenquimatosos ou subaracnóideos. São devidos à rotura de microaneurismas, de aneurismas ou de outras malformações ou à discrasia sanguínea. A rotura dos microaneurismas em geral provoca uma hemorragia intraparenquimatosa, classicamente chamada de AVC hemorrágico (AVCh) e a rotura de um aneurisma em geral é causa de hemorragia subaracnóidea. Aneurismas micóticos também podem ser lembrados como causa de AVCh.

Fatores de risco

A detecção e a correção dos fatores de risco é uma etapa fundamental; o AVC é uma doença normalmente previsível e passível de prevenção.

Os principais fatores de risco são os ligados a aterotrombose, fontes embolígenas inflamações arteriais, e hemorragias. Podemos listá-los como: hipertensão arterial (principal fator de risco; aproximadamente 70% dos AVC estão relacionados à hipertensão arterial); cardiopatias (principalmente a fibrilação atrial e as válvulas substituídas); diabetes; tabagismo; dislipidemias; síndrome metabólica; discrasias sanguíneas; alcoolismo excessivo; hiper-homocisteinemia; alteração da proteína C, S; síndrome do anticorpo antifosfolípide; uso de drogas ilícitas; obesidade abdominal; sedentarismo; iatrogenias medicamentosas; procedimentos e intervenções nas artérias.

Quadro clínico

No estudo do quadro clínico, para facilitar o diagnóstico, podemos dividir a investigação em duas partes: apresentação clínica e sintomatologia.

Apresentação clínica é a forma como o doente inicia a sua sintomatologia. Pode ser aguda, evolutiva (progressiva) ou transitória.

A forma aguda é o icto clássico, onde o doente manifesta a sua sintomatologia de modo abrupto e se mantém com o quadro inicial, sem grandes alterações.

A forma evolutiva é caracterizada por uma perda de alguma função de modo progressivo que em geral se completa em questão de algumas horas, podendo progredir em até 24 horas no território carotídeo e 72 horas no território vertebrobasilar.

Na forma transitória ocorrem sintomas neurológicos deficitários, que se instalam de modo agudo e permanecem por um período de tempo inferior a 24 horas. É o clássico “Ataque Isquêmico Transitório” (AIT).

A sintomatologia está relacionada ao local da lesão e a sua extensão. Com finalidade didática, costuma-se dividir a sintomatologia segundo o território arterial envolvido; as principais manifestações de cada território são:

- Território carotídeo (responsável pela irrigação dos dois terços anteriores do encéfalo):
  - Hemiparesia, disfasia, hemi-hipoestesia, disgrafia, dislexia, discalculia.
  - Hemianopsia, distúrbios de consciência, do comportamento ou de conduta, cefaleia.
- Território vertebrobasilar (responsável pela irrigação do terço posterior do encéfalo):
  - Ataxia, vertigem, disfagia, cefaleia, distúrbios visual, respiratório, de consciência.

Duas situações não raras na emergência médica, dentro dos AVC, merecem destaque e devem ser individualizadas: hemorragia subaracnóidea (ou meníngea) e trombose venosa.

A hemorragia meníngea é um quadro grave, agudo, que normalmente se inicia com cefaleia de grande intensidade, podendo vir acompanhada de rigidez de nuca, náuseas, vômitos e eventualmente de sinais localizatórios. É um quadro emergencial bastante delicado, de grande risco, com forte tendência a recidivar e alto grau de morte e sequelas.

A trombose venosa é uma situação mais frequente, em geral subdiagnosticada e que não possui um quadro clínico definido. Pode se manifestar de diferentes formas, como cefaleia de intensidade variável, com ou sem sinais de localização neurológica, até o coma, passando por todos os níveis de comprometimento da consciência e de sinais deficitários. A sua apresentação pode ser aguda ou subaguda, com evolução em até alguns dias.

Diagnóstico

Deve ser analisada a história clínica, como ocorreu o início da sintomatologia, os antecedentes (história familiar, fatores de risco), exame clínico, sendo a confirmação definitiva através de exames complementares.

Os principais exames para a confirmação do diagnóstico na fase aguda são a tomografia computadorizada (TC) e a ressonância magnética (RM) crânio-encefálica[7].

A etapa seguinte, após ser confirmado o AVC, é a pesquisa da sua causa. Este estudo, não é obrigatoriamente uma urgência, e em geral pode ser postergado, para não retardar o tratamento específico.

Diagnósticos diferenciais

Algumas situações podem se apresentar de modo semelhante ao AVC sendo a definição do quadro imprescindível para a correta tomada de decisão clínica. Podem-se citar como diagnósticos diferenciais: trauma cranioencefálico, tumores, abscessos, síncope, hipo ou hiperglicemia, pós-convulsivo, meningite, paresia facial periférica, enxaqueca com aura.

Tratamento

Atualmente é unânime o conceito de que o AVC é uma emergência neurológica e deve ser tratado como tal. O tratamento é tempo dependente e deve ser instituído o mais rápido possível. Há de pouco tempo para reverter às alterações neuronais e os resultados estão diretamente associados com a rapidez e qualidade do tratamento instituído.

O tratamento é normalmente complexo, envolve vários profissionais, comandados por um neurologista com treinamento em AVC, e deve ser realizado, preferencialmente em unidades especializadas, chamadas "Unidade da AVC"[8-10]. Neste local se dispões de infraestrutura apropriada que permite o diagnóstico e tratamento correto e imediato.

O tratamento visa cuidados gerais e específicos. Entre os cuidados gerais, tem grande destaque o controle da pressão arterial, que somente deverá ser tratada farmacologicamente apenas se estiver acima de 220 × 120 mmHg (ou 185 × 105 mmHg para os casos de AVCh ou se o doente for candidato à trombólise)[8-10]. As drogas preferencialmente indicadas reduzir a pressão arterial (PA) são: metoprolol, labetalol, enalapril, captopril, clonidina, ou se necessário, nitroprussiato de sódio A nifedipina é normalmente contraindicada nesta situação[8-10]. Maus resultados são atribuídos a falta de recanalização e não a persistência da hipertensão. A hipotensão pode agravar o quadro e em determinadas situações pode ser indicada a elevação da PA[8-10].

Hipertermia e a hiperglicemia (que agravam o dano isquêmico) devem ser combatidas com rigor. A temperatura corporal deve ser mantida abaixo de 36,5°C e a glicemia < 140 mg/dL. A hiperglicemia pode acarretar acidose tecidual, formação de radicais livres, quebra da barreira hematoencefálica e piora do edema cerebral. Toda medida que possa provocar elevação da temperatura e/ou da glicemia, devem ser rejeitadas[8-10].

Controle hidroeletrolítico e das pressões parciais do O_2 e do CO_2, são fundamentais[10].

A oxigenação deve ser controlada por oxímetro, mantendo-a acima de 95%[10].

A avaliação cardíaca é de extrema importância; arritmias são fontes de êmbolos e devem ser revertidas ou controladas; insuficiência cardíaca pode comprometer o débito cardíaco e reduzir o fluxo sanguíneo cerebral, etc. O Doppler transcraniano pode ser útil para caracterizar eventuais êmbolos recorrentes.

Cuidados com possível aspiração traqueal devem ser tomados; deve-se procurar manter a cabeceira elevada a 40º. Infecções e escaras devem ser combatidas, pois também comprometem a evolução do doente. O doente deve ser posicionado no leito mantendo-se a cabeceira elevada de 30º a 45º e movimentação frequente para se evitar escaras de decúbito. Os doentes hemiplégicos ou em coma devem usar meia elástica e se não houver contraindicação, anticoagulação para prevenção de tromboembolismo.

Entre as medidas específicas, podemos citar:

- Trombólise

É o tratamento específico do AVCi, apresenta bons resultados, porém oferece risco de hemorragia, devendo ser empregado com todo rigor, somente em centros com treinamento para tal. Sempre que indicado, o tratamento com o trombolítico deve ser instituído o mais rápido possível; dispõe-se de um período ("janela terapêutica") de até 4,5 horas do início do icto isquêmico, para o início da administração da droga por via endovenosa[11]. O tratamento não pode ser retardado, devendo ser iniciado o mais rapidamente possível. O período de 3 a 4,5 horas após o início do AVC deve ser reservado para casos devidamente selecionados, tendo critérios de inclusão e exclusão mais rígidos, comparativamente aos doentes tratados até três horas. Depois deste período de 4,5 horas, segundo os dados atuais, não está autorizada a sua prescrição por via endovenosa, exceto alguns casos excepcionais. Dentro do período das 4,5 horas propostos, quanto mais precoce for o início da introdução do trombolítico, melhor é o prognóstico[10]. O emprego do trombolítico por via intra-arterial tem mostrado algumas vantagens como poder aumentar a janela terapêutica até seis horas, (ou mais para os casos de lesão na região das artérias vertebrobasilares) e o emprego de doses menores do medicamento. Entretanto, ainda faltam novos estudos para a devida aprovação consensual deste procedimento.

Os critérios de inclusão e exclusão[8,9], para a sua prescrição, são muito claros e rígidos. A medicação somente poderá ser utilizada dentro destes parâmetros; fora deles é perigosa e pode causar hemorragia cerebral agravando o quadro ou provocando óbito.

O trombolítico mais empregado e melhor conhecido é o rt-PA; a urokinase tem sido utilizada principalmente em procedimentos intra-arteriais; a estreptoquinase é atualmente proscrita para o tratamento do AVC, devido a alta incidência de hemorragia cerebral (e óbito) que provoca[8,10]. Outros trombolíticos estão em estudo, como por exemplo, a desmoteplase, com resultados iniciais animadores.

Existe a possibilidade do emprego associado do trombolítico com Doppler transcraniano (sonotrombólise) que permitiria melhor ação da droga por contribuir para fragmentar o trombo e da associação do trombolítico iniciando-se por via endovenosa e concluindo por via intra-arterial, o que poderia permitir uma dose menos.

- Antiagregação plaquetária

Poucos estudos têm analisado a ação dos antiagregantes na fase aguda do AVC, pois a grande maioria se volta para os efeitos na prevenção primária ou secundária. Dois grandes ensaios clínicos: o IST e o CAST mostraram benefício com o emprego do AAS e esta tem sido a recomendação atual[8-10]. A dose sugerida é de 100 mg a 500 mg[8].

- Anticoagulação

A anticoagulação na fase aguda do AVC é um assunto ainda controverso e não definido,

Apesar de faltarem dados de grandes ensaios clínicos que apoiem esta ideia, a heparinização plena com heparina não fracionada pode ser empregada em situação comprovada de fonte emboligena cardíaca com risco de reembolização (válvulas artificiais, fibrilação atrial, trombo mural, trombose atrial esquerda), coagulopatias resistentes (deficiência de proteína C ou S), trombose em progressão, casos selecionados de dissecção arterial, e trombose venosa com certa gravidade. Não há recomendação para o emprego de heparina de baixo peso molecular, com finalidade de tratamento do AVC [8-10], sendo esta reservada para a prevenção de tromboembolismo. A anticoagulação oral é indicada para prevenção, em situações específicas.

- Neuroproteção

É um conceito farmacológico interessante, porém ainda não há a definição do benefício do seu emprego clínico. Vários ensaios clínicos com diferentes drogas têm sido testados, mas ainda sem resultado prático[9,10].

- Antiedematoso cerebral

O edema cerebral é a principal causa de complicações e de óbito após o AVC; assim consequentemente a possibilidade de um tratamento específico deve ser considerada. Importante metanálise mostrou benefício com o emprego de glicerol[12], para o tratamento do edema, porém faltam ensaios clínicos duplo-cegos e com grandes casuísticas. A dose recomendada de glicerol é de 1 a 1,5 gr/dia[8,10,12]. A dexametasona, que já foi bastante prescrita nesta doença, é contraindicada com finalidade antiedematosa no AVC[10].

- Embolectomia mecânica

Trata-se da remoção mecânica do êmbolo (por exemplo, com os dispositivos "*merci retriever*" ou o "*penumbra*") na isquemia cerebral. Os resultados ainda são iniciais, devendo ser reservados para casos selecionados.

- Cirurgia

Este procedimento pode ser indicado para a evacuação de um hematoma de grandes proporções, principalmente os de fossa posterior ou com finalidade descompressiva, nas situações de grande hipertensão intracraniana[9,10].

- Fator VII recombinante na hemorragia cerebral

Esta terapia se mostrou, nos ensaios clínicos inicias, como bastante promissora para o tratamento da hemorragia cerebral, porém não comprovou eficácia em recente estudo duplo cego ("estudo FAST"), não sendo atualmente recomendada[13].

Após a fase do tratamento emergencial, é imprescindível que se estabeleça um programa de tratamento preventivo (prevenção secundária), pois o AVC com grande frequência recidiva e agrava o prognóstico. Esta etapa exige cuidados clínicos e neurológicos na detecção do fator desencadeante, na sua correção e no emprego de medicações e medidas preventivas[14].

Referências

1. www.datasus.gov.br
2. Baron JC. Mapping the ischemic penumbra with PET: a new approach. Brain 2001;124:2-4.
3. Castillo J, Álvarez-Sabín J, Dávalos A et al. Revisión de consenso. Neuroprotección farmacológica en la isquemia cerebral:¿es todavia una opción terapéutica ? Neurologia 2003;18(suppl 7):368-384.
4. Kidwell CS, Liebeskind DS, Starkman S, Saver J. Trends in acute ischemic stroke trials through the 20th century. Stroke 2001;32:1349-1359.

5. Meyer JS, Charney JZ, Rivera VW, Mathew NT. Treatment with glycerol cerebral edema due to acute cerebral infarction. Lancet 1971;2:93-97.
6. Gagliardi RJ, Atra M, Mielli SR, Araújo CK. Período de Maior Gravidade e Maior edema após o infarto cerebral. Rev. Bras. Neurol, 1990;26:79-83.
7. Latchaw RE, Albers M, Lev MH et al. Recommendations for imaging of acute stroke: a scientific ststementfrom American heart association. Stroke 2009;40:364-3678.
8. Gagliardi RJ, Raffin CN, Massaro AR, Fabio SC (Sociedade Brasileira de Doenças Cerebrovasculares). Primeiro consenso brasileiro do tratamento da fase aguda do acidente vascular cerebral. Arq Neuropsiquiatr 2001; 59:972-980.
9. Raffin CN, Gagliardi RJ, Massaro AR, Fernades JG et al. (Sociedade Brasileira de Doenças Cerebrovasculares). Primeiro consenso brasileiro para a trombólise no acidente vascular cerebral agudo. Arq Neuropsiquiatr 2002;60:675-680.
10. Adams HP, Zoppo G, Albers MJ, et al. A guideline for the early management of adults with ischemic stroke. Stroke 2007;38:1665-1711.
11. Hacke W, Kaste M, Bluhmki E et al., ECASS investigators.Thombolysis with alteplase 3 to 4,5 hours after acute ischemic stroke. N Engl J Med 2008;359:1317-1329.
12. Righetti E, Celani MG, Cantisani et al. Glycerol for acute stroke: A Cochrane Systematic review. J Neurol 2002;249:445-451.
13. Mayer, S. Results of the FAST study. Presented in the European Stroke Conference, Glascow,2007.
14. Furie KL, Kasner SE, AdamsRJ et al. Guidelines for the prevention of stroke in patients with stroke or transient ischemic attack. A guideline for healthcare professionals from the American heart association/Americam stroke association. Stroke. 2011;42:227-276.

capítulo 17

Distúrbios do Movimento

Milton Luiz Gorzoni ❍ Renato Moraes Alves Fabbri

Diante de pacientes idosos com queixa de distúrbios do movimento, cabe ao profissional da saúde cuidadosa avaliação clínica e neurológica para definição do subtipo desse distúrbio e principalmente de seus fatores desencadeantes, visto que situações, medicamentos e doenças sistêmicas podem simular ou originar esse padrão de alteração neurológica.

Merece observação de que não se deve atribuir distúrbios do movimento ao processo natural do envelhecimento humano. Casos de doença de Parkinson ou parkinsonismo em adultos jovens e de tremores essenciais ou familiares com início décadas antes do paciente se tornar idoso são relativamente frequentes na prática clínica.

O fato real é que distúrbios do movimento, particularmente tremores, aumentam de frequência com a idade, provocando assim especial atenção a eles pelo seu potencial de gerar incapacidades físicas, mentais e sociais em seus portadores.

Há dois tipos de tremores comuns em idosos e, sendo seu diagnóstico diferencial eminentemente clínico, cabe ao médico assistente estar atendo às suas características.

Doença de Parkinson e parkinsonismo

Caracteriza-se por tremores em repouso, reduzidos ou inibidos durante o movimento e o sono e acentuados durante situações de emotividade. Observa-se frequentemente sua associação com rigidez, bradicinesia, micrografia, andar trôpego ou arrastado e dificuldades para atividades do cotidiano como virar-se na cama, levantar-se de cadeiras, abrir portas ou segurar objetos (talheres, copos, canetas).

Inicia-se, em muitos casos, com a associação desses sintomas a outros inespecíficos e insidiosos como fadiga aos mínimos esforços e mal-estar generalizado e de difícil caracterização por parte do portador dessa doença. Número significativo de pacientes apresenta também outras manifestações secundárias como obstipação intestinal, distúrbios miccionais, dores, depressão e insônia.

Visto que expressiva parcela de idosos é usuária de vários fármacos simultaneamente, torna-se obrigatório avaliar a possibilidade de o quadro clínico ser decorrente de efeitos colaterais de medicamentos como, por exemplo, amiodarona, amlodipina, cinarizina, flunarizina, fluoxetina, metildopa e neurolépticos. Isto caracteriza o parkinsonismo medicamentoso e a possibilidade de remissão total ou parcial dos sintomas referidos.

Suas manifestações clínicas habitualmente surgem unilateralmente com evolução de forma assimétrica.

Tremor senil

O tremor essencial clássico é normalmente bilateral, simétrico e ocorre durante movimentos. Corriqueiramente há o relato de melhora pelo consumo de baixas doses de álcool e antecedentes familiares de casos semelhantes.

A anamnese deve também inquirir sobre medicamentos em uso, tendo em vista que várias substâncias e fármacos podem induzir e/ou colaborar para sua instalação – ácido valpróico, antidepressivos, beta-agonistas, hormônios tireoidianos, lítio, metoclopramida, neurolépticos, teofilina, nicotina, cafeína e retirada abrupta de medicamentos, notadamente psicofármacos. Merece ainda o diagnóstico diferencial de outras doenças como tireoidopatias, deficiência de vitamina B12, hipocalcemia, hiponatremia, nefro e hepatopatias.

Cuidados

Programas de orientação e de educação aos pacientes e seus familiares são úteis para diminuir o grau de dependência dos portadores dos dois tipos de tremores. Igualmente, acompanhamento fisioterápico e atividade física supervisionada auxiliam na adaptação ao distúrbio do movimento existente. Há também associações de apoio como, por exemplo, a Associação Brasil Parkinson (www.parkinson.org.br), que oferecem material impresso e palestras sobre a doença.

Recomenda-se a utilização de fármacos quando os sintomas presentes estão interferindo na capacidade funcional do paciente. Como comentado em outro capítulo desse livro (Iatrogenias), deve-se iniciar o tratamento medicamentoso com baixas doses dos fármacos e aumento progressivo das doses, se necessário.

Tratamento medicamentoso da doença de Parkinson

Medicamentos mais utilizados e recomendados para idosos portadores de doença de Parkinson:

Carbidopa-Levodopa

Após mais de 40 anos de uso comercial, a Levodopa ainda é o tratamento padrão e mais efetivo na redução dos sintomas da doença.

Visto que o diagnóstico da doença de Parkinson depende da avaliação clínica, a melhora dos sintomas pelo uso desse fármaco pode, em muitos casos, significar confirmação diagnóstica.

Encontra-se no Brasil apresentações em comprimidos de Levodopa 200 mg + Carbidopa 50 mg ou de Levodopa 250 mg + Carbidopa 25 mg.

Dose inicial sugerida: Levodopa 100 mg + Carbidopa 25 mg (meio comprimido) a cada 8 ou 12 horas. A dose inicial não deve ultrapassar a 600 mg/dia de Levodopa nem ser administrada em intervalos inferiores a seis horas (pelo risco de efeitos colaterais e/ou sobredose). Aumenta-se quinzenalmente meio a um comprimido até dose básica de um comprimido a cada oito horas. Doses maiores devem ser indicadas em situações e/ou em pacientes singulares.

Recomenda-se seu uso com extrema cautela e/ou segmento clínico regularmente em pacientes com insuficiência cardíaca grave, enfisema pulmonar, glaucoma e história pregressa de infarto agudo do miocárdio. Isto decorre do risco de hipotensão postural e de alterações no diâmetro pupilar.

Merece observação de que seus efeitos colaterais mais frequentes relacionam-se ao aparelho digestivo (xerostomia ou sialorreia, disfagia, soluços, náuseas e vômitos, epigastralgia, flatulência, obstipação intestinal ou diarreia) e a manifestações neuropsiquiátricas (*delirium*, ansiedade, ataxia, depressão), passíveis de remissão com redução ou retirada do fármaco.

Pramipexol

Apresentações em comprimidos de 0,125 mg, 0,25 mg e 1,0 mg.

Dose inicial sugerida: 0,125 mg/dia. Aumentar gradualmente a dose diária até 0,5 mg a 1,5 mg a cada oito horas. Pode ser utilizado como monoterapia ou em associação com carbidopa-Levodopa.

Efeitos colaterais mais frequentes: *delirium* e comportamentos anormais, hipotensão postural e, em interrupções abruptas, síndrome neuroléptica maligna.

Entacapona

Apresentação em comprimidos de 200 mg.

Dose inicial sugerida: 200 mg em associação com cada dose de carbidopa-levodopa.

Contraindicado em pacientes com suspeita de feocromocitoma ou em uso de inibidores da Mono Amino Oxidase A (MAO-A). Seus efeitos colaterais mais relatados são: diarreia ou obstipação, tonturas, hipotensão postural, dor abdominal, insônia, xerostomia, *delirium* e câimbras.

Tratamento medicamentoso do tremor senil

Inicia-se orientando o uso, quando necessário, de álcool em pequenas doses, betabloqueadores ou de benzodiazepínicos de ação curta. Programa-se seguimento e observação clínica na qual, havendo evolução da intensidade e/ou da frequência do tremor, define a necessidade de tratamento medicamentoso contínuo utilizando-se:

Propranolol

Apresentações em comprimidos de 10 mg, 40 mg e 80 mg.

Recomenda-se dose inicial entre 20 mg a 40 mg/dia com aumento progressivo até a dose padrão de 120 mg/dia ou a máxima de 240 mg a 320 mg/dia.

Contraindica-se seu uso de pacientes com doença pulmonar obstrutiva crônica (pelo broncoespasmo) e em diabéticos (pela redução de sintomas adrenérgicos relacionados à hipoglicemia).

Efeitos colaterais mais relatados: bradicardia, hipotensão arterial, *delirium*, depressão e insônia.

Alternativamente pode-se utilizar Sotalol entre 75 mg a 200 mg/dia (apresentações em comprimidos de 120 mg e 160 mg) ou Atenolol de 50 mg a 150 mg/dia (apresentações em comprimidos de 25 mg, 50 mg e 100 mg).

Primidona

Apresentações em comprimidos de 100 mg e 250 mg.

Indicado quando os betabloqueadores são contraindicados ou apresentam resultados insatisfatórios.

Sugere-se como dose inicial 25 mg ao deitar, seguido de aumento semanal e progressivo de 25 mg a 50 mg/dia até o máximo de 250 mg à noite ou de 750 mg ao dia.

Seus efeitos colaterais mais frequentes são: sonolência (razão da dose inicial noturna), ataxia, vertigens, tonturas, náuseas e manifestações que simulam quadro gripal.

Benzodiazepínicos

Alprazolam com apresentações em comprimidos de 0,25 mg, 0,5 mg, 1,0 mg e 2,0 mg.

Clonazepam com apresentações em comprimidos de 0,5 mg e 2,0 mg e em gotas de 2,5 mg/ml.

Lorazepam com apresentações em comprimidos de 1 mg e 2 mg.

Recomenda-se inicialmente Alprazolam em doses diárias entre 0,75 mg e 2,75 mg. Como opções terapêuticas tem-se o Clonazepam (0,25 mg a 2,0 mg/dia) e o Lorazepam (1,0 mg a 5,0 mg/dia).

Apresentam como efeitos colaterais frequentes: dependência ao fármaco, síndrome de abstinência em retiradas abruptas, sonolência e sedação.

Conclusão

O encontro de distúrbios do movimento, particularmente doença de Parkinson e tremor senil, é frequente entre pacientes idosos.

Apresenta potencial para gerar ou agravar incapacidades e dependências.

Seu diagnóstico é essencialmente clínico e deve ser definido com o devido cuidado, pois o tratamento medicamentoso não é isento de significativos efeitos colaterais nessa faixa etária.

Referências

1. Gorzoni ML, Lima CAC. Análise dos parâmetros clínicos de idosos internados em enfermaria de clínica médica. Rev Ass Med Brasil. 1995; 41(3): 227-232.
2. Adachi Y, Augusto, APA, Alencar Júnior CA. Doença de Parkinson e Gravidez. Rev Bras Ginecol Obstet. 2000; 22(6): 387-388.

3. Herskovits E, Figueroa E, Mangone C. Hereditary essential tremor in Buenos Aires (Argentina). Arq Neuropsiquiatr. 1988; 46(3): 238-247.
4. Scalzo PL, Flores CR, Marques JR, Robini SCO, Teixeira AL. Impact of changes in balance and walking capacity on the quality of life in patients with Parkinson's disease. Arq Neuropsiquiatr. 2012; 70(2):119-124.
5. Goulart FO, Godke BA, Borges V, Azevedo-Silva SMS, Mendes MF, Cendoroglo MS, Ferraz HB. Fatigue in a cohort of geriatric patients with and without Parkinson's disease. Braz J Med Biol Res. 2009; 42(8):771-775.
6. Juri C, Viviani P, Chaná P. Features associated with the development of non-motor manifestations in Parkinson's disease. Arq Neuropsiquiatr. 2008; 66(1):22-25.
7. Letro GH, Quagliato EMAB, Viana MA. Pain in Parkinson's disease. Arq Neuropsiquiatr. 2009; 67(3-A):591-594.
8. Maraschin R, VieiraII PS, Leguisamo CP, Dal'Vesco F, Santi JP. Dor lombar crônica e dor nos membros inferiores em idosas: etiologia em revisão. Fisioter Mov. 2010; 23(4): 627-639.
9. Duarte MB, Rego MAV. Comorbidade entre depressão e doenças clínicas em um ambulatório de geriatria. Cad. Saúde Pública. 2007; 23(3): 691-700.
10. Werneck ALS, Alvarenga H. Genetics, drugs and environmental factors in Parkinson's disease. Arq Neuropsiquiatr. 1999; 57(2-B):347-355.
11. Poewe W, Antonini A, Zijlmans JCM, Burkhard PR, Vingerhoets. Levodopa in the treatment of Parkinson's disease: an old drug still going strong. Clinical Interventions in Aging 2010; 5:229-138.
12. Reuben DB, Herr KA, Pacala JT, Pollock BG, Potter JF, Semla TP. Geriatrics at your fingertips: 2010. 12th Edition, New York, The American Geriatrics Society, 2010.
13. Pahwa R, Lyons KE. Essential tremor: differential diagnosis and current therapy. Am J Med. 2003; 115(2): 134-142.
14. Sullivan KL, Hauser RA, Zesiewicz TA. Essential tremor. Epidemiology, diagnosis, and treatment. Neurologist. 2004; 10(5): 250-258.

capítulo 18

Pneumonias

Milton Luiz Gorzoni ○ Renato Moraes Alves Fabbri

Pneumonias constituem uma das principais causas de hospitalização e de morte em idosos. Esses fatos decorrem de manifestações clínicas não necessariamente típicas ou características dessa afecção, retardando assim seu diagnóstico e tratamento nessa faixa etária.

Casuísticas sobre sua magnitude em idosos são relatadas em vários locais como, por exemplo, a própria Irmandade da Santa Casa de Misericórdia de São Paulo (ISCMSP). O Serviço de Clínica Médica do Hospital Central da ISCMSP observou, já em 1995, que pneumonias ocupavam terceiro lugar entre as principais doenças como causa de internação hospitalar de idosos em seus leitos (14,7% do total de internações acima dos 60 anos de idade). O mesmo Serviço, em 2007, avaliou idosos atendidos ambulatorialmente ou hospitalizados e constatou nos dois grupos de pacientes altas escores pelo índice de Fine (1997) utilizado como preditor de risco para pneumonia. Outra Unidade da ISCMSP, o Hospital Geriátrico e de Convalescentes Dom Pedro II (HGCDPII), ao analisar óbitos em idosos institucionalizados, verificou que pneumonias foram a terceira causa de morte (13,6% dos óbitos) e a primeira causa principal (28,8% dos óbitos).

Manifestações clínicas de infecções em idosos

A prática clínica observa subpopulações de idosos onde a simultaneidade de várias comorbidades é frequente, aumentando o risco de infecções, reduzindo a resposta imune inata e provocando manifestações atípicas dessas doenças.

Exemplo dessas subpopulações refere-se a internados em instituições de longa permanência para idosos (ILPIs). Institucionalizados são habitualmente idosos frágeis, portadores de estados demenciais e/ou de sequelas de acidentes vasculares cerebrais com alto grau de dependência, imobilidade e polifarmácia. Sendo comunidades fechadas, as ILPIs, favorecem a disseminação de flora bacteriana multirresistente e de tuberculose. Cabe a observação de que o quadro clínico e estado geral do institucionalizado padrão não favorece manifestações de sintomas e de sinais típicos de infecção como febre. O oposto ocorre em percentuais significativos desses idosos, como a hipotermia indicando infecção grave, mau prognóstico e sepse como causa de óbito nessa subpopulação.

Vinculadas aos diferentes locais de assistência e às peculiaridades dos idosos atendidos lá, haverá sempre doenças infecciosas merecedoras de lembrança no diagnóstico diferencial de vários quadros clínicos. As pneumonias incluem-se nessas circunstâncias e devem fazer parte de análise de sintomas e de sinais atípicos nessa faixa etária.

Sinais e sintomas atípicos de infecções em idosos

Idosos que apresentem sintomas e sinais de início agudo ou alterações abruptas e/ou inexplicáveis de quadros clínicos pregressos merecem, como norma básica, cuidadosa avaliação para definição de possíveis fatores desencadeantes. Astenia, anorexia, alterações cognitivas, *delirium*, quedas e taquipneia são exemplos cotidianos desses sintomas/sinais que, em muitos casos, imputam-se incorretamente como manifestações próprias da idade. Retarda-se assim o diagnóstico correto em vários pacientes e, particularmente quando se trata de infecções, define-se a gravidade do processo e de sua evolução/prognóstico.

Observa-se, por exemplo, menores percentuais de octogenários à admissão hospitalar por pneumonia com febre ou tosse do que com *delirium*. Isso ocorre por que o envelhecimento reduz o reflexo da tosse e altera a termorregulação corporal.

Sendo sinal de alerta básico em infecções, a febre merece especial atenção em idosos, visto que a temperatura média basal diminui 0,15ºC/década de vida na temperatura basal média após os 20 anos de idade. Como exemplo dessa regra, setuagenários apresentariam temperaturas médias basais em torno de 36,0ºC (36,8ºC [20 anos de idade] – 0,75 [cinco décadas de vida x 0,15ºC] = 36,05ºC).

Isto retarda a hipótese de infecção em pacientes nessa faixa etária. Procurando auxiliar a avaliação correta desse sintoma/sinal, Yoshikawa e Norman (1998) propuseram critério que considera aumentos $\geq$ 1,1°C da temperatura basal em idosos como febre, ou seja, se a temperatura basal média do paciente for de 36,0°C, aumentos dela acima de 37,1°C serão definidos como estado febril. Deve-se ainda considerar outros fatores que interferem na termorregulação em idosos como diabetes *mellitus*, sarcopenia, imobilidade, desnutrição, doenças neurológicas, e medicamentos (benzodiazepínicos, opioides, antidepressivos tricíclicos, barbitúricos, fenotiazinas e alfabloqueadores). A baixa massa muscular na sarcopenia, por exemplo, reduz a capacidade do organismo em produzir calafrios, gerando assim menos energia calórica (febre) e subtraindo outro sintoma/sinal indicativo de infecções (calafrios).

Diagnóstico de pneumonia em idosos

Idosos fisicamente saudáveis ou clinicamente compensados e em acompanhamento ambulatorial podem apresentar sintomas clássicos de pneumonia como tosse e secreções brônquicas (ambas agudas ou com mudança de padrão para mais), calafrios, dispneia e dor tipo pleurítica. Mas, mesmo nessa subpopulação há percentuais significativos de queixas como inquietação, cefaleia e mialgia.

Deve-se avaliar, em todos pacientes idosos, se houve piora da dependência física nas atividades de vida diária (locomoção, deambulação, continência, banhar-se, vestir-se e alimentar-se) ou se surgiu estado de confusão mental aguda (*delirium*).

Ao exame clínico, verifica-se aumento da frequência respiratória, respiração superficial e ausculta pulmonar caracterizada por estertores (inexistentes anteriormente ou mudança de padrão para aumento deles). A presença de ruídos adventícios bilateralmente deve ser diferenciada de insuficiência cardíaca congestiva.

Cabe a lembrança de que radiografias de tórax podem ser normais nas primeiras 72 horas do quadro pneumônico e de que pneumonias anteriores, frequentes em idosos mais frágeis e/ou acamados, permanecem como imagens radiológicas por semanas após o término do tratamento.

Frente a pacientes idosos, particularmente em serviços de pronto atendimento, na suspeita clínica de pneumonia como definir a gravidade do quadro clínico e a conduta a tomar?

Índices e escalas

Há vários índices e escalas que auxiliam na definição de condutas, hospitalização e risco de mortalidade em idosos com pneumonia. Os mais conhecidos CURB-65 (2003) e índice de Fine (1997) visam basicamente avaliar pneumonias adquiridas em comunidade, devendo-se ter cautela em sua utilização em outros locais como hospitais e ILPIs.

O CURB-65 apresenta facilidade de memorização e de aplicação. Utiliza mnemonicamente cinco dados clínicos (**C**onfusão, **U**reia, **R**espiração, Pressão arterial [***B**lood pressure*] e idade ≥ **65** anos) e seu mecanismo de aplicação encontra-se resumido na Tabela 18.1.

Tabela 18.1: Avaliação da gravidade de pneumonia adquirida em comunidade pelo CURB-65

Dados clínicos	Pontos
Confusão mental	1
Ureia sérica > 19mg/dL	1
Respiração ≥ 30/min	1
Pressão arterial sistólica > 90 mmHg ou diastólica ≤ 60 mmHg (Blood pressure)	1
Idade ≥ 65 anos	1
Total	

Escore	Óbitos	Recomendações
0	0,6%	Baixo risco, considerar tratamento domiciliar
1	2,7%	
2	6,8%	Hospitalização curta ou tratamento vigiado
3	14,0%	Pneumonia grave, hospital e/ou unidade de terapia intensiva
4* ou 5	27,8%	**Pode ser pontuado sem dosagem da ureia sérica*

Adaptado de Lim et al., 2003.

Outro índice a ser mencionado, o de Mehr e colaboradores (2001), auxilia como preditor de mortalidade em institucionalizados com infecções do trato respiratório baixo. Esse índice utiliza critérios clínicos e laboratoriais para definir o quadro de pneumonia e seu prognóstico nessa subpopulação de idosos com alto grau de fragilidade e dependência.

Tratamento

Deve-se inicialmente definir o local onde o tratamento será realizado (domicílio/ambulatório, hospital ou ILPI). Os índices e escalas anteriormente mencionados colaboram com essa primeira decisão clínica. Merece observação, porém, que mesmo idosos classificados nesses índices e escalas como de bom prognóstico, tratamento domiciliar e baixo risco de mortalidade, podem necessitar de cuidados hospitalares devido a sintomas secundários como dificuldade de ingestão de medicamentos por via oral (disfagia, náuseas, vômitos) ou por incapacidade social de autocuidados.

O passo seguinte é a instalação de medidas de suporte (hidratação, nutrição e oxigenação) e a manutenção das funções renais e cardiovasculares desses pacientes. Institucionalizados e hospitalizados necessitam também de cuidados quanto à profilaxia de úlceras de pressão e de quadros tromboembólicos.

Associado a esse passo, o início precoce da terapia antimicrobiana é outra ação terapêutica fundamental na redução da mortalidade e da permanência hospitalar prolongada.

Definir o esquema a ser prescrito de antibióticos envolve diferentes variáveis como:

- Local de origem – Significativo percentual de institucionalizados são encaminhados após hospitalizações prolongadas e, por estarem colonizados com a flora bacteriana hospitalar, ao serem admitidos em comunidades fechadas como ILPIs, cria-se situação favorável à formação de cepas multirresistentes equivalentes a observadas em hospitais gerais. Recomenda-se a coleta de culturas para melhor definição da espécie e da resistência microbiana em cada caso.
- Risco de broncoaspiração - Particularmente nos pacientes com sondas de alimentação ou dificuldades de deglutição prévias.
- Antibioticoterapia prévia nos últimos três meses.
- Estado geral do idoso, suas comorbidades e condições imunossupressoras (diabetes *mellitus*, neoplasias, corticosteroides).

A via oral é preferencial e, se não for possível inicialmente, deve sempre ser considerada quando o quadro clínico estabilizar e/ou o paciente apresentar condições de alta hospitalar.

Residentes na comunidade apresentam normalmente pneumonias provocadas pelo *S. pneumoniae* que responde habitualmente aos antibióticos das classes das penicilinas e das quinolonas. Cabe a lembrança de que quinolonas não devem ser ingeridas com alimentos e de que a ciprofloxacina encontra-se entre os fármacos desencadeadores de *delirium*. Hospitalizados e institucionalizados necessitam de análise microbiológica local e pessoal para a definição da melhor antibioticoterapia, à exceção óbvia de quadros infecciosos graves.

Conclusão

Pacientes idosos necessitam de cuidadosa avaliação clínica. Há peculiares da terceira idade, durante a anamnese e exame físico, que muitas vezes passam despercebidos a olhares menos treinados e informados. Isto é particularmente importante em quadros pneumônicos e parcialmente responsável pelo alto índice de morbidade e de mortalidade das infecções respiratórias baixas nessa faixa de idade. Cabe sempre a perspectiva do encontro de manifestações atípicas, da análise do local de origem do paciente para definir sua flora bacteriana e da agregação de escalas e índices específicos a essa situação para auxiliar na acurácia diagnóstica, preventiva e terapêutica.

Referências

1. Gorzoni ML, Lima CAC. - Análise dos parâmetros clínicos de idosos internados em enfermaria de clínica médica. Rev Ass Med Brasil. 1995; 41(3): 227-232.
2. Gorzoni ML, Massaia IFDS, Fabbri RMA, Pires SL, Taddeo EF. Índice de Fine em orientações sobre pneumonias em idosos. Rev Soc Bra Clin Med. 2007; 5(2): 44-48.
3. Gorzoni ML, Pires SL. - Óbitos em instituição asilar. Rev Ass Med Brasil. 2011; 57(3): 333-337.
4. Badan-Neto AM, Lucchetti G, Brusque ML, Carvalho GBA, Ramos SAC, Pires SL. - Diferenças entre idosos e muito-idosos na admissão em instituições de longa permanência. Geriatria & Gerontologia. 2008; 2(Suplemento 1): 85-86.
5. Faria LFC, Costa MFCM, Badan-Neto AM, Bernal L, Pires SL, Gorzoni ML. - Infecção hospitalar em instituição de longa permanência para idosos (ILPI). Geriatria & Gerontologia. 2008; 2(Suplemento 1): 145.
6. Gorzoni ML, Aguado MRV, Pires SL, Faria LFC. - Notificação compulsória em instituição asilar. Envelhecimento e Saúde. 2009; 15(Suplemento 1): 17.
7. Seman AP, Golin V, Gorzoni ML. - Estudo da hipotermia acidental em idosos institucionalizados. Rev Assoc Med Bras. 2009; 55(6): 663-671.
8. Diaz Fuenzalida A, Vera C, Santamarina J, Izarduy L, Bagnasco R, Grinspon S, Khoury M, Rodriguez CH, Luna CM - Community-acquired pneumonia in the elderly requiring hospitalization. Clinical features and prognosis. Medicina (B. Aires). 1999; 59:731-731.
9. Roghmann MC, Warner J, Mackowiak PA. The relationship between age and fever magnitude. Am J Med Sci. 2001; 322(2):68-70.
10. Yoshikawa TT; Norman DC. - Fever in the elderly. Infect Med. 1998; 15(10):704-8.
11. Gorzoni ML, Pires SL, Faria LFC. - Temperatura basal em idosos asilados. Rev Bras Geriatr Gerontol. 2010; 13(2): 167-172.
12. Kenney WL, Munce TA. - Invited review: aging and human temperature regulation. J Appl Physiol. 2003; 95(6):2598-603.
13. Bochud PY, Moser F, Erard P, Verdon F, Studer JP, Villard G, Cosendai A, Cotting M, Heim F, Tissot J, Strub Y, Pazeller M, Saghafi L, Wenger A, Germann D, Matter L, Bille

J, Pfister L, Francioli P. - Community-acquired pneumonia. A prospective outpatient study. Medicine (Baltimore). 2001; 80(2):75-87.

14. Lim WS, van der Eerden MM, Laing R, Boersma WG, Karalus N, Town GI, Lewis SA, Macfarlane JT. - Defining community acquired pneumonia severity on presentation to hospital: an international derivation and validation study. Thorax. 2003; 58(5):377-82.
15. Fine MJ, Auble TE, Yealy DM, Hanusa BH, Weissfeld LA, Singer DE, Coley CM, Marrie TJ, Kapoor WN. - A prediction rule to identify low-risk patients with community--acquired pneumonia. N Engl J Med. 1997; 336(4):243-50.
16. Mehr DR, Binder EF, Kruse RL, Zweig SC, Madsen R, Popejoy L, D'Agostino RB. - Predicting mortality in nursing home residents with lower respiratory tract infection: The Missouri LRI Study. JAMA. 2001; 286(19):2427-36.

capítulo 19

Diabetes

Danilo Romano ○ Renata Freitas Nogueira Salles ○ João Eduardo Nunes Salles

Introdução

O Diabetes *Mellitus* tipo 2 (DM 2) é uma doença crônico degenerativa, com aumento considerável na prevalência mundial nos últimos anos, sendo um grande fator de risco de morte e de numerosas complicações não fatais[1].

Estudos têm demonstrado aumento do risco de mortalidade em pacientes diabéticos com 75 anos ou mais[2], além do aumento da morbidade (perda de função renal, queda da acuidade visual, amputações, aterosclerose) levando a maior perda de funcionalidade do que nos pacientes sem DM 2, sendo que os pacientes portadores de diabetes aparentam ser fisiologicamente mais velhos em cerca de 10 anos do que os não diabéticos[3,4].

Nos pacientes idosos, a hiperglicemia geralmente se apresenta com desidratação e hiperosmolaridade sanguínea (principalmente nos indivíduos com algum grau de demência)[5]. As queixas mais comuns são visão turva (associada a catarata), infecções de pele e vagina e lentificação, que são vinculadas a idade e podem ser ignoradas pelos profissionais da saúde[6]. Além disso, a hiperglicemia crônica aumenta o risco de quedas, depressão, demência e iatrogenia, provocada pela polifarmácia resultante das múltiplas comorbidades do paciente[7,8].

Patofisiologia e diagnóstico

Assim como no paciente adulto jovem o principal componente patofisiológico é a associação de disfunção de célula beta e resistência insulínica. Estudos recentes comparando pacientes idosos sem diabetes e portadores da doença, demostraram produção hepática normal em ambos os grupos[9,10]. Outros trabalhos demonstraram que todos pacientes idosos com diabetes apresentam ausência da produção da primeira fase de insulina e uma segunda fase muito comprometida nos idosos com diabetes magros e curiosamente o inverso nos pacientes idosos obesos, ou seja, uma segunda fase de secreção de insulina preservada nesses pacientes[11,12]. Esses achados sugerem que a primeira alteração nos pacientes idosos, magros, com DM2 seja o comprometimento da secreção de insulina mediada pela glicose. Já nos pacientes obesos, idosos com DM2 a primeira alteração seja o aumento da resistência tecidual à insulina[12]. Do ponto de vista prático o paciente idoso portador de diabetes, principalmente nas fases inicias se apresenta com maior aumento da glicemia pós-prandial do que na glicemia de jejum.

Com relação aos hormônios contra reguladores, nos pacientes idosos não portadores de diabetes, ocorre uma menor responsividade do glucagon frente à hipoglicemia, e uma resposta normal dos outros hormônios contra reguladores (epinefrina, GH e cortisol)[13]. No paciente idoso com diabetes, a resposta ao glucagon está ainda mais comprometida e em compensação temos um aumento da resposta da epinefrina[14,15]. Também é descrito uma menor sintomatologia dos pacientes em situação de hipoglicemia, apresentando-se muitas vezes como lentificação psicomotora e distúrbios de atenção, dificultando o diagnóstico e comprometendo a qualidade de vida[14,15].

Os critérios diagnósticos para os pacientes idosos são idênticos aos dos pacientes jovens. Os critérios atuais utilizados pela ADA são: 2 glicemias de jejum maiores ou igual a 126 mg/dl; ou uma glicemia aleatória maior ou igual a 200 mg/dl associada a sintomas ; teste de tolerância oral a glicose acima de 200 mg/dl após 120 minutos de sobrecarga com 75 g de glicose anidra[16-18].

Tratamento

A importância do tratamento do diabetes nessa faixa etária se baseia na tentativa de prevenir as complicações decorrentes da hiperglicemia, tanto agudas como crônicas. Em relação às agudas, como demonstrado pelo UKPDS que evidenciou uma redução importante das complicações como retinopatia, nefropatia e neuropatia diabética quando realizado controle intensivo da glicemia perto dos níveis normais[19,20]. Também é importante ressaltar a importância do controle glicêmico tão logo o diagnóstico é firmado, pois os pacientes que mantiveram bom controle glicêmico no início do tratamento obtiveram maior redução das complicações da patologia. Ainda em relação a hiperglicemia, esta promove comprometimento importante do paciente portador de diabetes desta faixa etária, com piora das síndromes geriátricas, como incontinências, quedas, insuficiências e iatrogenia.

O tratamento, em conclusão deve ser baseada em dois pilares: 1) evitar hipoglicemias, que nessa faixa etária elevam o risco de mortalidade e 2) controle da glicemia para evitar as complicações micro e macro vasculares e piora das síndromes geriatricas[21-23].

Por esse motivo, objetivamos alvos glicêmicos não tão rigorosos, com glicemia de jejum entre 100 e 140 mg/dl , pós-prandial entre 120 – 180 mg/dl e hemoglobina glicada entre 7,5 e 8,5% segundo a academia europeia e entre 7 e 8% segundo a academia americana , sendo as faixas de A1C mais elevadas para idosos fragilizados ou acima de 80 anos[38,39]. Assim como em pacientes mais jovens o tratamento do DM2, envolve uma equipe multidisciplinar e incluem dieta, atividade física e medicações[24]. Ao contrário de pacientes mais jovens, muitos dos pacientes idosos com DM2 não estão acima do peso, sendo recomendada a perda de peso apenas naqueles pacientes que se encontram 20% acima de seu peso ideal, visto que apenas exclusão do açúcar da dieta já apresenta bons resultados[25].

Exercícios aeróbicos e resistidos tem se mostrado uma importante participação na melhora da qualidade de vida desses pacientes melhorando não só o perfil lipídico e a pressão arterial como aumentando a massa muscular e óssea e diminuindo o risco de quedas. Importante ressaltar a necessidade do ajuste de insulina antes das atividades físicas nos pacientes que fazem uso de insulina regular e análogos ultrarrápidos e de uma boa orientação com relação aos calçados para evitar lesões nos pés[25].

Terapia medicamentosa

A escolha do medicamento deve ser individualizada para cada paciente, sendo sugerido observar o tempo de diabetes, as comorbidades, presença ou não de demência, posologia e risco de hipoglicemias entre outras.

Segundo a Sociedade Brasileira de Diabetes o passo inicial assim que realizado o diagnóstico é associar a mudança do estilo de vida à metformina.

Biguanidas

A metformina é um medicamento pertencente à classe das biguanidas e seu maior efeito está em diminuir a produção hepática de glicose e consequentemente diminuir a glicemia de jejum[26]. Quando introduzida isoladamente, apresenta capacidade de redução de até 1,5% da hemoglobina glicada[27]. Geralmente é bem tolerada embora possa apresentar intolerância gastrointestinal. A grande vantagem da metformina é o baixo risco de apresentar hipoglicemia, principalmente quando introduzida em monoterapia[28]. Apresenta como vantagem adicional uma discreta redução ou manutenção do peso do paciente[29]. Há possibilidade de desencadear acidose láctica, embora esse seja um efeito colateral extremamente raro[30]. Outro efeito indesejado do uso da metformina é a diminuição da absorção de cobalamina.

A dose terapêutica varia de 500 mg até 2 g por dia, não apresentando efeitos benéficos com dosagens acima e apenas aumentando os efeitos colaterais e consequentemente diminuindo a aderência à medicação.

Apresenta-se contraindicada em pacientes com clearance menor que 40 ml/min, em hepatopatas e pacientes com insuficiência coronariana, pelo maior risco de acidose láctica.

Sulfonilureia

Essa classe de antidiabéticos é caracterizada por diminuir a glicemia, pelo falto de aumentar a secreção pancreática de insulina independente de glicose. Tem uma potência parecida com a metformina, pois chega a reduzir em 1,5% os valores de hemoglobina glicada. Porém ao contrário da classe descrita acima, seu principal efeito adverso é a hipoglicemia e o ganho de peso.

Medicamento	Dose média equivalente (mg)	Dose diária máxima (mg)	Meia-vida (h)	Duração de ação	Via de eliminação
Clorpropamida	250	500	36	60	Renal
Glibenclamida	5	20	10	18-24	Renal 50% Biliar 50%
Gliclazida	80	320	6-12	16-24	Renal 70% Biliar 30%
Glicazida MR	30	120	20	24	Renal 70% Biliar 30%
Glipizida	5	40	2-4	16-24	Renal 80% Biliar 20%
Glimepirida	2	8	9	24	Renal 60% Biliar 40%

Atualmente se orienta a utilização das sulfoliureias de segunda ou terceira geração como a Glicazida ou a Glimepirida. Pela menor meia-vida e maior segurança em pacientes com Clearance até 30ml/hr[31].

Tiazolidinedionas

Essa classe de medicamentos atua modulando fatores de transcrição como o PPAR-gama e apresentando como resultado final uma maior sensibilidade muscular, dos adipócitos e hepatócitos à insulina. Apresentam uma redução na hemoglobina glicada de até 1,4%[32]. Seus principais efeitos colaterais são ganho de peso, retenção hídrica com potencial descompensação de insuficiência cardíaca e osteoporose incluindo a elevação risco de fratura[33], sendo contra indicada em pacientes com insuficiência cardíaca classe III ou IV da classificação *New York Heart Association*. Porém apresenta como benefício adicional uma melhora no perfil lipídico do paciente.

A pioglitazona que é a única representante desta classe indicada para controle do DM2 apresenta posologia de 15 mg – 45 mg em dose única diária.

Glinidas

Assim como as sulfonilureias, as glinidas aumentam a produção pancreática de glicose, porém se ligam em um diferente sítio do receptor da célula beta. Apresentam uma meia-vida menor que as sulfonilureias e por isso necessitam ser administradas mais frequentemente. (Em compensação apresentam menor risco de hipoglicemias e o mesmo ganho de peso que as sulfas e potencialmente maior apoptose das Células Beta pancreáticas)[34,35].

	Apresentação	Dose por refeição	Duração	Metabolização	Excreção
Nateglinida	60mg	60 -120mg	3 – 4h	Hepática	Fezes
Repaglinida	0,5/1/2mg	0,5 – 4mg	3 – 4h	Hepática	Renal

Análogos do GLP-1

Glucagon like peptide (GLP-1), é um peptídeo produzido pelas Células L do intestino proximal e que apresenta sua principal função em secretar insulina dependente da glicemia[36]. Seu análogo o liraglutide e Exenatide (agonista do receptor de GLP-1) tem uma meia-vida maior e se liga aos receptores de GLP-1 das Células B pancreáticas, estimulando a secreção de insulina dependente da glicemia. Além disso, ainda retardam o esvaziamento gástrico e inibem a produção de glucagon. Devido a liberação de insulina ser mediada pela glicemia, sua utilização não está associada a hipoglicemias, uma redução média de hb-glicada de 1% e apresenta redução de peso por volta de 3 kg. Apresenta como efeitos colaterais, náusea, vômitos e diarreia[37,38] e são contraindicados para pacientes com *clearance* de creatinina < 30 ml/min[39].

Inibidores da enzima dipeptidilpeptidase IV (DPP-IV)

A enzima DPP-IV é responsável por degradar o GLP-1 endógeno em pouco tempo após ser liberado, cerca de três minutos. Foi então desenvolvida a classe dos inibidores da enzima DPP-IV, que tem como objetivo manter um maior efeito do GLP-1 endógeno, chegando a reduzir em 0,6% a hemoglobina glicada. A grande vantagem dessa classe é o uso oral, ao invés do injetável dos análogos do GLP-1. Porém ao contrário dos análogos essa classe de medicação aparenta não alterar os mecanismos de fome e saciedade e não apresenta redução do peso[40].

Dentre os medicamentos desta classe a Vildagliptina foi a primeira a ser estudada nesta população de forma intensiva nos últimos anos. Quando comparados a metformina, apresentam eficácia semelhante, podendo ser uma opção em monoterapia[60] no paciente idoso que apresenta efeitos colaterais, como gastrointestinais ou perda de peso.

Estudo recente em demonstrou eficácia e segurança com bom controle glicêmico em pacientes idosos em uso de saxagliptina 5 mg dose única[41], enquanto que outro estudo demonstrou melhor resposta do controle glicêmico no subgrupo com pacientes com mais de 65 anos quando associada vildagliptina com metformina[41]. Nos casos de Insuficiência renal crônica com clearance menor a 50 ml/min estão aprovados para uso apenas sitagliptina e a saxagliptina com redução de 50% da dose, e nos pacientes com clearance menor que 30 ml/min deve-se manter no máximo 2,5 mg de saxagliptina por dia ou linagliptina 5 mg em dose única diária[46].

Inibidores da alfaglicosidase (acarbose)

Essa classe de medicamentos visa a diminuição da glicemia pós-prandial, por diminuir a absorção de glicose intestinal, devido a inibição da alfaglicosidase (enzima responsável pela quebra de carboidratos no intestino delgado). Seu principal efeito colateral são os efeitos gastrointestinais como flatulência e diarreia, decorrentes da maior chegada de carboidratos ao cólon. A vantagem dessa medicação é que a mesma não acarreta hipoglicemias nos pacientes (e pode reduzir a hemoglobina glicada em até 0,5 – 0,8%[42,43]).

A posologia da acarbose varia de 50 mg a 100 mg antes das refeições, podendo ser administrada até três vezes por dia[44].

Insulinas

Existem diversos estudos que tentam elucidar qual a melhor estratégia para insulinização do paciente idoso, porém em sua grande maioria são estudos pequenos e apresentam resultados discordantes entre si. Deve-se, novamente, individualizar cada caso, evitando fórmulas rígidas para distribuição das doses, para assim obtermos melhores resultados com menos efeitos colaterais. Devemos lembrar-nos das dificuldades muitas vezes encontradas pelos pacientes nessa faixa etária, como diminuição da acuidade visual, demência, depressão, tremores, polifarmácia entre outros.

Porem, nos idosos com perda de peso, fragilidade e descontrole metabólico importante, o uso de insulina deve ser considerado. A maneira mais eficaz de estabelecermos um regime de insulinização seria em um primeiro momento controlar a glicemia de jejum através do uso de insulina NPH 0,2 UI/kg, titulando a dose de insulina NPH até atingirmos glicemia de jejum em torno de 110 mg/dl. Caso a glicemia pré-jantar estiver elevada, acima de 140 mg/dl, iniciamos com dose fracionada de NPH 0,3 UI/kg, 50% pela manhã e 50% ao deitar, mantendo-se a dose dos antidiabéticos orais. Caso não se obtenha um controle adequado no pós-prandial, o uso de Insulina regular deverá ser considerado, iniciando com 10% da dose total da NPH, em cada refeição. A Vildagliptina também foi estudada em pacientes usuários de insulina. Os pacientes eram randomizados entre Vildagliptina e placebo, mantendo-se a dose da insulina. Como resultado, os pacientes do grupo Vildagliptina apresentaram maior redução da A1c e menor incidência de hipoglicemia, mesmo sem diferença na dose de insulina entre os grupos[69]. Neste estudo novamente se observou uma maior redução da A1c no grupo de idosos. Esta melhor resposta de Vildagliptina entre os idosos pode ser explicada, pela maior secreção de glucagon nesta população como demonstrado em estudo publicado por Basu e cols[45].

O objetivo da insulinização plena é manter o melhor controle glicêmico distribuindo as doses de insulina em basal e bolus, mimetizando a fisiologia pancreática de um paciente sem diabetes.

Existem diversos tipos de insulina sendo que a principal diferença entre elas é a farmacocinética e são divididas basicamente em quatro grupos:

Ultrarrápida – Neste grupo estão a lispro, asparte e Glulisina, apresentam início de ação entre 10 e 30 minutos, com pico de ação entre 30 e 90 minutos e duração de até 5 horas.

Ação Rápida – Neste grupo se encontra a insulina Regular que apresenta início de ação de 30 minutos a uma hora, com pico entre duas e três horas e com duração de até 10 horas.

Ação Longa – Grupo a que pertence a insulina NPH com início de ação de duas a quatro horas, com pico de quatro a 10 horas e duração de até 18 horas.

Ação Ultralenta – Neste grupo entram a Lantus e a Detemir – com ação teoricamente mais estável e sem pico podendo ser utilizada em dose única em determinadas ocasiões

Insulina	Início	Pico	Duração
Regular	30 – 60 min	2-3 h	8 – 10 h
Aspart	10 – 20 min	40 – 50 min	3 – 5 h
Lispro	5 – 15 min	30 – 90 min	4 – 6 h
NPH	2 – 4 h	4 – 10 h	12 – 18 h
Glargina	2 – 4 h	Relativa/uniforme	Até 24 h
Detemir	0,8 – 2 h	Relativa/uniforme	Até 24 h
Insulina humana bifásica 70/30	30 – 60 min	2 – 16 h	18 – 24 h
Insulina aspart bifásica 70/30	10 – 20 min	1 – 4 h	Até 24 h
Insulina lispro bifásica 75/25	15 – 30 min	0,5 – 2,5 h	Até 24 h
Insulina humana bifásica 50/50	5 – 10 minutos	0,5 – 2,5 h	18 – 24 h

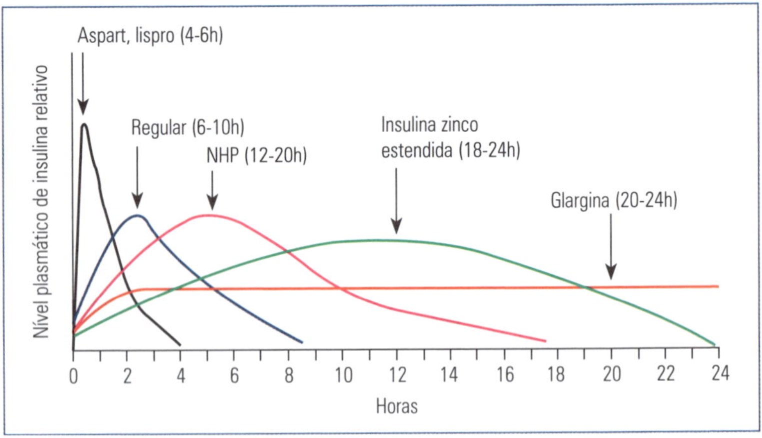

Referências

1. Lindstrom J, Tuomilehto J. The diabetes risk score: a pratical tool to predict type 2 diabetes risk. Diabetes Care 2003;26:725-731.
2. Sinclair AJ, Robert IE, Croxson SC Mortality in older people with diabetes mellitus.. Diabet Med. 1997 Aug;14(8):639-47. Review.
3. Hartnell JM, Morley JE, Mooradian AD ;Reduction of alkali-induced white blood cell DNA unwinding rate: a potential biomarker of aging. J Gerontol. 1989 Sep;44(5):B125-30.
4. Morley JE, Kaiser FE.Clin Geriatr Med. 1990 Nov;6(4):693-702. Unique aspects of diabetes mellitus in the elderly. Erratum in: Clin Geriatr Med 1991 Feb;7(1):vii.
5. Cataland S, O'Dorisio TM ; Managing type II diabetes, Ohio Medical Education Network, 1997 March, Ohio State University Medical Center, Columbus, Ohio.
6. Bohannon NJ. Diabetes in the elderly. A unique set of management challenges. Postgrad Med. 1988 Oct;84(5):283-95. Review.
7. Wenger NS, Roth CP, Shekelle P; ACOVE Investigators. Introduction to the assessing care of vulnerable elders-3 quality indicator measurement set. J Am Geriatr Soc. 2007 Oct;55 Suppl 2:S247-52.
8. Gregg EW, Mangione CM, Cauley JA, Thompson TJ, Schwartz AV, Ensrud KE, Nevitt MC; Diabetes and incidence of functional disability in older women. Study of Osteoporotic Fractures Research Group.Diabetes Care. 2002 Jan;25(1):61-7.
9. Kelley D, Mokan M, Veneman T., Impaired postprandial glucose utilization in non-insulin-dependent diabetes mellitus, Metabolism. 1994 Dec;43(12):1549-57.
10. Perriello G, Misericordia P, Volpi E, Pampanelli S, Santeusanio F, Brunetti P, Bolli GB.Contribution of obesity to insulin resistance in noninsulin-dependent diabetes mellitus. J Clin Endocrinol Metab. 1995 Aug;80(8):2464-9.
11. DeFronzo RA. Lilly lecture 1987. The triumvirate: beta-cell, muscle, liver. A collusion responsible for NIDDM. Diabetes. 1988 Jun;37(6):667-87. Review. No abstract available.
12. Meneilly GS, Elliott T, Tessier D, Hards L, Tildesley H. NIDDM in the elderly. Department of Medicine, University of Sherbrooke, Quebec, Canada. Diabetes Care. 1996 Dec;19(12):1320-5. Comment in: Diabetes Care. 1999 Jul;22(7):1225-6.
13. Forbes A, Elliott T, Tildesley H, Finegood D, Meneilly GS. Alterations in non--insulin-mediated glucose uptake in the elderly patient with diabetes. Diabetes. 1998 Dec;47(12):1915-9.
14. Cryer PE, Gerich JE. Glucose counterregulation, hypoglycemia, and intensive insulin therapy in diabetes mellitus. N Engl J Med. 1985 Jul 25;313(4):232-41. Review.
15. Meneilly GS, Elahi D, Minaker KL, Sclater AL, Rowe JW. Impairment of noninsulin-mediated glucose disposal in the elderly. J Clin Endocrinol Metab. 1989 Mar;68(3):566-71.
16. Report of the Expert Committee on the Diagnosis and Classification of Diabetes Mellitus. Diabetes Care 1997; 20:1183-97.
17. Genuth S, Alberti KGMM, Bennett P, Buse J, DeFronzo R, Kahn R, et al. Follow-up report on the diagnosis of diabetes mellitus. Diabetes Care 2003; 26:3160-7.
18. Report of the expert committee on the diagnosis and classification of diabetes mellitus. Expert Committee on the Diagnosis and Classification of Diabetes Mellitus. Diabetes Care. 2003 Jan;26 Suppl 1:S5-20.

19. UK Prospective Diabetes Study Group: Tight blood pressure control, and risk of macrovascular and microvascular complications in type 2 diabetes: UKPDS 38. BR. MED J 17:703-719,1998.
20. UK Prospective Diabetes Study Group: Intensive blood-glucose control with sulphonylureas or insulin compared with conventional treatment and risk of complications in patients with type 2 diabetes (UKPD 33). Lancet 352:837-853, 1998.
21. Miller M. Type II diabetes: a treatment approach for the older patient. Geriatrics. 1996 Aug;51(8):43-4, 47-9; quiz 50.
22. Shorr RI, Ray WA, Daugherty JR, Griffin MR. Incidence and risk factors for serious hypoglycemia in older persons using insulin or sulfonylureas. Arch Intern Med. 1997 Aug 11-25;157(15):1681-6.
23. Stepka M, Rogala H, Czyzyk A. Hypoglycemia: a major problem in the management of diabetes in the elderly. Aging (Milano). 1993 Apr;5(2):117-21.
24. Little RR, Rohlfing CL, Wiedmeyer HM, Myers GL, Sacks DB, Goldstein DE; NGSP Steering Committee.The national glycohemoglobin standardization program: a five-year progress report. Clin Chem. 2001 Nov;47(11):1985-92.
25. Rosenthal MJ, Hartnell JM, Morley JE, Mooradian AD, Fiatarone M, Kaiser FE, Osterweil D. UCLA geriatric grand rounds: diabetes in the elderly. J Am Geriatr Soc. 1987 May;35(5):435-47.
26. Goodarzi MO, Bryer-Ash M. Metformin revisited: reevaluation of its properties and role in the pharmacopoeia of modern antidiabetic agents. Diabetes, Obesity and Metabolism 2005;7:654-65.
27. DeFronzo RA, Goodman AM. Efficacy of metformin in patients with non-insulin-dependent diabetes mellitus. The Multicenter Metformin Study Group. N Engl J Med. 1995 Aug 31;333(9):541-9.
28. Meneilly GS, Tessier D. Diabetes in elderly adults.J Gerontol A Biol Sci Med Sci. 2001 Jan;56(1):M5-13. Review.
29. Klein J, Westphal S, Kraus D, et al. Metformin inhibits leptin secretion via a mitogen-activated protein kinase signalling pathway in brown adipocytes. J Endocrinol 2004;183:299-307.
30. Salpeter SR, Greyber E, Pasternak GA, Salpeter EE. Risk of fatal and nonfatal lactic acidosis with metformin use in type 2 diabetes mellitus. Cochrane Database Syst Rev. 2010 Apr 14;(4):CD002967. Review.
31. Ferrannini E, Fonseca V, Zinman B, et al. Fifty-two-week efficacy and safety of vildagliptin vs. glimepiride in patients with type 2 diabetes mellitus inadequately controlled on metformin monotherapy. Diabetes Obes Metab 2009;11:157-66.
32. Doshi LS, Brahma MK, Bahirat UA, et al. Discovery and development of selective PPARgamma modulators as safe and effective antidiabetic agents. Expert Opin Investig Drugs 2010;19:489-512.
33. Schwartz AV, Sellmeyer DE, Vittinghoff E, et al. Thiazolidinedione use and bone loss in older diabetic adults. J Clin Endocrinol Metab 2006;91:3349-54.
34. amsbo P, Clauson P, Marbury TC, et al. A double-blind randomized comparison of meal--related glycemic control by repaglinide and glyburide in well-controlled type 2 diabetic patients. Diabetes Care 1997;22:789-94.

35. Graham DJ, Ouellet-Hellstrom R, MaCurdy TE, et al. Risk of acute myocardial infarction, stroke, heart failure, and death in elderly Medicare patients treated with rosiglitazone or pioglitazone. JAMA 2010;304:411-8.
36. Drucker DJ. Glucagon-like peptides. Diabetes. 1998 Feb;47(2):159-69. Review.
37. Riddle MC, Henry RR, Poon TH, Zhang B, Mac SM, Holcombe JH, Kim DD, Maggs DG.Exenatide elicits sustained glycaemic control and progressive reduction of body weight in patients with type 2 diabetes inadequately controlled by sulphonylureas with or without metformin. Diabetes Metab Res Rev. 2006 Nov-Dec;22(6):483-91.
38. Heine RJ, Van Gaal LF, Johns D, Mihm MJ, Widel MH, Brodows RG; GWAA Study Group. Exenatide versus insulin glargine in patients with suboptimally controlled type 2 diabetes: a randomized trial. Ann Intern Med. 2005 Oct 18;143(8):559-69.
39. Kim D, MacConell L, Zhuang D, et al. Effects of once-weekly dosing of a long acting release formulation of exenatide on glucose control and body weight in subjects with type 2 diabetes. Diabetes Care 2007;30:1487-93.
40. Drucker DJ, Nauck MA. The incretin system: glucagon-like peptide-1 receptor agonists and dipeptidyl peptidase-IV inhibitors in type 2 diabetes. Lancet 2006;368:1696-703.
41. Goodman M, Thurston H, Penman J. Efficacy and tolerability of vildagliptin in patients with type 2 diabetes inadequately controlled with metformin monotherapy. Horm Metab Res 2009;41:368-73.
42. Nathan DM, Buse JB, Davidson MB, et al. Medical management of hyperglycemia in type 2 diabetes: a consensus algorithm for the initiation and adjustment of therapy. Diabetes Care 2008;32:1-11.
43. Van de Laar FA, Lucassen PL, Akkermans RP, Van de Lisdonk EH, De Grauw WJ. Alpha-glucosidase inhibitors for people with impaired glucose tolerance or impaired fasting blood glucose. Cochrane Database Syst Rev. 2006 Oct 18;(4):CD00506.
44. Chiasson JL, Josse RG, Gomis R, et al. STOP-NIDDM Trial Research Group. Acarbose treatment and the risk of cardiovascular disease and hypertension in patients with impaired glucose tolerance: the STOP-NIDDM trial. JAMA 2003;290:486-94.
45. Basu R, Breda E, Oberg AL, Powell CC. Mechanisms of the age-associated deterioration in glucose tolerance: contribution of alterations in insulin secretion, action, and clearance. Diabetes. 2003 Jul;52(7):1738-48.
46. http://www.boehringer-ingelheim.com.br/arquivos/TRAYENTA.pdf

capítulo 20

Hipertireoidismo em Pacientes Idosos

Adriano Namo Cury ○ Nilza Maria Scalissi

Introdução

A prevalência do hipertireoidismo após os 60 anos é estimada em 0,7% para o hipertireoidismo clínico a de 2,4% para o hipertireoidismo subclínico[1,2] portanto uma prevalência estimada maior em idosos do que na população em geral que está em torno de 1,3% de acordo com o NHANESIII[3]. A maior frequência do hipertireoidismo subclínico em idosos, acima de 60 anos, ganhou importância pela associação estabelecida com o a fibrilação atrial e risco cardiovascular[4]. Sendo óbvia a necessidade de ser pesquisado no processo de envelhecimento em particular para pacientes cardiopatas.

Etiologia

A principal causa de hipertireoidismo em adultos é a doença de Graves, porém acima de 60 anos ha certo predomínio da doença tireoidiana multinodular, ou bócio multinodular tóxico[5]. A reposição excessiva de levotiroxina em idosos é a principal causa de hipertireoidismo subclínico em muitos estudos. Sendo frequente a supressão do TSH por dose inadequada de levotiroxina durante o tratamento do hipotireoidismo clínico ou subclínico. Outras causas de hipertireoidismo são possíveis, entretanto mais raras entre os idosos, como tireoidite subaguda, adenoma tóxico, adenoma hipofisários produtores de TSH ou induzido pelo iodo exógeno, típica situação com o uso da amiodarona ou contraste iodado (Figura 20.1).

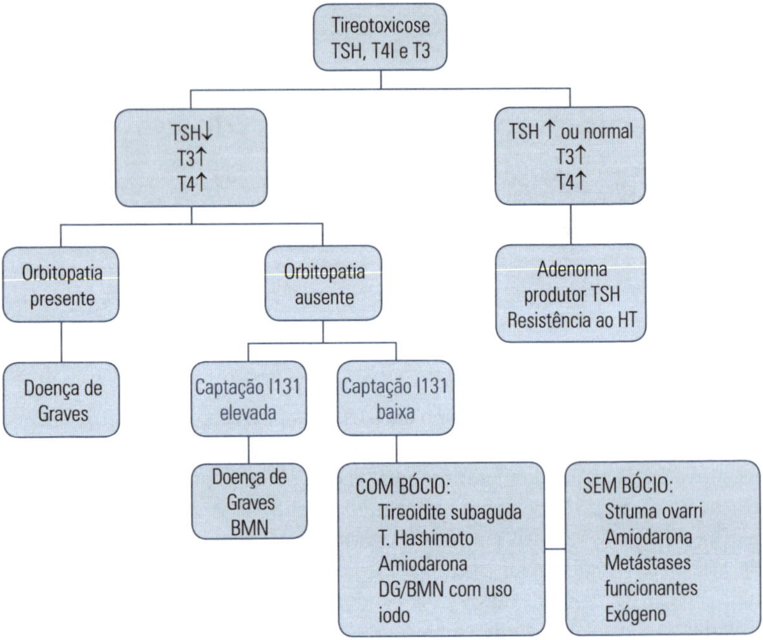

Figura 20.1: Diagnóstico diferencial da tireotoxicose.

O uso da amiodarona é frequente na população idosa para o tratamento das taquiarritmias complexas, associadas à disfunção sistólica. Este fármaco pode desencadear o hipertireoidismo por dois mecanismos distintos. A tireotoxicose induzida pela amiodarona do tipo 1, que ocorre essencialmente pelo excesso de iodo da própria medicação em pacientes com doença tireoidiana prévia, mas muitas vezes não identificada previamente, como a tireoidite autoimune ou bócio nodular/multinodular tóxico. A tireotoxicose induzida pela amiodarona do tipo 2 quando amiodarona induz o processo destrutivo dos folículos tireoidianos com consequente liberação de grande quantidade de hormônio tireoidiano na circulação, fenômeno normalmente autolimitado[6].

É importante lembrar que a presença do bócio multinodular tóxico, que permanece por anos em estado pré-clínico, ou mesmo a frequência da ocorrência da doença autoimune da tireoide depende da suficiência da oferta do iodo na dieta. Normalmente ocorre predomínio da doença autoimune em áreas "suficientes" de iodo. Portanto é possível que observemos um aumento da ocorrência da doença de Graves na população idosa, considerando tendência da longevidade populacional nos países em desenvolvimento como o Brasil.

Foi identificado que na área urbana de São Paulo, região com maior oferta de iodo na dieta, maior prevalência do hipertireoidismo subclínico (6,5%), hipotireoidismo subclínico (8,1%), nódulo tireoidiano único (25%), bócio multinodular (8,5%) e a tireoidite de Hashimoto (16%) em particular na população com idade entre 60 a 92 anos[7].

Apresentação

A suspeita clínica nem sempre é evidente, o clássico conceito do hipertireoidismo apatético ainda é aceito. Nos idosos não se encontram os sintomas e sinais típicos da tireotoxicose. As queixas como tremor, ansiedade, taquicardia, intolerância ao calor nem sempre estão presentes. A suspeita da disfunção tireoidiana pode ocorrer pela presença da fibrilação atrial, osteoporose, redução do apetite, perda de massa muscular (fraqueza proximal), diarreia ou constipação, alteração cognitiva, demência ou mesmo na depressão[2,8,9].

Hipertireoidismo subclínico

O hipertireoidismo subclínico, TSH suprimido ou com valores baixos frente ao perfil normal de T3 e T4 circulante, tem forte associação a mortalidade pela doença cardiovascular e arritmia[10,11]. Diversos estudos epidemiológicos demonstraram a correlação entre o risco cardiovascular (mortalidade) e o hipertireoidismo subclínico, com populações em estudos prospectivos com idade acima de 60 anos[12] ou mesmo acima de 85 anos[13]. Um estudo brasileiro confirmou a maior frequência do hipertireoidismo subclínico em idosos e principalmente, classificou esta disfunção tireoidiana como fator de risco independente associado a todas as causas de mortalidade[10,14].

Os efeitos do hormônio tireoidiano no miocárdio são bem conhecidos. O hipertireoidismo subclínico foi estudado tanto quanto ao efeito direto sobre o miocárdio e sua função bem como sobre risco de eventos arritmogênicos:

- Ha risco relativo de fibrilação atrial em idosos de 3,1 com TSH < 0,1 mU/L e risco relativo de 1,8 com TSH > 0,1 – 0,5 mU/L[15].
- O hipertireoidismo subclínico correlaciona-se muito mais com a disfunção diastólica e alterações de relaxamento, com mínima a interferência com a função sistólica[16].

- Foi observada maior média de batimentos cardíacos e batimentos atriais ou ventriculares prematuros[17].
- O hipertireoidismo subclínico já foi associado a maior massa do ventrículo esquerdo e a própria hipertrofia do VE, forte preditor de morbidade e mortalidade cardiovascular. Porém um estudo prospectivo atual não relacionou hipertrofia do VE ao hipertireoidismo subclínico, mas sim quando havia progressão para o hipertireoidismo clínico[18].

A progressão do hipertireoidismo subclínico para o hipertireoidismo clínico não é muito frequente, especialmente para o TSH entre 0,1 e 0,5 mU/L. Sendo possível a normalização ou não progressão da supressão do TSH em 38% – 50% dos casos quando o TSH está acima de 0,05 – 0,5 mU/L[19] e progressão em aproximadamente 4,1% das vezes quando o TSH é inferior a 0,1 mU/L[20]. Na população brasileira também se demonstrou que a progressão não é frequente e ocorria apenas em 1% dos casos ao ano quando o TSH estava entre 0,1 a 0,4 mU/L[21].

Portanto o hipertireoidismo subclínico deve ser pesquisado na população idosa pelos clássicos eventos relacionados como a fibrilação atrial, piora clínica da doença cardíaca prévia, piora da angina torácica[11,22] ou pela perda da densidade mineral óssea com maior risco de fratura em indivíduos acima de 70 anos[23]. E considerações sobre quem receberá tratamento envolverá o "risco" individual de indivíduos acima de 60 anos e a faixa de supressão do TSH. Especialmente com TSH < 0,1 mU/L quando clara associação de morbidade e mortalidade cardiovascular ao hipertireoidismo subclínico[24].

Considerações terapêuticas

As opções terapêuticas para o hipertireoidismo são as mesmas para população acima de 60 anos. O uso das tionamidas, em especial o metimazol pelo menor risco de hepatotoxicidade em relação ao propiltiouracil (PTU), a radioiodoterapia para tratamento da doença de Graves ou para o bócio multinodular tóxico associado ou não ao TSH recombinante e a opção pela cirurgia para casos em que ha nódulo suspeito ou bócio mergulhante com compressão extrínseca de estruturas do trato respiratório e/ou vascular.

Algumas considerações são importantes, como a maior sensibilidade do idoso com o uso das tionamidas. Sabe-se que a idade > 40 anos é um preditor de boa resposta ao tratamento com fármacos antitireoidianos, além do volume do bócio, TRAb e perfil bioquímico ao diagnóstico[25,26].

No hipertireoidismo subclínico, quando após o seguimento e a repetição do TSH que confirma a presença da condição subclínica, deve-se individualizar caso a caso, elucidando a etiologia, pois se sabe que no bócio multinodular tóxico a chance de normalização do TSH é menor do que na doença de Graves[27].

Em 2005 um painel de *experts* tentou categorizar e determinar qual paciente apresentaria benefício do tratamento do hipertireoidismo subclínico, sendo o paciente com mais de 60 anos e TSH < 0,1 mU/L e maior risco (doença cardiovascular prévia ou osteoporose) com clara indicação de tratamento. O mesmo painel não definiu se o mesmo benefício se repetiria para população com TSH entre 0,1 – 0,45 mU/L independente da idade da apresentação (Figura 20.2)[24].

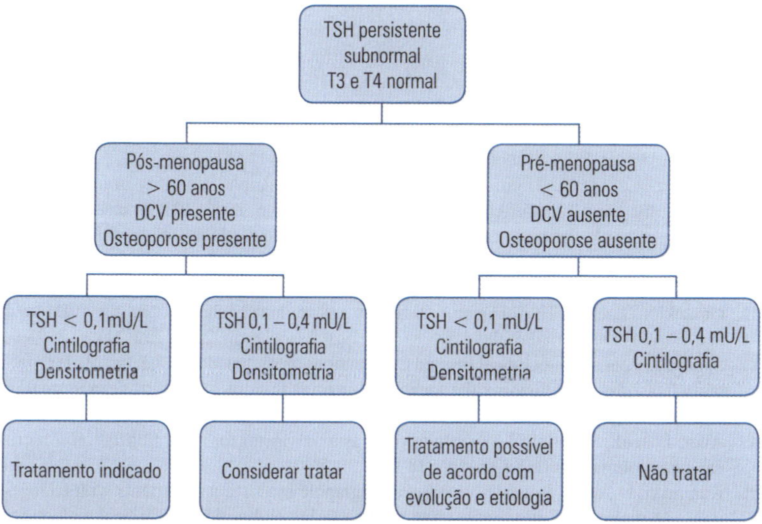

Figura 20.2: Estratificação no Hipertireoidismo subclínico.

Modificado da referência 24.

TSH = Hormônio Tireoestimulante; DCV = Doença Cardiovascular.

Referências

1. Benseñor, I.M., Prevalence of thyroid disorders among older people: results from the São Paulo Ageing & Health Study. Cad. Saúde Pública, 2011. 27(N1): p. 6.
2. Mariotti, S., et al., The aging thyroid. Endocrine reviews, 1995. 16(6): p. 686-715.

3. Hollowell, J.G., et al., Serum TSH, T(4), and thyroid antibodies in the United States population (1988 to 1994): National Health and Nutrition Examination Survey (NHANES III). The Journal of clinical endocrinology and metabolism, 2002. 87(2): p. 489-99.
4. Sawin, C.T., et al., Low serum thyrotropin concentrations as a risk factor for atrial fibrillation in older persons. The New England journal of medicine, 1994. 331(19): p. 1249-52.
5. Laurberg, P., et al., Iodine intake and the pattern of thyroid disorders: a comparative epidemiological study of thyroid abnormalities in the elderly in Iceland and in Jutland, Denmark. The Journal of clinical endocrinology and metabolism, 1998. 83(3): p. 765-9.
6. Tsang, W. and R.L. Houlden, Amiodarone-induced thyrotoxicosis: a review. The Canadian journal of cardiology, 2009. 25(7): p. 421-4.
7. Duarte, G.C., et al., The prevalence of thyroid dysfunction in elderly cardiology patients with mild excessive iodine intake in the urban area of Sao Paulo. Clinics, 2009. 64(2): p. 135-42.
8. Kim, J.M., et al., Thyroid stimulating hormone, cognitive impairment and depression in an older korean population. Psychiatry investigation, 2010. 7(4): p. 264-9.
9. Bensenor, I.M., et al., Subclinical hyperthyroidism and dementia: the Sao Paulo Ageing & Health Study (SPAH). BMC public health, 2010. 10: p. 298.
10. Vadiveloo, T., et al., The Thyroid Epidemiology, Audit, and Research Study (TEARS): morbidity in patients with endogenous subclinical hyperthyroidism. The Journal of clinical endocrinology and metabolism, 2011. 96(5): p. 1344-51.
11. Cappola, A.R., et al., Thyroid status, cardiovascular risk, and mortality in older adults. JAMA : the journal of the American Medical Association, 2006. 295(9): p. 1033-41.
12. Parle, J.V., et al., Prediction of all-cause and cardiovascular mortality in elderly people from one low serum thyrotropin result: a 10-year cohort study. Lancet, 2001. 358(9285): p. 861-5.
13. Gussekloo, J., et al., Thyroid status, disability and cognitive function, and survival in old age. JAMA : the journal of the American Medical Association, 2004. 292(21): p. 2591-9.
14. Sgarbi, J.A., et al., Subclinical thyroid dysfunctions are independent risk factors for mortality in a 7.5-year follow-up: the Japanese-Brazilian thyroid study. European journal of endocrinology / European Federation of Endocrine Societies, 2010. 162(3): p. 569-77.
15. Auer, J., et al., Subclinical hyperthyroidism as a risk factor for atrial fibrillation. American heart journal, 2001. 142(5): p. 838-42.
16. Kaminski, G., et al., Prospective echocardiographic evaluation of patients with endogenous subclinical hyperthyroidism and after restoring euthyroidism. Clinical endocrinology, 2011. 74(4): p. 501-7.
17. Petretta, M., et al., Cardiovascular haemodynamics and cardiac autonomic control in patients with subclinical and overt hyperthyroidism. European journal of endocrinology/ European Federation of Endocrine Societies, 2001. 145(6): p. 691-6.
18. Dorr, M., et al., The association of thyroid function with cardiac mass and left ventricular hypertrophy. The Journal of clinical endocrinology and metabolism, 2005. 90(2): p. 673-7.
19. Parle, J.V., et al., Prevalence and follow-up of abnormal thyrotrophin (TSH) concentrations in the elderly in the United Kingdom. Clinical endocrinology, 1991. 34(1): p. 77-83.

20. Sawin, C.T., et al., Low serum thyrotropin (thyroid-stimulating hormone) in older persons without hyperthyroidism. Archives of internal medicine, 1991. 151(1): p. 165-8.
21. Rosario, P.W., Natural history of subclinical hyperthyroidism in elderly patients with TSH between 0.1 and 0.4 mIU/l: a prospective study. Clinical endocrinology, 2010. 72(5): p. 685-8.
22. Biondi, B. and G.J. Kahaly, Cardiovascular involvement in patients with different causes of hyperthyroidism. Nature reviews. Endocrinology, 2010. 6(8): p. 431-43.
23. Turner, M.R., et al., Levothyroxine dose and risk of fractures in older adults: nested case-control study. BMJ, 2011. 342: p. d2238.
24. Surks, M.I., et al., Subclinical thyroid disease: scientific review and guidelines for diagnosis and management. JAMA : the journal of the American Medical Association, 2004. 291(2): p. 228-38.
25. Allahabadia, A., et al., Age and gender predict the outcome of treatment for Graves' hyperthyroidism. The Journal of clinical endocrinology and metabolism, 2000. 85(3): p. 1038-42.
26. Vitti, P., et al., Clinical features of patients with Graves' disease undergoing remission after antithyroid drug treatment. Thyroid: official journal of the American Thyroid Association, 1997. 7(3): p. 369-75.
27. Woeber, K.A., Observations concerning the natural history of subclinical hyperthyroidism. Thyroid: official journal of the American Thyroid Association, 2005. 15(7): p. 687-91.

capítulo 21

Osteoporose

Sergio Setsuo Maeda

Definição pela OMS (Organização Mundial da Saúde): A osteoporose é definida como uma doença caracterizada por diminuição na massa óssea e deterioração da microarquitetura do tecido ósseo, levando a um aumento da fragilidade óssea e a um maior risco de fraturas.

Diagnóstico: determinar massa óssea

- Densitometria Óssea: utilizar o menor T-score dentre os sítios avaliados.
    - Coluna lombar (L1 – L4).
    - Colo femoral e fêmur total.
    - Rádio (33%) – como complementação ou na impossibilidade de avaliar sítios acima.

Critério diagnóstico pela densitometria óssea

Mulheres na pós-menopausa, homens > 50 anos e/ou portadores de patologia/condição mórbida conhecida que possa ser causa de osteoporose secundária.

Classificação	T-score
Normal	Até -1,0 desvio-padrão
Osteopenia	Entre -1,0 e -2,4 desvios-padrão
Osteoporose	Menor do que -2,5 desvios-padrão

Mulheres pré-menopausa (20 anos até menopausa) e homens < 50 anos.

Classificação	Z-score
Massa óssea dentro do esperado para a idade cronológica	> -2,0 desvios-padrão
Massa óssea abaixo do esperado para a idade cronológica	< -2,0 desvios-padrão

Obs.: Segundo a SBDens (Sociedade Brasileira de Densitometria Clínica), o critério T-score pode ser utilizado em mulheres em transição menopausal (entre 40 – 50 anos).

Classificação da osteoporose

- Primária:
  - Pós-menopausa ou senil.
  - Mais comum: investigar história familiar.
- Secundária: principal causa é a induzida por glicocorticoides.

Causas de osteoporose secundária

<u>Distúrbios endócrinos</u> Hiperparatireoidismo primário Hipogonadismo primário e secundário Excesso de glicocorticoides Hipertireoidismo Hiperprolactinemia Osteomalacia Diabetes mellitus I Acromegalia Deficiência de GH	<u>Drogas</u> Glicocorticoides Anticonvulsivantes Imunossupressores Quimioterápicos Excesso de hormônio tireoidiano Tiazolidinedionas Análogos de GnRH Inibidores de aromatase	<u>Distúrbios renais</u> Hipercalciúria tubular Acidose tubular renal Síndrome de Fanconi Osteodistrofia renal <u>Distúrbios reumatológicos</u> Artrite reumatoide Lúpus eritematoso sistêmico Espondilite anquilosante
<u>Deficiência nutricional</u> Cálcio Vitamina D Proteínas Vitamina C_ Síndromes consumptivas	<u>Síndromes de má-absorção</u> Doença celíaca Pancreatite crônica Doença de Crohn Cirurgia bariátrica <u>Distúrbios pulmonares</u> DPOC Asma	<u>Distúrbios hematológicos</u> Mieloma múltiplo Mastocitose Linfomas e leucemias Hemocromatose Hemoglobinopatias Doença de Gaucher AIDS
<u>Distúrbios neuropsiquiátricos</u> Anorexia nervosa Lesão medular Paralisia cerebral	<u>Doenças genéticas</u> Osteogenesis imperfecta Osteoporose Pseudoglioma Síndrome de Marfan	<u>Estilo de vida</u> Alcoolismo Tabagismo Sedentarismo

Obs.: Em homens, as causas secundárias (hipogonadismo, etilismo e uso de glicocorticoides) representam mais de 50% dos casos.

Investigação

- Anamnese detalhada:
    - História reprodutiva: idade da menarca e menopausa, se ciclos ovulatórios foram regulares durante o menacme.
    - História familiar de osteoporose e fraturas.
    - Padrão alimentar: avaliar ingestão de cálcio pela dieta.
    - Antecedentes mórbidos.
- Exame físico: estatura em todas as consultas e peso (IMC).
- Exames iniciais:
    - Densitometria óssea.
    - Exames laboratoriais bioquímicos e hormonais.
- Descartar causas secundárias (quadro abaixo):
    - Marcadores da remodelação óssea.

Exames laboratoriais iniciais

TSH	Gasometria venosa
PTH	Ureia e creatinina
Cálcio total e/ou iônico	Transaminases (TGO e TGP)
Fósforo	Testosterona total (nos homens)
25 hidroxivitamina D	Albumina
Fosfatase alcalina	VHS
Calciúria e creatinúria de 24 horas ou relação Ca/Cr em amostra isolada	Hemograma completo
Urina I (ver sedimento urinário)	Eletroforese de proteínas

Anticorpos para triagem de doença celíaca (Antigliadina, antiendomísio e antitransglutaminase), se necessário.

Marcadores bioquímicos de remodelação óssea

Não servem para diagnóstico, mas em um momento inicial de avaliação podem direcionar sobre qual é a melhor droga para o paciente. Podem ser solicitados três meses após início da terapia. Sua interpretação neste momento deve ser baseada no mecanismo de ação da droga (p.ex.: se os marcadores estão elevados, melhor um bisfosfonato que é um antirreabsortivo e a resposta deve ser diminuição dos marcadores).

Marcadores de formação	Marcadores de reabsorção
Osteocalcina* Fosfatase alcalina (total e fração óssea) * Pró-peptídeos do pró-colágeno tipo 1 * Amino-terminal – P1NP Carboxi-terminal – P1CP	Hidroxiprolina** (em desuso) Piridinolina (em desuso) Deoxipiridinolina** (em desuso) N-telopeptídeo – NTX** C-telopeptídeo – CTX*

*Dosáveis no soro; **dosáveis na urina.

Tratamento farmacológico

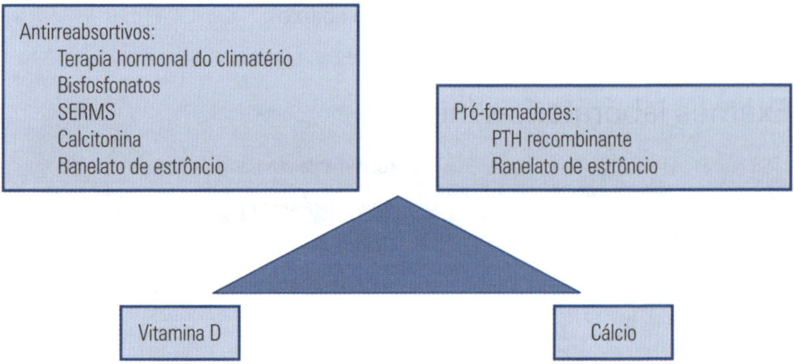

Cálcio: primeiramente checar ingestão pela dieta, propor aumento do aporte dietético e se não for possível, suplementar para atingir o alvo. Evitar sais de cálcio em pacientes com risco cardiovascular.

Faixa etária	Quantidade ideal de cálcio
Adolescentes e adultos jovens (11 a 24 anos)	1,2 a 1,5 g/dia
Homens	
25 a 65 anos	1,0 g/dia
> 65 anos	1,5 g/dia
Mulheres	
Antes da menopausa	1,0 g/dia
Pós-menopausa	1,0 a 1,5 g/dia

Formulações de diferentes sais de cálcio:

Formulação	Cálcio biodisponível	Miligramas do sal para obter 1.000 mg de cálcio elementar
Carbonato de cálcio	40%	2.500
Citrato de cálcio	21%	4.762
Lactato de cálcio	13%	7.700

Vitamina D: avaliar a 25 hidroxivitamina D

Classificação	25 hidroxivitamina D (ng/mL)
Deficiência	< 20
Insuficiência	21 – 29
Suficiência	≥ 30
Intoxicação	> 150

- Reposição de vitamina D:
  - Colecalciferol:
    - Addera D3®: cada 8 gotas 1.000 UI.
    - Depura®: cada gota: 200 UI.
    - Opção: manipular 1.000 UI/gota.
    - Menor custo.
    - Maior risco de intoxicação: lipossolúvel.
    - Dose 7.000 a 14.000 UI/semana.
  - 1,25 $(OH)_2D$, calcitriol *(Rocaltrol® Sigmatriol®):* 0,25 µg cada cp.
    - Meia-vida curta.
    - Maior custo.
    - Atenção: Não corrige hipovitaminose D!

Tratamento farmacológico – bisfosfonatos

- São drogas antirreabsortivas que se depositam na matriz óssea.
- Induzem apoptose dos osteoclastos.
- Previnem perda óssea e reduzem risco de fratura.

- Contraindicados em pacientes com clearance de creatinina menor que 30 ml/min.
- Tempo de tratamento:
  - Baixo risco – 5 anos.
  - Médio a alto risco – terapia contínua.
- Baixa biodisponibilidade das medicações orais:
  - Menos de 1% é absorvida, destes cerca de 60% chega ao osso.
  - Ingerir com estômago vazio com água apenas, permanecer 40 minutos sem ingerir outros medicamentos ou alimentos, NÃO deitar por uma hora pelo risco de lesão da mucosa esofágica.
- Efeitos colaterais:
  - Bisfosfonatos orais:
    - Efeitos gastrointestinais (principalmente os aminados).
    - Lesão da mucosa do esôfago/estômago.
    - Náuseas, dispepsia, vômitos, diarreia.
- Contraindicações:
  - Doença esofágica (acalasia, varizes de esôfago, esôfago de Barret, megaesôfago).
  - Úlcera péptica ativa.
  - Uso de anticoagulante (risco de hemorragia digestiva alta).
  - Impossibilidade de ficar sentado ou em pé por uma hora.
- Bisfosfonatos endovenosos:
  - Reações de fase aguda = Mialgia, indisposição, náuseas.
  - Mecanismo: liberação de citocinas (reação *flu-like*).
  - Duração: 24 a 48 horas após primeira infusão.
  - Zoledronato: foram descritos casos de fibrilação atrial, hipocalcemia na vigência de hipovitaminose D não tratada.
  - Osteonecrose de mandíbula (zolendronato) – casos foram descritos em pacientes que receberam altas doses (tratamento de metástases ósseas).

Agente	Potência	Dose e posologia
Etidronato	1	Fora do mercado
Clodronato	10	Fora do mercado
Tiludronato	10	Fora do mercado
Pamidronato	100	60 mg + SG 5% EV em quatro horas, cada qautro meses

Alendronato *Fosamax®, Alendil® e outros*	100 – 1.000	5 mg a 10 mg/dia VO 70 mg/semanal VO
Risedronato *Actonel®*	1.000 – 10.000	5mg/dia VO 35 mg/semanal VO 150 mg/mensal VO
Ibandronato *Bonviva®*	1.000 – 10.000	150 mg/mês VO 3 mg EV cada três meses (bolus de 30 segundos)
Zoledronato *Aclasta®*	> 10.000	5 mg EV 1x/ano (em 15 minutos)

Tratamento farmacológico – outros medicamentos

- Terapia hormonal do climatério:
  - Antirreabsortivo.
  - Atualmente → reservada para sintomas vasomotores da menopausa.
  - Usar o **Estradiol** ou **17β-Estradiol** (gel ou adesivo).
  - Se paciente não é histerectomizada, é obrigatório adicionar progestogênio.
  - Não exceder cinco anos de tratamento.
- Moduladores seletivos dos receptores de estrogênio (SERMS):
  - Raloxifeno (Evista® 60 mg/dia VO).
  - Antirreabsortivos menos potentes que os bisfosfonatos.
  - Indicado apenas para osteoporose de coluna (não diminui risco de fraturas não vertebrais).
  - Risco de trombose venosa profunda.
  - Podem piorar sintomas de fogachos.
- Calcitonina (spray nasal: 200 UI/dia):
  - Antirreabsortivo (receptores nos osteoclastos).
  - Potencial alergênico (proteína heteróloga, de salmão), *down-regulation* com o tempo.
  - Maior ação na coluna.
  - Efeito analgésico.
- Teriparatida (Forteo® 20 μg/dia SC) – PTH_{1-34} recombinante humano:
  - Pró-formador.
  - Indicado em osteoporose grave com fraturas, idosos, intolerância aos bisfosfonatos.

    - Contraindicações: crianças (risco de osteossarcoma), doença de Paget, metástases ósseas, aumento de fosfatase alcalina de origem desconhecida.
    - Durante o tratamento ideal não estar em hipovitaminose D ou ter hiperparatireoidismo secundário.
    - Efeitos colaterais: aumento do ácido úrico (mecanismo desconhecido), câimbras, pode aumentar cálcio sérico e urinário de modo transitório.
    - Tempo máximo de tratamento: dois anos.
    - Uso de bisfosfonato obrigatório após término para evitar perda óssea.
    - Diminui risco de fraturas vertebrais e não vertebrais.
    - Altíssimo custo.
- Ranelato de Estrôncio (Protos® envelopes de 2 g/dia VO):
    - Inibe reabsorção e estimula formação óssea – duplo mecanismo de ação.
    - Risco de trombose venosa profunda.
    - Diminui risco de fraturas vertebrais e não vertebrais.
    - Depósito de estrôncio no osso interfere na interpretação da densitometria óssea.

Referências

1. Kanis JA, Melton LJ 3rd, Christiansen C, Johnston CC, Khaltaev N. The diagnosis of osteoporosis. J Bone Miner Res 1994;9:1137-1141.
2. Luckey MM. Evaluation of postmenopausal osteoporosis. In: Primer on the metabolic bone diseases and disorders of mineral metabolism, 1999.
3. Peacock M, Turner CH, Econs MJ, Foroud T. Genetic of osteoporosis. Endocrine Rev 2002, 23:303-326.
4. Consenso Brasileiro de Osteoporose, Rev Bras Reumatol 42(6), 2002.
5. Michael F. Holick, et al. Evaluation, Treatment, and Prevention of Vitamin D Deficiency: an Endocrine Society Clinical Practice Guideline. JCEM 2011; 96: 1911–1930.
6. Holick MF. Vitamin D deficiency. NEJM 2007, 357:266-281.
7. Lewiecki EM. Monitoring pharmacological therapy for osteoporosis. Rev endocr Metab \disord 2010;11:261-273.
8. Gallacher SJ, Dixon T. Impact of treatments for postmenopausal osteoporosis on bone quality: A systematic review. Calcif Tissue Int 2010;87:469-484.

capítulo 22

Osteoartrite (Osteoartrose)

Fabiana Pompêo de Pina

A Osteoartrite (OA), artrose ou osteoartrose é a doença reumática mais prevalente na população acima de 65 anos[1]. Representa pesado encargo financeiro para a assistência social, além de causar grande impacto humano e familiar[2]. Com o envelhecimento da população, a OA representa uma preocupação no Brasil que, segundo a OMS, até 2025 será o sexto país do mundo com o maior número de pessoas idosas.

Epidemiologia

A incidência da OA começa a aumentar a partir dos 40 anos. Geralmente se distribui homogeneamente entre homens e mulheres em todas as faixas etárias sendo, no entanto, mais frequente e mais agressiva em mulheres após os 55 anos. Quanto ao grupo étnico, em especial a OA de joelhos, costuma ser mais frequente em afrodescendentes do que em caucasianos. Fatores culturais e ocupacionais parecem interferir na prevalência entre as diversas etnias[1,2].

Etiologia

A OA tem etiologia multifatorial e pode ser considerado o produto da inter-relação entre fatores locais e sistêmicos, conforme apresentado na Figura 22.1[3,4,5].

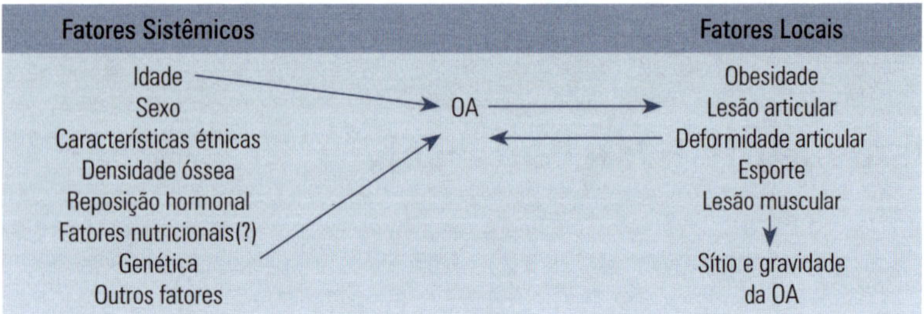

Figura 22.1: Fatores locais e sistêmicos envolvidos na etiologia da OA (Osteoartrite).

Fisiopatogenia

A cartilagem articular tem a função de absorver o impacto sobre a articulação. Apresenta elasticidade e reversibilidade às deformidades, características essas conferidas pela sua composição: fluido intersticial, elementos celulares (condrócitos, linfócitos e outras células mononucleares) e moléculas da matriz extracelular (colágeno, elastina, fibronectina e polissacarídeos como os proteoglicanos) sintetizadas pelos condrócitos.

A patogenia da OA envolve o processo de remodelação de cartilagem, havendo predomínio da destruição das moléculas da matriz extracelular por enzimas autolíticas (metaloproteinases, catepsina), em detrimento de sua formação. Este processo de destruição, provavelmente iniciado por citocinas pró-inflamatórias (IL-1β e TNF-α), é significativamente mais rápido na cartilagem osteoartrítica do que na cartilagem normal, levando a uma perda da força de tensão. Essa deterioração da qualidade mecânica da cartilagem acarreta sobrecarga maior aos condrócitos, que liberam mais enzimas autolíticas, e ao osso subcondral, que desenvolve microfraturas; perpetuando assim o processo de destruição.

Ainda, a participação da membrana sinovial, osteoblastos e mediadores locais tem se tornado cada vez mais importantes na fisiopatogenia da OA[1,2,6].

Quadro clínico

Osteoartrite é uma doença localizada na cartilagem articular hialina e, portanto, sem repercussão sistêmica ou em outros órgãos. A OA apresenta início lento e progressivo, principalmente após a sexta década de vida. Ocorre envolvimento usualmente assimétrico das articulações, atingindo principalmente as articulações das mãos, joelhos, quadris e coluna vertebral nos segmentos cervical e lombar. O acometimento de ombros, cotovelos e punhos é pouco frequente, salvo nas situações de OA secundária, como trauma prévio.

A dor referida por pacientes com OA é do tipo artralgia mecânica, que piora quando se movimenta a articulação comprometida e melhora com o repouso. Com a evolução da doença, a dor pode ocorrer também ao repouso. Sinais inflamatórios como eritema, edema ou aumento da temperatura articular não são comuns na OA. Rigidez matinal fugaz, em torno de 30 minutos, pode estar presente.

Ao exame físico o paciente pode referir dor à palpação da articulação acometida. A crepitação articular pode estar presente, resultante da irregularidade das cartilagens oponentes.

Nas mãos os nódulos de Heberden nas interfalangianas distais e os nódulos de Bouchard nas proximais são característicos. Uma forma erosiva da doença (doença de Crain) pode se apresentar em alguns pacientes com deformidades importantes e sinais inflamatórios[7]. A OA de joelhos cursa comumente com distúrbios biomecânicos, principalmente o varismo de joelhos. A OA de coxofemoral (quadril) é uma das formas mais incapacitantes e ao exame físico nota-se, evolutivamente, a perda da abdução, flexão e rotação do quadril. Já a OA de coluna vertebral pode estar associada ao envolvimento secundário de raízes nervosas.

Diagnóstico

A radiografia, apesar de ser de grande importância tanto no diagnóstico quanto na avaliação do grau de comprometimento articular, muitas vezes apresenta dissociação da clínica; especialmente na OA de coluna. Assim, ao se fazer o diagnóstico da OA deve-se levar em consideração, preferencialmente, o quadro clínico do paciente.

Os achados radiológicos mais encontrados na OA são a redução do espaço articular de maneira assimétrica, esclerose do osso subcondral, osteófitos e cistos subcondrais[8].

Exames laboratoriais são de pouca valia no diagnóstico da OA. Hemograma, testes bioquímicos e provas de atividade inflamatória não apresentam alterações nesta doença e só devem ser solicitados caso haja necessidade de se realizar diagnóstico diferencial ou de avaliação para a prescrição da terapia farmacológica[9].

Tratamento

O tratamento da OA tem como objetivo o alívio da dor, impedir a progressão da doença, manter a mobilidade e reduzir, o máximo possível, a incapacidade funcional. Assim, o tratamento deve ter uma abordagem multifatorial, pois a prescrição medicamentosa isolada não é suficiente para o controle ideal da doença.

Tratamento não farmacológico

As medidas não farmacológicas são fundamentais para o tratamento do paciente com OA e incluem a educação e motivação do mesmo e de seus cuidadores, exercícios terapêuticos individualizados e, quando necessário, a prescrição de órteses e equipamentos de auxílio à marcha, especialmente bengalas. Agentes físicos como a termoterapia e a eletroterapia analgésicas têm tido uso crescente.

Tratamento farmacológico

Na OA leve ou moderada o uso de analgésicos, como o paracetamol (3 – 4 g/dia), está indicado como tratamento de primeira escolha. Seu uso é contraindicado em pacientes com grave. Nos casos que não apresentam resposta aos analgésicos ou que exista evidência clínica de inflamação, o uso de anti-inflamatórios não esteroidais (AINEs), seletivos de COX-2 ou não seletivos, está indicado. Estes últimos devem ser sempre acompanhados de proteção gástrica, preferencialmente um inibidor da bomba de prótons. Aqueles pacientes que apresentam contraindicação ao uso de AINEs ou não responsivos a esta terapêutica podem se beneficiar do uso de opioides. Agentes tópicos como a capsaicina e AINEs podem ser utilizados no alívio dos sintomas, especialmente na OA de mãos. A infiltração com corticosteroide, preferencialmente a triancinolona hexacetonida, é uma boa escolha nos quadros com sinais inflamatórios importantes.

O ácido hialurônico intra-articular é indicado para OA de joelhos grau II e III.

Alguns fármacos têm sido propostos com o objetivo de modificar a evolução da osteoartrite, no entanto as evidências baseadas em estudos controlados ainda não são suficientes. Assim, são utilizados mais como sintomáticos de ação duradoura. Estão disponíveis em nosso mercado os extratos insaponificáveis de soja e abacate, a diacereína e o sulfato de glucosamina (1.500 mg/dia em dose única). No Brasil, a cloroquina tem sido prescrita com bons resultados, em especial na OA erosiva de mãos.

Nos casos de falha do tratamento conservador, naqueles pacientes com perda progressiva da funcionalidade, a avaliação de indicação cirúrgica (artroplastia, artrodese, osteotomia ou desbridamento artroscópico) é de suma importância[10].

Referências

1. Coimbra IB. Osteoartrite (Artrose).In: Lopes AC, Ward LS, Guariento ME. Medicina Ambulatorial,primeira edição. São Paulo: Atheneu;2006. 693-9.
2. Giorgi RDN. A osteoartrose na prática clínica. Temas de Reumatologia Clínica. 2005; 6(1):17-30.
3. Zhang Y, Jordan JM. Epidemiology of Osteoarthritis. Clin Geriatr Med. 2010 August ; 26(3): 355–369.
4. Felson DT, Lawrence RC, Dieppe PA, et al. Osteoarthritis: new insights. Part 1: the disease and its risk factors. Ann Intern Med. 2000; 133(8):635–46.
5. Neogi T, Zhang Y. Update on Osteoarthritis prevention. Curr Opin Rheumatol.2011; 23:185–191.
6. Bland JH,Cooper SM. Osteoarthritis: a review of the cell biology involved and evidence for reversibility. Management rationally related to known genesis and pathophysiology. Semin Arthritis Rheum.1984; 14(2):p.106-33.
7. Crain DC. Interphalangeal osteoarthritis. Jama.1961; 175:p.1049-53.
8. Hannan MT, Felson DT, Pincus T. Analysis of the discordance between radiographic changes and knee pain in osteoarthritis of the knee. J Rheumatol. 2000; 27(6):1513–7.
9. Dieppe PA, Lim R. Clinical features and diagnostic problems. In: Klippel JH, Dieppe PA. Rheumatology, vol 2, second edition. London: Mosby int ;1998. 8-3. 1-8-3. 16.
10. Coimbra IB, Pastor EH,Greve JMD, Puccinelli MLC, Fuller R, Cavalcanti FS, Maciel FMB, Honda E. Consenso Brasileiro para o tratamento da osteoartrite (artrose). Rev Bras Reumatol. 2002; 42:p.371-4.

capítulo 23

Infecção Urinária em Idosos

Lilian de Fatima Costa Faria

Introdução

Infecção do trato urinário (ITU) é a invasão do trato urinário por micro-organismos causando infecção. Existe uma prevalência maior em crianças, mulheres com vida sexual ativa e idosos.

Comparando-se com a população geral, idosos apresentam diversos eventos que aumentam sua morbidade. Tornam-se mais susceptíveis a procedimentos e a intervenções elevando os índices de internações e infecções. Apresentam maior número de comorbidades e maior dependência, aumentando o risco de adquirir infecções.

Infecções são consideradas quadros graves para as populações idosas. Provocam uma em cinco mortes e uma em 10 hospitalizações em pessoas com mais de 65 anos. A imunossenescência, (que traduz um estado de descontrole da função imune), alterações anatomofuncionais, gravidade de doenças associadas, uso de procedimentos diagnósticos/terapêuticos invasivos e viver em confinamento aumentam a suscetibilidade dos idosos às infecções.

Dentre as infecções mais comuns nos idosos está a infecção do trato urinário, que apresenta características peculiares nessa população. O uso de antimicrobianos torna-se constante nessa faixa etária e acarreta mudanças significativas na flora microbiana, selecionando clones microbiotas com alto grau de resistência antimicrobiana.

Epidemiologia

A ITU tem prevalência maior em crianças, mulheres com vida sexual ativa e idosos. É uma das infecções mais comuns diagnosticadas e tratadas entre a população geriátrica, sendo causa importante de septicemia.

As topografias mais acometidas em idosos são respectivamente respiratória, urinária, pele e partes moles.

Dados obtidos pela Comissão de Controle de Infecção Hospitalar (CCIH) do Hospital Geriátrico e de Convalescentes Dom Pedro II da Irmandade da Santa Casa de Misericórdia de São Paulo (HGCDPII-ISCMSP) no ano de 2010, mostraram índices semelhantes ao da literatura consultada. A densidade de infecção hospitalar para a instituição é de 3,64 por mil pacientes-dia (episódio novo de infecção x 1.000/número de pacientes-dia no período), sendo as topografias mais acometidas o trato urinário, seguido de pulmonar e partes moles (Gráfico 23.1).

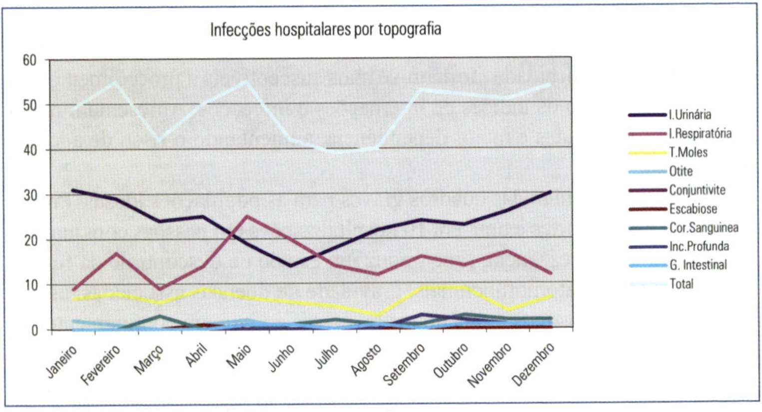

Gráfico 23.1: Infecções hospitalares por topografia.

Fonte: Comissão de Controle de Infecção Hospitalar (CCIH) do Hospital Geriátrico e de Convalescentes Dom Pedro II da Irmandade da Santa Casa de Misericórdia de São Paulo (HGCDPII-ISCMSP).

A ITU está presente em aproximadamente 10% dos homens e 20% das mulheres com mais de 60 anos. Em ILPIs a prevalência de bacteriúria é ainda mais alta, variando de 15% a 40% entre os homens e de 25% a 50% entre as mulheres. Estima-se que aproximadamente 20% dos casos decorra de ITUs recorrentes em mulheres acima de 60 anos.

Classificação

Classifica-se ITU de diversas formas:

- Complicada e não complicada: sendo essa classificação importante devido implicações quanto ao tipo e duração do antibiótico usado para o tratamento e quanto à extensão do trato urinário acometido.
- Frequência: esporádica quando ocorre isoladamente necessitando de cuidados por um período curto de tempo e recorrente podendo ser subdividida em recidivante quando nova infecção ocorre com o mesmo agente etiológico ou reinfecção quando ocorre por um agente etiológico diferente. Ambas precisam de antibioticoterapia por período de sete a dez dias.

Bacteriúria assintomática (BA) é a presença de mais de 10^5 ufc/ml em urina de jato médio, porém sem sinais ou sintomas de infecção. Mais de 30% dos pacientes não cateterizados e praticamente todos os cateterizados crônicos tem bacteriúria assintomática. Observa- se prevalência de 20% a 35% entre homens e 20% a 50% entre mulheres e aumento de sua prevalência acima de 80 anos de idade. A literatura consultada sugere que a maioria das BA em idosos não requerem tratamento, contudo, atenção permanente às mínimas alterações clínicas é importante, visto que são a causa mais comum de bacteremia com alto potencial para complicações tais como sepse e insuficiência renal.

Diagnóstico

O diagnóstico deve ser baseado no **quadro clínico** e confirmado pelo laboratorial. Sintomas clássicos como disúria, polaciúria, dor suprapúbica, febre e bacteremia podem estar presentes, mas na maioria dos casos os sintomas se apresentam de forma atípica dificultando o diagnóstico. Queda do estado geral, confusão mental, perda da capacidade funcional, anorexia, adinamia, alterações discretas de temperatura, manifestações abdominais como náuseas e vômitos ou sintomas sistêmicos nos casos mais graves como desidratação, hipotermia e sepse são frequentes.

Urina tipo I – análise dos aspectos físico, bioquímico e sedimento urinário. A presença de nitrito quando bactérias Gram negativas estão presentes e a esterase leucocitária quando há a possível presença de leucócitos na urina podem sugerir ITU. No sedimento urinário atribui-se maior valor à piúria,

Boscia e col. encontraram 93,5% de piúria em pacientes idosos com bacteriúria significativa. A coloração de Gram é importante exame complementar em situações que não permitem a realização da urocultura. A presença de um micro-organismo por campo microscópico de grande aumento corresponde a 95% de sensibilidade para bacteriúria significativa.

Urocultura – padrão ouro para o diagnóstico. Cultura qualitativa e quantitativa da urina tem objetivo de identificar e quantificar o possível agente etiológico da ITU. Permitem também testes de susceptibilidade necessários pelas crescentes falhas terapêuticas decorrentes de tratamentos empíricos, indicação antibiótica inadequada e formação de cepas multirresistentes. Bacteriúria significativa é confirmada na presença de urocultura com identificação e quantificação do número de colônias de um agente etiológico (Quadro 23.1).

Quadro 23.1: **Diagnóstico laboratorial segundo método de coleta**

Método de coleta de urina	Contagem de colônias
Urina de jato médio	100.000 ufc/ml
Idoso, ITU crônicas, ATB	10.000 ufc/ml
Cateterismo vesical	100 ufc/ml
Punção suprapúbica	Qualquer número

ITU = Infecção do Trato Urinário; ATB = Antibióticos; UFC = Unidades Formadoras de Colônia.

As amostras submetidas à urocultura devem ser originadas de pacientes com sintomas de ITU ou de pacientes assintomáticos com alto risco de infecção. Normalmente a urina é um fluido estéril, porém, pode tornar-se contaminada com a flora do períneo, próstata, uretra ou vagina. Cabe ao microbiologista assegurar métodos e procedimentos para que a amostra seja representativa e com o menor índice de flora normal possível. Deve garantir que os micro-organismos estejam viáveis para o cultivo, que a amostra esteja protegida do meio ambiente e a semeadura realizada em meio de cultura que propicie o crescimento bacteriano e a contagem de unidades formadoras de colônias por mililitros (UFC/mL) do micro-organismo que pode estar causando a ITU. A prevalência de micro-organismos encontrados em idosos encontra-se no Quadro 23.2.

Quadro 23.2: Prevalência de micro-organismos em idosos com ITU (Infecção do Trato Urinário)

Gram-negativos		Gram-positivos	
Escherichia coli	21,00 –54,00	*Enterococus sp*	6,10 – 23,00
Klebisiela pneumoniae	1,90 – 17,00	Estreptococos grupo	1,20 – 3,50
Enterobacter sp	1,90 – 9,60	*Estafilococo c. negativo*	1,40 – 3,70
Citrobacter sp	4,70 – 6,10	Staphylococcus aureus	0,90 – 2,00
Proteus mirabilis	0,90 – 9,60		
Providencia sp	18,00		
P. Aeruginosa	2,00 –19,00		
Outros	6,10 – 20,00		

Tratamento

As infecções constituem a maior causa de morte e é importante destacar a crescente resistência bacteriana, o que determina cuidados com o uso de antibióticos. Usar antibióticos racionalmente e sempre que possível baseado em culturas.

Bacteriúria assintomática – não tratar diabéticos, idosos e pacientes com sonda vesical de demora. Avaliar os casos especiais como transplantados, neutropênicos, pré-operatório de cirurgia urológica e de colocação de prótese.

ITU não complicada – tratar por via oral por três dias com antibióticos de espectro limitado: sulfametoxazol/trimetoprima, nitrofurantoína, ácido nalidíxico, norfloxacino ou ciprofloxacino. Não há necessidade de urocultura.

ITU complicada – colher urocultura, introduzir antibioticoterapia empírica e reavaliar após culturas. Tratamento de 7 a 10 dias conforme antibiograma. Pode ser instituída via oral após 48 – 72 horas de terapêutica endovenosa e melhora clínica, por 10 a 14 dias. Colher urocultura de controle após sete dias do término de tratamento.

ITU em pacientes com sonda vesical de demora – trocar sonda vesical de demora antes de iniciar tratamento, colher cultura se sinais e sintomas de sepse e introduzir antibioticoterapia empírica. Reavaliar caso e trocar a medicação conforme antibiograma. Tratar por 7 a 10 dias.

Coadjuvantes – manter boa hidratação, estimular deambulação, incentivar a retirada de cateteres vesicais, acidificação da urina, uso de probióticos, antibióticos profiláticos e vacinas para prevenção de infecções de repetição.

Referências

1. Chaimowicz F,Epidemiologia e o envelhecimento no Brasil. In: Freitas EV, Py L, Cançado FAX, Doll J, Gorzoni ML. Tratado de geriatria e gerontologia. 2* ed. Rio de Janeiro: Guanabara Koogan; 2006. p.106-30.
2. Isenberg HD. Essencial Procedures for Clinical microbiology American Society for Microbiology, Washington, DC.: p.95-101: Disponível em : http//www.saúdetotal.com/ microbiologia- 04/12/2006.
3. Faria LFC. Perfil microbiano de urocultura de pacientes institucionalizados. Dissertação Mestrado. Faculdade de Ciências Médicas da Santa Casa de São Paulo, São Paulo; 2010.
4. Lucchetti G, Silva AJ, Ueda SMY, Perez MCD, Mimica LMJ. Infecções do trato urinário: análise da frequencia e do perfil de sensibilidade dos agentes causadores de infecções do trato urinário em pacientes com cateterização vesical crônica. J Bras Patol Med Lab 2005 Dec; 41(6): 383-9
5. Molinari KM. Avaliação da prevalência, fatores de risco e agente etiológico da infecção do trato urinário em idosos institucionalizados. Um protocolo de atendimento. Tese (Mestrado) Escola Paulista de Medicina, São Paulo, 2004.
6. Moran D. Infections in the elderly.Top Emerg Med 2003 May; 25(2): 174-81.
7. Naber KG, Bishop MC, Bjerklund-Johansen TE, Botto H, Cek M, Grabe M et al.. Guidelines on the manegement of urinary and male genital tract infections. European Association of Urology, 2006 Available from: http:// www.uroweb.nl/files/uploaded files/ guidelines/15%20Male%20UTI.pdf
8. Nicolle LE. Resistant pathogens in urinary tract infections. JAm Geriatr Soc 2002 Jul; 50: n7 S230-35.
9. Nicolle LE, Bentley D, Garibaldi R, Neuhaus E, Smith P. Antimicrobial use in Long – Term-Care Facilities- SHEA Position Paper. Infect Control Hosp Epidemiol 1996 Febr; 17(2): 119- 28.
10. Silva CB. Avaliação da atividade antimicrobiana in vitro do ácido acético em diferentes concentrações contra cepas de Pseudomonas aeruginosas muitirresistentes. Tese (Mestrado) Faculdades de Ciências Médicas da Santa Casa de São Paulo, 2007.
11. Villas Bôas PJF, Ruiz T. Ocorrência de infecção hospitalar em idosos internados em hospital universitário.Rev Saúde Pública 2004; 38(3): 372-8.
12. Villas Bôas PJF, Ferreira ALA. Infecção em idosos internados em instituição de longa permanência. Rev Assoc Med Bras 2007; 53(2): 126-9.

capítulo 24

Cuidados com a Próstata no Idoso

Celso de Oliveira

Hipertrofia benigna da próstata

Introdução

A hipertrofia benigna da próstata (HBP) é uma alteração histopatológica que afeta os homens com idade avançada, sendo o envelhecimento o principal fator de risco para o seu aparecimento.

O aumento do volume da próstata pode provocar o aparecimento de sintomas no trato urinário inferior (LUTS) que geram impacto nas atividades diárias e na qualidade de vida (QdV) do paciente.

A prevalência da HBP definida clinicamente é de 10% nos homens com 50 anos, aumentando para cerca de 40% aos 70 anos de vida. Quando avaliada em análises de autopsias esta prevalência aumenta para 25% e 80%, respectivamente[1].

Fisiopatogenia

A HBP determina alteração da micção devido a três fatores: um de ordem **estática**, caracterizado pelo crescimento da próstata que comprime a uretra dificultando o fluxo urinário por obstrução mecânica, um segundo fator, conhecido como alteração **dinâmica,** é condicionado pela contração da musculatura lisa da próstata e do colo vesical, aumentando a resistência ao fluxo urinário, e mediado pelo sistema nervoso autônomo simpático, pela estimulação dos receptores alfa-1 adrenérgicos; e um terceiro fator, **vesical,** decorrente de alteração na musculatura detrusora, secundária ao quadro obstrutivo, podendo causar hipertrofia do detrusor, trabeculações e divertículos na bexiga.

Geralmente estes fatores atuam simultaneamente, às vezes com predomínio de um ou outro fator, resultando nos sintomas da LUTS[2].

Sintomatologia

O crescimento da próstata pode afetar o armazenamento urinário, dando sintomas denominados **irritativos**:

- Aumento da frequência urinária (polaciúria/ noctúria/ urgência miccional).
- Dor à micção (disúria).

E/ou alterar o esvaziamento vesical, levando aos sintomas chamados **obstrutivos**:

- Diminuição do fluxo urinário.
- Micção com esforço.
- Esvaziamento vesical incompleto.
- Hesitação para iniciar a micção.
- Intermitência/gotejamento de urina ao final da micção.
- Retenção urinária aguda.
- Incontinência por transbordamento ou paradoxal (grande volume residual).

Existem pacientes com HBP sem sintomas urinários e não há correlação entre o volume da próstata e os sintomas apresentados[2].

Noctúria

Definida como duas ou mais micções durante a noite, a noctúria é um sintoma bastante frequente em pacientes com HBP. A sua incidência e prevalência aumenta com a idade, sendo encontrada em 35% dos casos em homens acima de 50 anos.

A noctúria provoca sono fragmentado e como consequência leva a cansaço e fadiga diurna, desempenho reduzido no trabalho, aumento nos riscos de acidentes de trânsito e no trabalho, déficit de concentração e memória, alteração do humor menor rendimento profissional[3].

Diagnóstico

O diagnóstico de HBP é baseado na história e quadro clínico referido pelo paciente. Para melhorar a quantificação e análise do impacto dos sintomas na qualidade de vida, foi desenvolvido o escore internacional de sintomas prostáticos (IPSS), que abrange diversas questões relacionadas com os hábitos urinários e uma relacionada à qualidade de vida. Por meio do IPSS os sintomas são quantificados em leves (0 – 7 pontos), moderados (8 – 19 pontos) e graves (20 – 35 pontos). Estes dados servem para orientar a definição do tipo de tratamento, pois pacientes com sintomas leves e moderados tendem a se beneficiarem mais com o tratamento clínico, enquanto os que têm sintomas graves obtêm melhores resultados com a cirurgia[2].

Os exames complementares como urina tipo I, urocultura, PSA, exame digital da próstata e ultrassonografia são importantes na confirmação do diagnóstico de HBP, bem como no diagnóstico diferencial com outras enfermidades do trato urinário.

A fluxometria urinária e avaliação ultrassonográfica do resíduo pós-miccional são exames que devem ser realizados, pois são não invasivos e de fácil execução.

No paciente idoso é comum o resíduo pós-miccional, e quando ele torna-se muito elevado pode causar a perda urinária por transbordamento ou incontinência paradoxal. Nestes casos o paciente refere micção espontânea, porém não consegue esvaziamento vesical satisfatório.

A avaliação urodinâmica é o único método capaz de confirmar a presença de obstrução infravesical. Está indicada em pacientes com LUTS quando houver morbidades associadas (demência/AVC/diabetes/quadro neurológico), pós-retenção urinária aguda, pacientes jovens com sintomas miccionais, persistência dos sintomas após tratamento cirúrgico.

É importante no seguimento de tratamento clínico, pois fornece dados objetivos sobre melhora do fluxo urinário e da pressão vesical durante o esvaziamento da bexiga.

Tratamento

As opções terapêuticas consistem em:

- Observação e acompanhamento clínico, sem medicação.
- Terapia medicamentosa (alfa-bloqueador, inibidor da 5-alfa-redutase, fitoterápicos, terapia combinada).
- Terapia minimamente invasiva (termoterapia/ablação com agulha, ultrassom de alta intensidade, endoprótese).
- Cirurgia (ressecção endoscópica, laser, adenomectomia).

Cerca de 30% dos pacientes com HBP apresentam sintomas, principalmente de polaciúria e noctúria, causando impacto importante na qualidade de vida

(QdV), tanto na atividade diária, quanto no padrão de sono, sendo portanto candidatos a algum tipo de tratamento[3].

Dos 70% assintomáticos, muitos apresentam alteração miccional, com diminuição da fluxometria, resíduo pós-miccional elevado e espessamento da musculatura da bexiga, o que os tornam, também, candidatos a alguma forma de tratamento, mesmo sem terem queixa clínica significativa. É comum ouvir-se de pacientes a frase: "Eu já me acostumei com esta forma de urinar", para justificar alterações miccionais devido ao crescimento da próstata[4].

No paciente geriátrico, muitas vezes o tratamento cirúrgico está contraindicado devido às condições clínicas do mesmo. Nestes casos se faz necessário a tomada de medidas paliativas, como cateterismo vesical intermitente, ou até mesmo o uso de sonda vesical de demora, e se esta for definitiva deve-se optar pela realização de cistostomia suprapúbica, que é mais confortável para o paciente e com menor chance de causar infecção urinária ou do trato genital.

Complicações da HBP

Quando não tratada adequadamente, a HBP pode apresentar complicações no trato urinário, como: retenção urinária aguda (2% –10%); litíase vesical; infecção urinária (5% – 8%); insuficiência renal (2% – 3%); hematúria; deterioração da musculatura detrusora devido à sua hipertrofia e deposição de colágeno entre as fibras musculares[1].

Adenocarcinoma da próstata

Introdução

É o tumor maligno mais frequente no homem idoso, excluindo-se o câncer de pele.

Tem crescimento lento e indolente e muitos pacientes morrerão de outras doenças, mesmo sendo portadores de câncer de próstata.

Está relacionado a fatores predisponentes, como :

- Hereditariedade: é 2,5 vezes mais frequente quando o paciente tem pai ou irmão com câncer de próstata.
- Idade: cresce exponencialmente com a idade, mais frequente a partir da 5ª década, a ponto de 8 em cada 10 homens com 80 anos de vida desenvolverem um tumor da próstata.

- Dieta: alimentos gordurosos podem aumentar a biodisponibilidade de testosterona e desta forma facilitar o desenvolvimento de tumor, enquanto que dieta rica em verdura, frutas, legumes e grãos não apresentam o mesmo perfil.

A existência de fatores protetores é muito discutida e ainda não esta totalmente comprovada, embora existam trabalhos mostrando que substâncias como:

- Betacaroteno: licopeno; selênio; soja e vitamina E possam exercer um papel de proteção contra o câncer da próstata[5].

Sintomatologia e diagnóstico

O câncer de próstata cresce lentamente e quase sempre não dá sintomas, a não ser em sua fase avançada, muitas vezes com metástases.

Por isso que o toque retal para a avaliação da textura prostática e detecção de eventual nódulo, associado à dosagem do antígeno prostático especifico (PSA) sanguíneo são exames importantes na detecção precoce deste tipo de tumor e devem ser realizados em todo homem após 45 anos de idade.

Caso o PSA encontre-se elevado e/ou exista algum nódulo prostático está indicada a realização de biopsia transretal da próstata, guiada por ultrassom e com sedação anestésica.

Antes do advento do PSA, na década de 80, 80% dos tumores de próstata eram diagnosticados em estádio avançado, já com metástases. Atualmente, com a realização rotineira da dosagem do antígeno prostático, 76% dos tumores são diagnosticados em sua fase inicial, restritos à glândula prostática e passíveis de tratamento com cura.

Exames de imagem, como Ultrassonografia/Tomografia/Ressonância Magnética têm pouco valor no diagnóstico, podendo eventualmente revelar a disseminação local ou sistêmica do tumor.

A cintilografia óssea de todo o esqueleto é exame importante quando existe a suspeita de metástases ã distancia, pois estas ocorreram preferencialmente para os ossos.

Tratamento

Uma vez confirmado o diagnóstico, se o tumor estiver restrito à glândula, o tratamento pode ser cirúrgico, com a realização de prostatectomia radical, ou então, com realização de radioterapia.

A escolha vai depender a experiência do médico do paciente, após exposição detalhada das vantagens e desvantagens de cada método. Os trabalhos mostram que em longo prazo existe uma equivalência nos resultados[6].

Nos casos em que o tumor já ultrapassou os limites da próstata, localmente ou à distância, o tratamento deve ser com bloqueio hormonal (periférico ou central), pois o câncer de próstata é hormônio dependente, e a privação hormonal causa degeneração celular.

A hormonioterapia também pode ser realizada em pacientes que apresente alguma contraindicação à cirurgia ou por qualquer razão não queira realizá-la.

A observação clínica, apenas, sem instituir qualquer tipo de terapia, está indicada em pacientes com idade mais avançada (geralmente superior a 75 anos), pois sendo o câncer de próstata de evolução lenta, normalmente não leva o paciente à morte.

Referências

1. AUA Practice Guidelines Committee, AUA Guideline on management of benign prostatic hyperplasia: Diagnosis and treatment recommendations. J Urol. 2003; 170; 530-47.
2. Kirby R, Lepor H. Evaluation and nonsurgical management of benign prostatic hyperplasia. In Campbell-Wash Urology, ed 9a. Philadelphia: Saunders-Elsevier 2007:2773-2775.
3. Lepor H, Williford WO, Barry MJ, Haakenson C, Jones K:The impact of medical therapy on bother due to symptoms , quality of life and global outcome and factors predicting response. Veterans Affairs Cooperative Studies Benign Prostatic Hyperplasia Study Group. J Urol. 1998; 160; 1358-67.
4. Narayan P, Evans CP, Moon T : Long-term safety and efficacy of tamsulosin for the treatment of lower urinary tract symptons associated with bening prostatic hyperplasia. J Urol. 2003; 170:498-502.
5. Leite KR, Lopes LH: Câncer de Próstata - Epidemiologia, Patologia e Estadiamento. In Câncer Genitourinário – tratamento multidisciplinar / Fernando Maluf, Antonio C. Buzaid, Sami Arap – São Paulo: Dendrix Ed e Design, 2007 - 4-15.
6. Arap S, Arap M, Pontes JE: Tratamento Cirúrgico do Câncer de Próstata. In Câncer Genitourinário – tratamento multidisciplinar Fernando Maluf, Antonio C. Buzaid, Sami Arap – São Paulo: Dendrix Ed e Design, 2007 - 42-52.

capítulo 25

Anemia no Idoso

Rodolfo Delfini Cançado

Introdução

O envelhecimento populacional, que ocorre de maneira vertiginosa desde o início do século XX nos países desenvolvidos e a partir dos anos 60 no Brasil, trazendo assim um dos maiores desafios para a saúde pública contemporânea[1]. No Brasil, no período de 1960 a 2002, o número de pessoas com mais de 60 anos aumentou 500%, passando de três para 14 milhões e estima-se que alcançará 32 milhões em 2020[2]. Atualmente a população mundial com mais de 65 anos é de 500 milhões (7%). Calcula-se que em 2030, esta população cresça para um bilhão (12%)[3].

Dois fenômenos epidemiológicos foram determinantes para esta transição demográfica: a redução da mortalidade e, principalmente, o declínio progressivo da fecundidade na segunda metade do século passado. Este rápido e progressivo aumento do contingente de adultos e idosos foi o responsável pela mudança no perfil de doenças no mundo, ou transição epidemiológica, predominando as condições crônicas de acometimento da saúde[1-3].

De maneira geral, a presença de pelo menos uma condição crônica ocorre em 45% da população e em mais de 80% dos idosos, e a metade de todos estes indivíduos apresenta a ocorrência simultânea de múltiplas doenças ou condições médicas em uma mesma pessoa, definida como multimorbidade[1,3,4].

O maior impacto das condições crônicas na saúde do idoso é o prejuízo funcional para a realização de suas atividades cotidianas de vida. Nesse sentido, a saúde não deve ou não pode mais ser medida pela presença ou não de doenças, mas sim pelo grau de preservação da capacidade funcional, determinando então um envelhecimento bem ou malsucedido[1,3-5].

Anemia: definição, epidemiologia e implicações clínicas no idoso

Anemia é a alteração hematológica mais comumente encontrada na prática médica e definida como um sinal ou manifestação de doença subjacente, e não como entidade clínica em si mesma. Isto quer dizer que a anemia não representa um diagnóstico definitivo e, sim, um achado laboratorial que demanda criteriosa investigação diagnóstica – detalhada história clínica e exame físico, seguidos da utilização de exames laboratoriais apropriados. Esta prática permite, na maioria dos casos, o diagnóstico correto da causa de anemia, possibilitando, portanto, tratamento adequado[6].

Há mais de uma década, vários estudos clínicos vêm chamando a atenção da importância da anemia como fator independente de pior prognóstico em relação ao paciente bem como em relação à doença, ou seja, está associada com maiores taxas de morbidade e mortalidade, pior qualidade de vida e piores resultados em relação ao tratamento clínico, cirúrgico, quimioterápico e/ou radioterápico[4,5,7-9].

Portanto, trata-se de condição patológica séria, passível de tratamento, e não deve, ou não pode, ser vista simplesmente como um parâmetro laboratorial anormal.

Do ponto de vista fisiopatológico, o estado de anemia é decorrente da redução do número de hemácias ou da concentração da hemoglobina (Hb) circulante que, independentemente da sua causa, provoca diminuição da oxigenação tecidual consequente à menor capacidade de transporte de oxigênio (O_2) aos tecidos[6].

Segundo os critérios propostos pela Organização Mundial da Saúde (OMS), anemia é definida laboratorialmente como Hb menor do que 13 g/dl para o gênero masculino e de 12 g/dl para as mulheres[10].

A anemia é uma condição comum no idoso e, geralmente, multifatorial. Segundo a OMS, a prevalência de anemia nos idosos é de 23,9% e essa taxa aumenta com a idade (podendo chegar a 60% em pessoas com mais de 80 anos) e com a presença de comorbidades como diabetes *mellitus*, insuficiência cardíaca, doença cardiovascular, doenças inflamatórias e neoplásicas[11]. Embora o declínio da Hb tenha sido, no passado, considerado uma consequência normal de envelhecimento, as evidências acumuladas demonstram que a presença de anemia nas pessoas idosas reflete algum grau de comprometimento ou agravo à saúde e aumento da vulnerabilidade para desfechos adversos.

Nesse contexto a presença de anemia não deve ser considerada como consequência inevitável do envelhecimento e, desta forma, o diagnóstico e a investigação etiológica da anemia merecem interesse especial porque pode ser potencialmente reversível com o tratamento apropriado, o que pode também retardar ou prevenir morbidades relacionadas ao envelhecimento[1,6].

Redução do nível de Hb, mesmo que discreta (por exemplo, de 0,5 g/dl), pode trazer grande impacto deletério ao idoso. Anemia no idoso está associada ao aumento da mortalidade, à dependência funcional, a anormalidades neurológicas e psiquiátricas, quedas, alterações cerebrovasculares e cardiovasculares[1,9].

Apesar dos fatos mencionados anteriormente, a anemia ainda é frequentemente subdiagnosticada, subvalorizada e subtratada ou tratada inapropriadamente.

Classificação morfológica das anemias

A classificação morfológica das anemias é a mais utilizada na prática clínica por auxiliar o médico na conduta a ser seguida (Quadro 25.1)[12]. Os Quadros 25.2, 25.3 e 25.4 apresentam o diagnóstico diferencial das anemias microcíticas, as principais causas de anemia macrocítica e a classificação das anemias hemolíticas, respectivamente[12-15].

Uma vez identificado o mecanismo etiológico que ocasionou a anemia, o próximo passo consiste na identificação da(s) causa(s) por meio de investigação laboratorial apropriada, que resultará no direcionamento do tratamento específico para cada situação[6,12].

De maneira geral, a suspeita diagnóstica de anemia hemolítica se baseia na presença de anemia associada à icterícia e esplenomegalia. Nos casos agudos pode-se observar presença de sintomas e sinais de descompensação cardíaca, enquanto nas anemias crônicas são mais comuns sintomas e sinais relacionados à hemólise, tais como: icterícia, hemoglobinúria/hemossiderinúria, colecistite crônica calculosa e úlcera de membros inferiores. Independentemente do tipo de anemia hemolítica, o diagnóstico inicial fundamenta-se na presença de lise celular (aumento dos níveis de desidrogenase láctica – DHL), aumento do catabolismo de hemoglobina (elevação dos níveis de bilirrubina indireta), diminuição da haptoglobina e no esforço regenerativo da medula óssea (reticulocitose e hiperplasia eritroide)[12-16].

Quadro 25.1: Classificação morfológica das anemias

Anemia microcítica (VCM < 80 fl) Anemia ferropriva Talassemias Anemia de doença crônica (por exemplo: artrite reumatoide) Anemia sideroblástica Intoxicação por chumbo
Anemia normocítica (VCM entre 80 e 100 fl) Perda de sangue Doença primária da medula óssea Alteração na célula-tronco hematopoiética (por exemplo: anemia aplástica, aplasia pura de série vermelha) Causa extrínseca à medula óssea (por exemplo: medula óssea infiltrada por células metastáticas) Anemias hemolíticas Anemia de doença crônica ou Anemia da inflamação Anemia da doença renal crônica Anemia carencial por deficiência combinada
Anemia macrocítica (VCM > 100 fl) Anemia megaloblástica (por exemplo: deficiência de vitamina B12 ou de ácido fólico) Anemia induzida por droga (por exemplo: hidroxiuréia, zidovudina, metotrexato) Secundária à doença clonal (por exemplo: síndrome mielodisplásica) Uso crônico e excessivo de bebida alcoólica Hepatopatias

VCM = volume corpuscular médio; fl = fentolitros.

Quadro 25.2: Diagnóstico diferencial das anemias microcíticas

Variável	Anemia ferropriva	Talassemia beta menor	Anemia de doença crônica	Anemia sideroblástica	Intoxicação por chumbo
IST	dim	nl	dim	nl ou dim	aum
Ferritina	dim	nl ou aum	nl ou aum	aum	nl
% de sideroblastos na medula óssea	nl ou dim	nl ou aum	nl	aum (em anel)	nl (em anel)
Depósito de ferro na medula óssea	dim	nl ou aum	nl ou aum	aum	nl

IST = índice de saturação de transferrina; dim = diminuído; nl = normal; aum = aumentado.

Quadro 25.3: Causas de anemia macrocítica

Anemia megaloblástica
Deficiência de vitamina B12 Baixa ingestão: vegetarianos Baixa absorção: gastrectomia/gastroplastia, gastrite atrófica, deficiência de fator intrínseco, doenças intestinais
Deficiência de ácido fólico Baixa ingestão: alcoolismo, idosos Baixa absorção: gastrectomia/gastroplastia, doenças intestinais Requerimento metabólico aumentado: gestação, hipertireoidismo, doença hemolítica crônica, dermatite esfoliativa Perdas: diálise
Outras causas de anemia macrocítica
Medicamentosa Hidroxiureia, metotrexato, pirimetamina, trimetropina, zivozudina, fluorouracil, óxido nitroso e etanol
Doenças da medula óssea Síndrome mielodisplásica Mieloma múltiplo Anemia aplástica Aplasia pura de série vermelha Anemia diseritropoiética congênita
Outras doenças Hipotireoidismo Doença hepática

Quadro 25.4: Classificação das anemias hemolíticas

Defeito intrínseco aos glóbulos vermelhos
Hereditário
Defeitos da membrana eritrocitária
Esferocitose hereditária
Eliptocitose hereditária
Piropoiquilocitose hereditária
Defeitos enzimáticos
Deficiência de glicose-6-fosfodiesterase (G6PD)
Deficiência de piruvato quinase
Deficiência de glutationa-redutase
Distúrbios das hemoglobinas (hemoglobinopatias)
Doenças falciformes
Talassemias
Adquirido
Hemoglobinúria paroxística noturna
Defeito extrínseco aos glóbulos vermelhos
Hereditário
Deficiência de lecitina-colesterol aciltransferase
Abetalipoproteinemia
Adquirido
Imunomediado
Agentes químicos e físicos
Doença renal ou hepática
Anemias microangiopáticas
Hiperesplenismo

Diagnóstico laboratorial inicial

A avaliação do hemograma completo é fundamental para a continuidade da investigação etiológica, já que, de maneira geral, a classificação morfológica tem se mostrado uma ferramenta importante no diagnóstico diferencial das anemias, embora seja apenas o ponto de partida da investigação e não esteja isenta de falhas.

A análise do esfregaço do sangue periférico é parte integrante e essencial do eritrograma, pois permite a verificação de anormalidades morfológicas específicas, que, de outro modo, não seriam percebidas. Além disso, a contagem de reticulócitos é um parâmetro que auxilia na diferenciação entre anemia por diminuição da produção e por aumento da destruição, já que reflete a habilidade de a medula óssea responder ao estímulo anêmico[12-16].

Uma correta avaliação laboratorial inicial frente ao paciente idoso com anemia inclui os seguintes exames: hemograma e contagem de reticulócitos; dosagem de ferro sérico, capacidade total de ligação de ferro e ferritina sérica (para avaliação do *status* de ferro do organismo); ureia, creatinina e *clearance* de creatinina (para avaliação da função renal), proteína C reativa, dosagem de vitamina B12 e de folato, sobretudo quando há macrocitose e/ou a descrição de presença de neutrófilos hipersegmentados no sangue periférico; dosagem de eritropoietina (sempre que possível), eletroforese de proteínas (para investigação de gamopatias monoclonais como o mieloma múltiplo). A presença de bicitopenia ou pancitopenia, geralmente sinaliza a necessidade de investigação da medula óssea por meio do mielograma ou biópsia com o intuito de se afastar doenças como síndrome mielodisplásica, condição frequente no idoso[12-17].

A maioria das situações de anemia no idoso tem causa definida e as três causas hematológicas não neoplásicas mais frequentes de anemia nesta população que, portanto, será dado ênfase neste capítulo, são: anemia ferropriva (AFe), anemia de doença crônica (ADC) ou anemia da inflamação e anemia megaloblástica secundária à deficiência de vitamina B12 (cobalamina).

Deficiência de ferro e anemia ferropriva (AFe): causas, estágios, diagnóstico e tratamento

A deficiência de ferro é a alteração hematológica mais comumente encontrada, acomete 20% a 30% da população mundial, sendo, portanto, um grave problema de saúde pública, particularmente nos países em desenvolvimento[6,18].

A causa básica da deficiência de ferro é o desequilíbrio entre quantidade absorvida e consumo e/ou perdas, que ocorrem por diversas vias, resultando na redução do ferro corpóreo total, com exaustão dos estoques e algum grau de deficiência tissular[6].

A deficiência de ferro, geralmente, resulta da combinação de dois ou mais fatores, tais como: necessidade aumentada de ferro (fatores fisiológicos: crescimento, menstruação, gestação, lactação); diminuição da oferta ou da absorção de ferro (fatores nutricionais: baixa quantidade e/ou biodisponibilidade do ferro da dieta, doenças inflamatórias intestinais crônicas – doença de Crohn, doença celíaca, ressecção gástrica e/ou intestinal – gastrectomia, gastroplastia, infecção pelo *Helicobacter pylori,* gastrite atrófica, uso de antiácidos e inibidores de bomba de próton); ou "perda" de ferro (fatores patológicos: perda de sangue, principalmente pelo trato genital e gastrointestinal, cirurgia, trauma; doação de sangue, hemodiálise)[6,12,18].

A deficiência de ferro desenvolve-se, na maioria das vezes, de maneira lenta e progressiva e, didaticamente, pode ser dividida em três estágios: depleção dos estoques de ferro, eritropoiese deficiente em ferro e AFe (Anemia Ferropriva). O Quadro 25.5 apresenta os diferentes estágios da deficiência de ferro bem como os testes laboratoriais utilizados para o diagnóstico de cada estágio[6].

Quadro 25.5: Estágios e diagnóstico laboratorial da deficiência de ferro

Variável	Depleção dos estoques de ferro	Eritropoiese deficiente em ferro	Anemia ferropriva
Comentários	As reservas de ferro estão diminuídas ou ausentes, mas ainda não há comprometimento da oferta de ferro à eritropoiese	Há redução da oferta de ferro à eritropoiese, porém, não há redução dos valores de Hb; observa-se sinais de falha na hemoglobinização dos eritrócitos	A menor oferta de ferro à medula óssea reduz a síntese e o conteúdo de Hb nos precursores eritrocitários
Ferro medular	Ausente	Ausente	Ausente
Ferro sérico (µg/dL)	Normal	Diminuído	Diminuído
CTLF (µg/dL)	Normal	Aumentado	Aumentado
IST (%)	Normal	Diminuído	Diminuído
Ferritina sérica (ng/mL)	Diminuída	Diminuída	Diminuída
Hipocromia/microcitose	Não	Sim	Sim
VCM e HCM	Normal	Diminuído	Diminuído
RDW (%)	Normal	Aumentado	Aumentado
CHr/RetHe	Normal	Diminuído	Diminuído
% de hemácias hipocrômicas	Normal	Aumentado	Aumentado
Contagem de reticulócitos	Normal	Normal/ diminuído	Diminuído em relação ao grau de anemia
sTfR	Normal/aumentado	Aumentado	Aumentado
sTfR/logFerritina	Normal/aumentado	Aumentado	Aumentado
ZPP	Normal/aumentado	Aumentado	Aumentado
Número de glóbulos vermelhos	Normal	Normal	Diminuído
Hb (g/dL)	Normal	Normal	< 13 homens < 12 mulheres

VCM = volume corpuscular médio; HCM = hemoglobina corpuscular média; RDW = índice de anisocitose; CHr/RetHe = conteúdo de hemoglobina nos reticulócitos; CTLF = capacidade total de ligação do ferro à transferrina; IST = índice de saturação de transferrina; sTfR = receptor solúvel da transferrina; ZPP = zincoprotoporfirina.

Presença de anemia com microcitose e hipocromia [VCM (volume corpuscular médio) < 80fl e HCM (hemoglobina corpuscular média) < 27pg] é característica de distúrbios na fase de hemoglobinização, o que pode ser decorrente da deficiência de ferro, mas também de outras condições como hemoglobinopatias e ADC (anemia de doença crônica). Na talassemia beta menor a microcitose é mais acentuada, enquanto que a hipocromia é mais evidente na AFe (Anemia Ferropriva)[6,13-19].

O índice RDW (*red cell distribution width)* expressa o coeficiente de variação do volume dos eritrócitos, ou seja, o índice de anisocitose. Os valores de referência do RDW encontram-se entre 11% e 14%; valores mais baixos indicam população eritrocitária mais homogênea que a normal (como é o caso da talassemia beta menor) e valores mais altos indicam heterogeneidade da população eritrocitária na amostra estudada (como é o caso da AFe)[4,13-19].

A contagem de reticulócitos fornece informações importantes sobre o nível de atividade eritropoiética da medula óssea, é parte integrante do processo de investigação do paciente com anemia e, portanto, deve ser sempre solicitado. O número de reticulócitos na AFe encontra-se normal ou reduzido, e, quando elevado, sugere hemólise ou sangramento agudo[4,17-19].

O índice de saturação da transferrina (IST), resultado da relação entre o ferro sérico e a capacidade total de ligação do ferro multiplicada por 100, reflete como está a oferta de ferro necessária para garantir e manter a eritropoiese normal. O IST, normalmente, varia entre 20% a 45%. Valores inferiores a 20% indicam deficiência de oferta de ferro necessária à produção de novas hemácias[14,17,19].

A determinação da ferritina sérica reflete indiretamente a quantidade de ferro total do compartimento de estoque, ou seja, 1 ng/ml de ferritina sérica corresponde a 8-10 mg de ferro em estoque em um indivíduo adulto normal. Os valores de normalidade nos homens variam entre 15 e 300 ng/ml e, nas mulheres em idade fértil, entre 15 e 200 ng/ml.[14,17-19].

A concentração da ferritina sérica diminui progressivamente com a redução dos estoques de ferro. Valores de ferritina menores que 30 ng/ml já indicam deficiência de ferro; e quando esse valor é menor que 12 ng/ml, normalmente já não se observa presença de ferro nos macrófagos da medula óssea e o paciente encontra-se anêmico[6,14].

Em resumo, o diagnóstico laboratorial de AFe pode ser confirmado quando se observa: Hb menor que o limite inferior de normalidade associado ao IST < 20% e ferritina sérica < 30 ng/ml.

Com relação ao diagnóstico diferencial de AFe (Anemia Ferropriva), vale a pena ressaltar que as seguintes entidades, também cursam com anemia microcítica: talassemias (alfa e beta) e outras hemoglobinopatias (E, C, Lepore), anemia de doença crônica (ADC) ou anemia da inflamação (AI), anemia sideroblástica e intoxicação por chumbo. O diagnóstico diferencial mais importante com AFe é a talassemia beta menor. O Quadro 25.6 relaciona os principais parâmetros que auxiliam o diagnóstico diferencial entre essas duas entidades clínicas[14,17-21].

Quadro 25.6: Diagnóstico diferencial entre anemia ferropriva e talassemia beta menor

Variável	Anemia ferropriva	Talassemia beta menor
Número de glóbulos vermelhos	dim	nl ou aum
Hb	dim	dim ou nl
VCM	dim	dim
RDW	aum	nl ou diminuido
Contagem de reticulócitos	nl ou dim	nl ou aum
Morfologia do sangue periférico	hipocromia	microcitose, pontilhado basófilo
IST	dim	nl ou aum
Ferritina (ng/ml)	dim	nl ou aum
Eletroforese Hb	Hb A_2 nl	Hb A_2 aum

Hb = hemoglobina; VCM = volume corpuscular médio; RDW = índice de anisocitose; IST = índice de saturação de transferrina; nl = normal; dim = diminuído; aum = aumentado.

Tratamento

O tratamento da anemia ferropênica consiste da orientação nutricional, administração oral ou parenteral de compostos com ferro e, eventualmente, transfusão de hemácias.

A identificação e a correção, quando possível, da causa – ou causas – que levou à anemia, associadas à reposição do ferro, na dose correta e por tempo adequado, resultam na sua correção e, consequentemente, confirmam o diagnóstico[6].

Embora o idoso tenha maior tendência à anemia, sua presença, via de regra, não deve ser atribuída à idade; por isso, tratar a anemia sem identificar sua causa pode significar a perda da oportunidade de se diagnosticar uma doença subjacente maligna em fase ainda potencialmente curável[6,12].

Orientação nutricional

Recomenda-se aumentar a ingestão de carnes, principal fonte de ferro heme. O consumo concomitante de suco de fruta com vitamina C potencializa a absorção do ferro não heme da dieta, e o uso de panela de ferro para o preparo das refeições também faz parte das orientações[6,12].

Recomenda-se **não misturar leite e chá na mesma refeição**, evitar cereais integrais e chocolate como sobremesa no período de tratamento com sal ferroso. Estas orientações não são necessárias quando o tratamento é feito com sais férricos, pois, nestes compostos, o ferro é quelado com açúcar ou aminoácido, não havendo interação da sua absorção com os alimentos em geral[6,12].

Alimentos ricos em ácido ascórbico (caju, leguminosas, goiaba) e carnes em geral favorecem a absorção do ferro não heme, enquanto fitatos, fosfatos e carbonatos (abacaxi, hortaliças, leite), tanino (chá, café), fosfoproteína (gema de ovo) e medicamentos que elevam o pH **gástrico (antiácidos, inibidores de bomba de próton, bloqueadores histamínicos H_2)** dificultam a absorção do ferro não heme[6,12,22].

Embora a absorção intestinal de ferro possa aumentar significativamente quando há deficiência dele (de menos de 1% para mais de 50% do ferro presente na dieta), via de regra, apenas a correção da dieta não é suficiente para o tratamento de pacientes com anemia ferropênica[22,23].

Ferro por via oral

A via comumente empregada para a reposição de ferro é a oral, e a dose terapêutica recomendada é de 100 a 200 mg/kg/dia por período suficiente para normalizar os valores da Hb – de um a dois meses – e restaurar os estoques normais de ferro do organismo – de dois a seis meses ou até obter ferritina sérica maior que 30 ng/ml[6,22,23]. Portanto, a duração do tratamento varia amplamente, dependendo da intensidade da deficiência de ferro e de sua causa. É importante o médico ter ciência da quantidade exata de ferro elementar que prescreveu para o paciente, pois ela varia consideravelmente de acordo com o composto utilizado ou disponível[6,22].

Os sais ferrosos administrados por via oral são rapidamente absorvidos, devendo ser ingeridos, de preferência, com o estômago vazio, ou uma hora antes das refeições, ou entre as refeições, ou antes de dormir, horário de maior produção de ácido gástrico[6,22,23]. Apesar da elevada eficácia e da efetividade dos compostos com sal ferroso, eles estão associados à elevada frequência de efeitos adversos (EA) que pode chegar a 40%, sendo os mais frequentes: náusea, vômito, gosto metálico, epigastralgia, dispepsia, desconforto abdominal, diarreia, obstipação. Esses EA determinam menor tolerância, pior adesão ao tratamento e, consequentemente, piores resultados. Entretanto, o sulfato ferroso é o composto disponível aos pacientes atendidos pelo Sistema Único de Saúde (SUS)[6,22,23].

As principais medidas práticas para minimizar os EA e melhorar a adesão ao tratamento com sais ferrosos são: fracionar a dose total diária em duas ou três tomadas; orientar o paciente para que tome o medicamento durante ou após as refeições, sendo que, neste caso, a diminuição da absorção poderá ser compensada pelo aumento da adesão ao tratamento; administrar doses menores, ou 50% da dose preconizada ou, por exemplo, começar com apenas uma dose diária, aumentando-as gradativamente, de acordo com a tolerância de cada paciente[6,22-24].

Os sais férricos, como, por exemplo, a ferripolimaltose, podem ser administrados durante ou após a refeição. Eles apresentam menor incidência de EA, proporcionando maior adesão ao tratamento e melhores resultados[6,22-24].

Recente metanálise, ao comparar o uso de sulfato ferroso (em 238 pacientes) e o de ferripolimaltose (em 319 pacientes), mostrou que os dois compostos apresentam eficácia semelhante em relação ao aumento da concentração da Hb circulante, entretanto, houve maior ocorrência de EA e menor tolerância no grupo dos que foram tratados com sulfato ferroso, e o tratamento com a ferripolimaltose obteve melhores resultados com relação à reposição dos estoques de ferro, que depende de um período mais prolongado de tratamento[25].

Pacientes idosos são mais vulneráveis aos EA quando a administração oral de ferro é feita na dose comumente indicada; nesses casos, doses inferiores, até mesmo de 15 mg de ferro elementar por dia, podem ser efetivas, sobretudo devido à menor ocorrência de EA[26]. A adequada orientação dos pacientes quanto aos possíveis EA, à adesão ao tratamento bem como sua duração, são fundamentais para o sucesso terapêutico. Os principais suplementos de ferro disponíveis e comercializados no Brasil, bem como suas diferentes características farmacológicas, vantagens e desvantagens estão relacionados no Quadro 25.7[6,22].

Quadro 25.7: Principais características farmacológicas e diferenças entre sais ferrosos e a ferripolimaltose

Parâmetro	Sais ferrosos	Ferro aminoquelado	Ferripolimaltose
Absorção	Mais rápida, difusão ativa e passiva não controlada	Mais lenta, difusão ativa fisiologicamente controlada	
Administração	Jejum*	Durante ou após a refeição	
Eficácia**	Elevada	Intermediária	Elevada
Frequência de eventos adversos@	Elevada (35% – 55 %)	Intermediária (25% – 35%)	Baixa (10% – 15%)
Estresse oxidativo#	Presente	Intermediário	Ausente
Mancha nos dentes	Sim	Não	Não
Tolerância e adesão ao tratamento	Menor	Maior	Maior

*Uma hora antes das refeições, ou entre as refeições, ou antes de dormir; **quanto ao tempo para normalização da Hb e reposição dos estoques de ferro; @náusea, vômito, gosto metálico, epigastralgia, dispepsia, desconforto abdominal, diarreia e obstipação; #nas células da mucosa do trato gastrointestinal (estômago e intestino delgado).

Monitoração da resposta ao tratamento

Os principais critérios de boa resposta ao tratamento oral com ferro são: redução ou desaparecimento de sintomas como fadiga e cansaço; sensação de bem estar e maior tolerância a exercícios já na primeira semana de tratamento; reticulocitose, que pode ser observada entre o terceiro e o quinto dia do início do tratamento e é máxima entre o oitavo e décimo dia; e aumento de, pelo menos, 2 g/dl após três ou quatro semanas de tratamento[6,22-24].

A dosagem subsequente da ferritina é recomendada quando houver normalização da Hb e a cada dois ou três meses; a normalização da ferritina sérica indica reconstituição das reservas normais de ferro e sinaliza a suspensão do tratamento[6].

As causas mais frequentes de falha no tratamento oral com ferro são: continuidade da perda de sangue por falha na identificação de sangramento e/ou de distúrbio de absorção de ferro; medicação usada inadequadamente – baixa adesão ao tratamento devido aos EA gastrointestinais e/ou dose inadequada e/ou duração insuficiente; doença coexistente interferindo na resposta ao tratamento oral com ferro – doença renal crônica; doença inflamatória ou infecciosa associada; doenças associadas com distúrbio de absorção do ferro – doença celíaca, gastrite atrófica autoimune e infecção pelo *helicobacter pylori*; diagnóstico incorreto; e deficiências nutricionais combinadas[6,22,24].

Ferro por via parenteral

No Brasil, a opção disponível para a administração de ferro intramuscular é o ferro polimaltosado – sacarato de hidróxido férrico, com ampolas contendo 2 ml e 100 mg de ferro elementar. Entretanto, devido à absorção irregular e aos efeitos adversos como, por exemplo, dor, mancha hipercrômica e necrose muscular (rara) no local da aplicação, essa via de administração tem sido menos utilizada, embora a ocorrência desses efeitos possa ser minimizada quando a técnica de aplicação escolhida é a intramuscular em Z[27].

Com relação ao ferro endovenoso, a constatação de EA (efeitos adversos) graves, como reações anafiláticas (em 0,5% a 1% dos casos) e casos de morte em pacientes tratados com o ferro dextran, gerou, na década de 80, grande temor na utilização de ferro por essa via. Entretanto, desde o início da década de 90, novos compostos, como o gluconato e o sacarato, estão disponíveis e apresentam excelente perfil de eficácia e segurança[23,27]. Segundo a OMS, houve a notificação de 31 óbitos em 12 milhões de doses administradas do ferro dextran endovenoso, mas nenhum óbito em 25 milhões de doses administradas do gluconato e sacarato[28].

As principais indicações para a administração parenteral de ferro são: intolerância ao ferro via oral determinada pela ocorrência de EA que levaram ao abandono do tratamento; resposta inadequada definida como incremento menor que 50% dos valores iniciais da Hb após 30 dias de administração oral de sulfato ferroso na dose de 5 mg/kg/dia de peso corporal (pós-gastrectomia e gastroplastia, doenças GI crônicas, hemorragia digestiva de repetição); normalização mais rápida dos estoques de ferro; Hb < 7,0 g/dL, com o objetivo de obter uma resposta terapêutica mais rápida e diminuir o risco da necessidade de transfusão de hemácias; pacientes em diálise, nos quais o valor de ferritina sérica desejado é de pelo menos 200 ng/ml, a fim de assegurar uma resposta ideal à administração de agente estimulador da eritropoese[23,27].

No Brasil, a opção disponível de ferro para uso endovenoso é o sacarato de hidróxido férrico, e as principais orientações práticas para o seu uso são as seguintes: para o cálculo da dose total em mg de ferro a ser reposta, pode-se utilizar a seguinte fórmula: (Hb desejada - Hb encontrada) x 200 + 500, não havendo necessidade de administrar dose teste; diluir o composto apenas em solução fisiológica (SF) a 0,9%; diluir cada ampola (5 ml, 100 mg) em, pelo menos, 100 ml de SF; infundir cada 100 mg de ferro endovenoso por, pelo menos, 15 minutos; respeitar o tempo de infusão do medicamento; respeitar o limite da dose máxima por aplicação, de 200 mg (duas ampolas), e da dose máxima semanal de 500 mg; respeitar o intervalo entre as aplicações, que é de pelo menos 24 horas[6,23,27].

Anemia de doença crônica (ADC): causas, diagnóstico e tratamento

Anemia de Doença Crônica (ADC) é uma síndrome clínica caracterizada pelo desenvolvimento de anemia em pacientes com doença infecciosa, inflamatória ou neoplásica. Esta síndrome tem como aspecto peculiar a presença de anemia associada à diminuição da concentração do ferro sérico e do IST (índice de saturação de transferrina) e, paradoxalmente, ferritina sérica e quantidade do ferro medular normal ou aumentada[29,30].

ADC é a causa mais frequente de anemia em pacientes hospitalizados, particularmente quando se analisa pacientes com idade superior a 65 anos, e a segunda causa geral mais frequente de anemia, após a AFe (Anemia Ferropriva). As principais entidades clínicas associadas à ADC são: artrite reumatoide, doença de Crohn, doença renal crônica, insuficiência cardíaca, infecção, inflamação, câncer, trauma e cirurgia[29,30].

Os três principais mecanismos envolvidos na etiopatogenia da ADC são: a) diminuição da sobrevida das hemácias, b) resposta medular eritropoética inadequada frente à anemia (associada à secreção inapropriadamente baixa de eritropoietina (EPO), à diminuição da resposta da medula óssea à EPO e à diminuição da eritropoiese consequente à menor oferta de ferro à medula óssea resultando na incapacidade da medula óssea em aumentar sua atividade eritropoética suficientemente para compensar a menor sobrevida das hemácias; c) distúrbio do metabolismo do ferro, que, sem dúvida, é o mecanismo mais importante[4,29,30].

Vários estudos demonstraram a participação do linfócito T ativado, que liberando interleucina (IL)-2, TNFα e INFγ, promove a ativação dos macrófagos, que por sua vez, liberam IL-1, IL-6 e TNFα e atuam promovendo a retenção do ferro nos macrófagos do sistema mononuclear fagocitário. Desta forma, o distúrbio do metabolismo do ferro deve-se, em última análise, à síntese hepática e liberação de hepcidina que atua inibindo a ação da ferroportina presente nos macrófagos, hepatócitos e enterócitos, leva à redução da absorção duodenal de ferro e retenção ou "bloqueio" de ferro no interior dos macrófagos resultando na redução da biodisponibilidade de ferro à eritropoese[29,30].

A anemia na ADC é de intensidade leve a moderada (Hb entre 9 e 12 g/dl, raramente menor que 8 g/dl), com hemácias normocrômicas e normocíticas, embora em 30% dos casos sejam hipocrômicas e microcíticas. Entretanto, quando há microcitose, esta não costuma ser tão intensa (raramente o VCM é menor que 70 fl) quanto a observada no paciente com AFe. A contagem de reticulócitos é normal ou pouco elevada, ou melhor, inadequadamente aumentada em relação à intensidade da anemia[12,14,29,30].

A concentração sérica da ferritina encontra-se normal ou aumentada. Entretanto, como a ADC é considerada um estado inflamatório (agudo ou crônico), a ferritina, como uma proteína de fase aguda, pode apresentar valores normais ou elevados, porém, que não expressam de maneira real a quantidade de ferro do organismo. Portanto, estes pacientes podem apresentar deficiência de ferro com valores normais, e até mesmo elevados, de ferritina[12,14,29,30].

Em resumo, ADC caracteriza-se por anemia associada a um processo inflamatório [evidência clínica ou biológica, como proteína C reativa (PCR) >1 – 5 mg/l], com valores de ferritina > 100 ng/ml e IST < 20%. Os testes laboratoriais bem como seus respectivos resultados para o diagnóstico diferencial entre ADC e AFe estão apresentados no Quadro 25.8[14,29].

Quadro 25.8: Diagnóstico laboratorial diferencial entre anemia de doença crônica e anemia ferropriva

Teste laboratorial	Anemia de doença crônica	Anemia ferropriva
Ferro sérico	Diminuído ou normal	Diminuído
Transferrina sérica	Diminuída ou normal	Aumentada
IST	Diminuído ou normal	Diminuída
Ferritina sérica	Normal ou aumentada	Diminuída
sTfR	Normal	Aumentado
sTfR / Log ferritina	Diminuído (< 1)	Aumentado (>4)

As palavras em negrito indicam a alteração mais frequentemente observada; IST = índice de saturação de transferrina; sTfR = Receptor solúvel da transferrina. Modificado de Weiss et al.29.

Via de regra, valores de ferritina abaixo de 30 ng/ml são característicos de deficiência de ferro e valores acima de 100 ng/ml são contrários a este diagnóstico, mesmo na presença de inflamação. Valores de ferritina entre 30 e 100 µg/l devem ser interpretados com cautela na vigência de estado inflamatório, infeccioso ou neoplásico porque podem ocultar a deficiência de ferro associada. Nestas situações clínicas, a história clínica detalhada, exame físico e a dosagem de PCR são de grande valia[14,29,30].

A associação de anemia, ferritina < 30 ng/ml, IST < 20% e PCR normal praticamente confirma o diagnóstico de AFe, enquanto que quando há anemia, ferritina normal ou elevada, IST < 20% e PCR elevada, provavelmente estamos diante de um caso com ADC, embora a confirmação da presença de deficiência de ferro só será possível se a concentração do sTfR e o índice sTfR/logF estiverem elevados (Quadro 25.8)[29].

Tratamento da ADC

O tratamento da ADC consiste do tratamento da doença de base, da reposição de ferro, preferencialmente, via endovenosa; administração de eritropoietina e, eventualmente, transfusão de hemácias.

Em virtude do quadro inflamatório que caracteriza a ADC, a administração de ferro oral é pouco efetiva na maioria dos casos[22,23,27].

Na última década, vários estudos clínicos têm demonstrado o excelente perfil de segurança e eficácia dos novos compostos com ferro para uso IV, ou seja, normalização mais rápida da Hb e dos estoques de ferro em relação ao ferro via oral (4 – 6 semanas *versus* 12 – 24 semanas, respectivamente), em diversas especialidades, tais como: cirurgia, gastroenterologia, ginecologia e obstetrícia, nefrologia, cardiologia, cirurgia, hematologia, hemoterapia e oncologia[22,23,27,31].

O uso de ferro IV se sobrepõe aos problemas de intolerância gastrointestinal, mal absorção intestinal, lentidão da resposta e abandono do tratamento associados ao ferro oral. Além disso, a deficiência funcional de ferro – associado à ADC – cujo tratamento muitas vezes não é eficaz com o ferro oral, responde favoravelmente à administração de ferro IV[22,23,27,31].

A eritropoietina (EPO) humana é um polipeptídeo de 165 aminoácidos sintetizado principalmente pelas células peritubulares do interstício renal em resposta à redução do hematócrito, hipoxemia e/ou aumento da afinidade da Hb pelo oxigênio; que tem como principal função regular a atividade eritropoética. A expressão gênica da EPO é regulada por vários fatores de transcrição, entre os quais se destaca a via do fator induzido por hipóxia (HIF- *hypoxia inducible factor*) que é ativada em reposta à hipóxia[31].

A EPO estimula a eritropoiese pela inibição do apoptose, bem como, pelo estímulo à proliferação e maturação dos precursores eritropoéticos. A intensidade desta resposta depende da dose de EPO administrada, da presença de doença inflamatória e/ou sistêmica concomitante e da disponibilidade de outras substratos necessários para a ação da EPO e indispensáveis à eritropoiese, tais como: ferro, vitamina B12 e ácido fólico[31,32].

A taxa de resposta favorável à EPO varia entre 73% – 96% e pode ser confirmada pelo aumento da contagem dos reticulócitos (que é máxima em torno de 7 – 10 dias), aumento significativo da Hb e/ou correção da anemia (em 2 – 6 semanas)[32-34].

Em geral, utiliza-se a dose de 150 – 300 U/Kg de EPO (alfa ou beta) ou 30.000 – 40.000 U via subcutânea uma vez por semana, variando desde uma única dose até seis doses. O uso de EPO deve ser reservado aos pacientes com anemia moderada à grave, e, como a melhor resposta à EPO depende de quantidades normais de ferro de depósito, recomenda-se iniciar este medicamento sempre após o paciente ter recebido pelo menos 600 mg de ferro elementar, preferencialmente, por via IV[32-34].

É importante salientar que, tanto para homens como para mulheres, a concentração-alvo de hemoglobina é de 12,0 g/dL, e este valor não deve ser excedido. Tal advertência está fundamentada em estudos que demonstraram que a manutenção inadvertida da Hb acima de 12 g/dl pelo uso de AEE está associada com maiores riscos de hipertensão arterial, evento tromboembólico e cardiovascular agudo, e de mortalidade[32-34].

Quando administrada conforme as recomendações indicadas em bula, o tratamento com EPO é seguro e eficaz, garantindo aos pacientes melhora ou correção da anemia, redução da necessidade transfusional e melhora na qualidade de vida[34].

A transfusão alogênica de hemácias (TAH) é uma opção terapêutica rápida e eficaz no reestabelecimento dos valores fisiológicos da Hb e normalização da capacidade de transporte de O_2, especialmente útil no contexto de anemia grave e/ou hemorragia ativa, sobretudo em pacientes com doença cardiovascular (DCV). Entretanto, a TAH está associada ao aumento de complicações clínicas – infecção, tromboembolismo venoso e arterial, maior tempo de hospitalização, pior prognóstico, e como fator preditor independente de aumento de mortalidade. Além disto, apesar dos avanços incontestáveis quanto à melhoria da qualidade do sangue e da prática transfusional, a TAH continua sendo um procedimento de risco associado a complicações previsíveis e, algumas vezes, imprevisíveis[35-37].

Na prática, os dados científicos disponíveis apoiam que o valor de Hb indicativo de transfusão ("gatilho" transfusional) em pacientes normovolêmicos seja em torno de 7 g/dl (estratégia transfusional restritiva) para aqueles sem Doença Cárdio Vascular (DCV) e menor que 10 g/dl para aqueles com DCV e/ou com alteração hemodinâmica, sangramento ativo e intenso, e septicemia[36].

Portanto, como para todo procedimento de risco, a TAH não deve ser um recurso terapêutico de emprego universal e, muitas vezes, duvidoso, mas, sim, deve ser uma opção terapêutica reservada para os casos mais graves e, especialmente em situações agudas, nas quais o risco de possível complicação clínica grave supera os riscos inerentes ao procedimento transfusional[35,36].

Anemia megaloblástica por deficiência de vitamina B12 (Cobalamina)

Anemia megaloblástica (AM) compreende um grupo de doenças caracterizadas pelo retardo de maturação do núcleo das células hematopoiéticas decorrente da insuficiência da síntese de DNA por bloqueio da conversão de monofosfato de uridina para monofosfato de timidina. AM tem como principal aspecto a eritropoiese ineficaz, ou seja, a destruição intramedular de precursores eritropoéticos. O mesmo fenômeno também ocorre nas séries granulocítica e megacariocítica, o que justifica, além de anemia, a presença de leucopenia e plaquetopenia[38-40].

O protótipo de AM é a anemia perniciosa caracterizada por deficiência de vitamina B12 (cobalamina) decorrente da falta de fator intrínseco, necessário à sua absorção, e comum em pessoas idosas[39].

Na maioria dos casos, a primeira suspeita do diagnóstico de AM costuma ser o achado do índice hematimétrico VCM aumentado (geralmente entre 100 e 150 fl,), independentemente da presença ou ausência de anemia. Há outras condições que causam macrocitose além da AM, incluindo a síndrome mielodisplásica, mieloma múltiplo, anemia aplástica, gravidez, uso excessivo de bebidas alcoólicas, doença hepática, hipotireoidismo e reticulocitose secundária à hemólise ou hemorragia, entretanto, em nenhum desses casos o VCM costuma exceder 110 fl[12,13,16].

Por outro lado, a coexistência de deficiência de ferro, de talassemia beta menor ou de ADC (Anemia de Doença Crônica), podem mascarar a macrocitose bem como o aspecto megaloblástico eritroide no paciente com AM[12,13,16].

AM caracteriza-se por anemia de início insidioso e, quando se intensifica, são comum sintomas como: fraqueza, palpitação, dispneia e disfunção neurocognitiva. A pele adquire tonalidade amarelo-limão pela palidez associada à icterícia leve. Pode ocorrer atrofia das papilas linguais, com língua lisa e vermelha.

A vitamina B12 atua como cofator na síntese de metionina e tetrahidrofolato. A metionina é metabolizada em 5-adenosilmetionina, substância necessária para a metilação dos fosfolípides da bainha de mielina. As principais manifestações neurológicas do paciente com AM são: degeneração combinada subaguda da medula, polineuropatia periférica, neuropatia óptica e alterações neuropsiquiátricas[38,41].

A deficiência de cobalamina pode ocasionar sonolência, perversão do paladar e do olfato, piora da acuidade visual; perda da memória, confusão, mudança de personalidade, parestesia, ataxia, demência ou psicose, impotência, incontinência urinária e fecal, convulsões, movimentos coreiformes e atetoides. Ao exame físico, é comum a constatação de alterações neurológicas como: sinal de Romberg, marcha atáxica, abolição da sensibilidade cinético-postural, abolição da sensibilidade vibratória, sensação parestésica nas mãos e atrofia do nervo óptico[38,41].

Sem tratamento adequado, a doença pode progredir à ataxia espástica, por desmielinização das colunas posteriores e laterais da medula espinal, denominada doença sistêmica combinada.

As alterações do sangue periférico e da medula óssea decorrentes da falta de ácido fólico e de vitamina B12 são indistinguíveis (megaloblastose), mas só a deficiência de vitamina B12 pode causar alterações neurológicas graves, às vezes irreversíveis, mesmo antes do aparecimento de anemia[38,41].

AM caracteriza-se pela hiperplasia eritroide com a presença de megaloblastos e metamielócitos gigantes (Tempka-Braun) à aspiração da medula óssea; são células grandes com núcleo imaturo e citoplasma já em hemoglobinização, isto é, com assincronia núcleo-citoplasmática. Os eritrócitos mostram aniso-poiquilocitose acentuada, com macro-ovalocitose e, em casos graves, pontilhado basófilo, corpos de Howell-Jolly e anéis de Cabot; eritroblastos com núcleo megaloblástico podem ser vistos no sangue periférico. A contagem absoluta de reticulócitos é normalmente baixa frente ao grau de anemia[12,13,16].

O sinal mais precoce de megaloblastose é o aparecimento no sangue periférico de neutrófilos hipersegmentados definidos quando o núcleo de mais de 5% dos neutrófilos tem mais de cinco lóbulos. Mesmo que haja a coexistência de deficiência de ferro, os neutrófilos hipersegmentados persistem no sangue periférico e os metamielócitos e bastonetes gigantes, na medula óssea[12,13,16].

Observa-se aumento da bilirrubina indireta, do ferro sérico e da ferritina. A desidrogenase láctica (DHL) encontra-se marcadamente elevada, normalmente entre 1.000 e 5.000 U/L, podendo chegar a 10.000 U/l. A avaliação do trato gastrointestinal alto detecta a presença de gastrite atrófica e acloridria na maioria dos pacientes[41,42].

A presença de pancitopenia com reticulocitopenia, comum na AM grave, exige o diagnóstico diferencial com anemia aplástica, síndrome mielodisplásica e leucemia mieloides aguda. Algumas drogas antineoplásicas, particularmente antagonistas dos folatos e hidroxiuréia, podem induzir alterações megaloblásticas[41,42].

Os achados laboratoriais diagnósticos incluem: evidência de deficiência sérica e tecidual de cobalamina; presença de anticorpos séricos dirigidos às células parietais, em 90% dos casos; anticorpos séricos dirigidos ao fator intrínseco, específicos para anemia perniciosa, em 60% dos casos; gastrina sérica elevada[38,41].

A dosagem de vitamina B12 sérica é especialmente importante no diagnóstico da neuropatia secundária à deficiência desta vitamina, que pode ocorrer mesmo na falta de alterações hematológicas evidentes. Tanto o ácido metilmalônico como a homocisteína sérica estão aumentados na deficiência de cobalamina e auxiliam na confirmação diagnóstica. A homocisteína também aumenta na deficiência de folato[38,41].

O tratamento consiste na administração intramuscular de cianocobalamina ou hidroxicobalamina em doses suficientes para a repleção dos estoques e suprir as necessidades diárias. Recomenda-se o uso de 1.000 µg diários por 7 a 10 dias, depois semanalmente até a normalização da hemoglobina e mensal ou bimensal até a correção da(s) causa(s) que determinaram a doença ou por toda a vida[41,42].

As alterações megaloblásticas da medula óssea desaparecem após 12 horas do início do tratamento. A melhora dos sintomas já se inicia após a primeira dose de cobalamina, com notável sensação de bem-estar; a reticulocitose é máxima entre 7 e 10 dias e a Hb normaliza-se em um a dois meses. As contagens de leucócitos e plaquetas normalizam-se em poucos dias, mas os neutrófilos segmentados persistem por 10 a 14 dias. A bilirrubina, o ferro sérico, e a DHL caem rapidamente. O tratamento pode desencadear hipopotassemia grave e, portanto, o potássio deve ser monitorizado e a reposição instituída, se necessária[41,42]. A falta de uma resposta clínica e hematológica óbvia exige imediata reavaliação dos dados e a reconsideração do diagnóstico.

A neuropatia associada à deficiência de vitamina B12 pode ser desencadeada ou agravada quando se faz a reposição de folato de modo equivocado. Desta forma, a deficiência de cobalamina deve ser sempre excluída antes de se pensar na administração isolada de ácido fólico[38,41].

Se houver forte suspeita clínica de AM por deficiência de vitamina B12, o tratamento deve ser instituído, independentemente da confirmação pelos testes laboratoriais específicos, sobretudo se houver manifestações neurológicas.

Transfusão de hemácias pode ser necessária se o quadro clínico exigir imediata melhora da anemia, sobretudo quando a Hb estiver abaixo de 7 g/dl ou em idosos com Hb < 9 g/dl e disfunção cardíaca, pulmonar, insuficiência coronariana e/ou instabilidade hemodinâmica[41,42].

Referências

1. Gualandro SFM, Hojaij NHSL, Jacob Fº W. Deficiência de ferro no idoso. Rev Bras Hematol Hemoter, 2010; 32 (Supl.2):57-61.
2. Carvalho JAM, Garcia RA. O envelhecimento da população brasileira: um enfoque demográfico. Cad Saúde Pública 2003; 19:725-33.
3. Shramm JMA, Oliveira AF, Leite IC, Valente JG, Gadelha AMJ, Portela MC et al. Transição epidemiológica e o estudo de carga de doença no Brasil. Cienc Saúde Coletiva 2004; 9:897:908.
4. van der Akker M, Buntinx F, Ross S, Knottenerus JA. Comorbidity or multimorbidity: what`s in a name? A review of the literature. Eur J Gen Pract 1996; 2(2):65-70.
5. Balducci L. Anemia, cancer, and aging. Cancer Control 2003; 10(6):478-86.
6. Cançado RD, Chiattone CS. Anemia ferropênica no adulto: causas, diagnóstico e tratamento. Rev Bras Hematol Hemoter, 2010; 32:240-246.
7. Ferruci L, Balducci L. Anemia of aging: the role of chronic inflammation and cancer. Semin Hematol 2008; 45(4):242-9.
8. Guralnik JM, Eisenstaedt RS, Ferrucci L, Klein HG, Woodman RC. Prevalence of anemia in persons 65 years and older in the United States: evidence for a high rate of unexplained anemia. Blood 2004; 104:2263-2268.
9. Denny SD, Kuchibhatla MN, Cohen HJ. Impact of anemia on mortality, cognition, and function in community-dwelling elderly. Am J Med Apr 2006; 119)4):327-334.
10. World Health Organization. Iron deficiency anaemia. Assessment, prevention and control – a guide for programme managers. 2001. Report No: WHO/NHD/01.3.
11. World Health Organization. Worldwide prevalence of anaemia 1993-2005: WHO global database on anaemia. 2008. Available at hhtp://www.who.int/nutrition/publications/micronutrients/anaemia iron deficiency/9789241596657/en/ Accessed February 2011
12. Tefferri A. Anemia in adults: a contemporary approach to diagnosis. Mayo Clin Proc. 2003;78:1274-80.
13. Grotto HZW. Interpretação Clínica do hemograma. Lopes AC, Grotto HZW eds. São Paulo. Editora Atheneu; 2009

14. Grotto ZWH. Diagnóstico laboratorial da deficiência de ferro. Rev Bras Hematol Hemoter, 2010; 32:22-28.
15. Barros MMO, Bordin JO. Anemias hemolíticas auto-imunes. In: Lopes AC, Neto VA (eds.). Tratado de clínica médica. 1 ed. Roca, São Paulo: 2006, p. 1963-70.
16. Figueiredo MS, Vicari P. Diagnóstico Diferencial das Anemias. In: Lopes AC. (Ed). Tratado de Clínica Médica. 1.ed. São Paulo:Rocca, 2006, p.1978-82.
17. Vicari P, Figueiredo MS. Diagnóstico diferencial da deficiência de ferro. Rev Bras Hematol Hemoter 2010; 32:29-31.
18. Hersko C. Prevalence and causes of iron deficiency anaemia. In: Beaumont C, Beris P, Beuzard Y, Brugnara C, editors. Disorders of iron homeostasis, erythrocytes, erythropoiesis. Paris: European School of Haematology; 2006. p. 409-19.
19. De Lima GAFM, Grotto HZW. Laboratory assessment of iron status and reticulocyte parameters in differential diagnosis of iron deficiency anemia and heterozygous β-thalassemia. J Bras Patol Med Lab 2002; 38 (4): 273-80
20. Punnonen K, Irjala K, Rajamaki A. Serum transferrin receptor and its ratio to serum ferritin in the diagnosis of iron deficiency. Blood 1997; 89: 1052-7.
21. Thomas C, Thomas L. Biochemical markers and hematologic indices in the diagnosis of functional iron deficiency. Clin Chem 2002; 48: 1066-76.
22. Cançado RD, Lobo C, Friedrich JR. Tratamento da anemia ferropriva com ferro via oral. Rev Bras Hematol Hemoter. 2010;32(supl.2):114-20.
23. Brugnara C, Beris P. Iron therapy. In: Beaumont C, Beris P, Beuzard Y, Brugnara C, editors. Disorders of erythropoiesis, erythrocytes and iron metabolism. Paris: European School of Haematology; 2009. p.512-28.
24. Cook JD. Diagnosis and management of iron-deficiency anaemia. Best Pract Res Clin Haematol 2005; 2:319-332.
25. Toblli JE, Brignoli R. Iron(III)-hydroxide polymaltose complex in iron deficiency anemia / review and meta-analysis. Arzneimittelforschung. 2007; 57(6A):431-8.
26. Rimon E, Kagansky N, Kagansky M, Mechnick L, Mashiah T, Namir M, et al. Are we giving too much iron? Low-dose iron therapy is effective in octogenarians. Am J Med. 2005;118(10):1142-7.
27. Cançado RD, Lobo C, Friedrich JR. Tratamento da anemia ferropriva com ferro via parenteral. Rev Bras Hematol Hemoter. 2010;32(supl.2):121-8.
28. Chertow GM, Mason PD, Vaage-Nilsen O. Update on adverse drug events associated with parenteral iron. Nephrol Dial Transplant. 2006;21:378-382.
29. Weiss, G, Goodnough, LT. - Anemia of chronic disease. N Engl J Med 2005; 352:1011.
30. Cançado RD. Anemia na doença crônica. In: Lopes AC, Neto VA (eds.). Tratado de clínica médica. 1 ed. São Paulo: Roca; 2006; p. 1915-19.
31. Auerbach M, Ballard H. Clinical use of intravenous iron: administration, efficacy and safety. Hematology. American Society of Hematology, 2010; 338-347.
32. Aapro M, San Miguel J. Evolving treatment strategies for anaemia in cancer: experience with epoetin beta. Oncology 2004;67 Suppl 1:17-22.
33. Aapro MS, Birgegard G, Bokemeyer C, Cornes P, Foubert J, Gascon P, Glaspy J, Hellstrom-Lindberg E, Link H, Ludwig H, Osterborg A, Repetto L, et al. Erythropoietins should be used according to guidelines. Lancet Oncol 2008;9:412-3.

34. Bokemeyer C, Aapro MS, Courdi A, Foubert J, Link H, Osterborg A, Repetto L, Soubeyran P. EORTC guidelines for the use of erythropoietic proteins in anaemic patients with cancer: 2006 update. Eur J Cancer 2007;43:258-70.
35. Liumbruno G, Bennardello F, Lattanzio A, Piccoli P, Rossetti G. Recommendations for the transfusion of red blood cells. Blood Transfus. 2009;7:49-64.
36. Foss NB, Kristensen MT, Jensen PS, et al. The effects of liberal versus restrictive transfusion thresholds on ambulation after hip fracture surgery. Transfusion 2009; 49: 227–34
37. Goodnough LT. Risks of blood transfusion. Crit Care Med. 2003;31:S678—86.
38. Andrès E, Loukili N, Noel E, Kaltenbach G, Abdelgheni MB, Perrin AE et al. Vitamin B12 (cobalamin) deficiency in elderly patients. CMAJ 2004; 171:251-259.
39. Toh BH, van Driel IR, Gleeson PA. Pernicious anemia. N Engl J Med 1997;337:1441-8.
40. Carmel R. Current concepts in cobalamin deficiency. Annu Rev Med 2000;51:357-75.
41. Reynolds EH. Neurological aspects of folate and vitamin B12 metabolism. Clin Haematol 1976;5:661-96.
42. Carmel R. How I treat cobalamin (vitamin B12) deficiency. Blood. 2008 Sep 15;112(6):2214-21.
43. Allen LH. How common is vitamin B-12 deficiency? Am J Clin Nutr. 2009 Feb;89(2):693S-6S.

capítulo 26

Prurido

Rosana Lazzarini ○ José Antônio Jabur

Introdução

O prurido é a queixa dermatológica mais comum entre os idosos (11,5% dos idosos e em 19,5% nos maiores de 85 anos). Ele é definido como uma sensação desagradável que leva ao ato de coçar podendo estar associado ou não a uma lesão dermatológica.

Ao lado do envelhecimento cutâneo, que isoladamente diminui os mecanismos de defesa naturais da pele, as doenças crônicas e o uso concomitante de diversas drogas, torna o idoso suscetível a algumas doenças da pele, principalmente o prurido crônico. Ele é assim denominado quando presente há mais de seis semanas.

Classificação

Com a intensão de facilitar a investigação e tratamento do prurido crônico, recentemente o Fórum Internacional de Estudos do Prurido (IFSI) propôs uma classificação baseada em sinais clínicos, dividindo o prurido em três principais grupos: prurido associado à doença dermatológica (grupo I), prurido sem lesões dermatológicas (grupo II) e prurido associado a lesões cutâneas, secundárias ao ato de coçar (grupo III). Como um segundo passo, classifica a doença subjacente em seis diferentes categorias: doenças dermatológicas, doenças sistêmicas (incluindo o prurido induzido por drogas), doenças neurológicas, doenças psiquiátricas, "misto" (com mais de uma categoria) e "outros", quando não se identifica a causa (Figura 26.1).

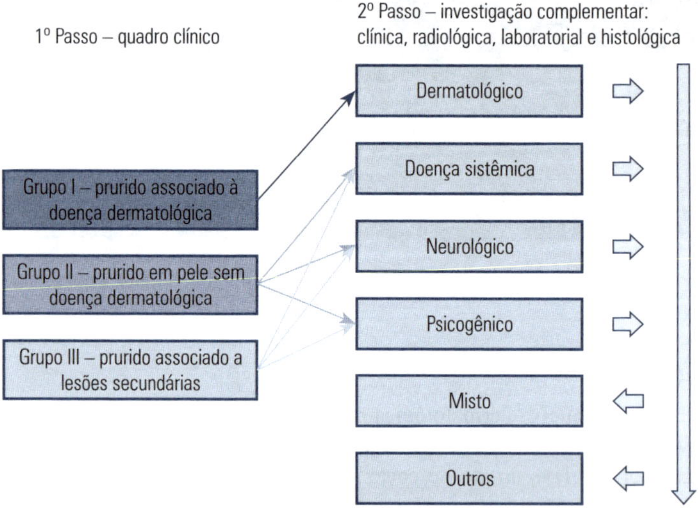

Figura 26.1: Classificação do prurido baseada em sinais clínicos.

Fonte: Acta Derm Venereol 2007; 87:291-4.

Pacientes dos grupos II e III apresentam doença sistêmica, neurológica ou psicogênica e, portanto, devem ser investigados. Cuidado deve ser tomado com lesões cutâneas secundárias ao ato de coçar, que podem ser confundidas com lesões dermatológicas primárias, principalmente quando o prurido é intenso e duradouro. A Tabela 26.1 lista doenças sistêmicas e neurológicas que podem estar associadas ao prurido.

O prurido induzido por drogas pode ser localizado ou generalizado e iniciar-se após a primeira dose ou demorar semanas a meses para surgir. Com a suspensão da droga geralmente ocorre melhora rápida do quadro, mas são necessárias pelo menos seis semanas de seguimento para descartar a relação de causa-efeito (Tabela 26.2).

Investigação

Todo paciente portador de prurido crônico deve ser submetido a uma anamnese minuciosa buscando detalhes sobre o início do quadro, localização inicial, ritmo, fatores de melhora e piora. Avaliar todas as medicações em uso e

Tabela 26.1: Doenças sistêmicas associadas ao prurido crônico

Doenças hepáticas
Cirrose biliar primária
Colangite esclerosante primária
Colestase extra-hepática
Hepatites B e C
Doenças renais Insuficiência renal crônica
Doenças hematológicas Policitemia vera Linfomas Hodgkin e não Hodgkin Leucemias Mieloma múltiplo Deficiência de ferro Mastocitose sistêmica Síndromes mielodisplásicas
Doenças endocrinológicas Hiper e hipotireoidismo Hiperparatireoidismo Diabetes
Lesão/tumor cerebral (frequentemente prurido unilateral)
Esclerose múltipla
Tumores sólidos (paraneoplasias)
Síndrome carcinoide
Doenças infecciosas HIV/SIDA Infestações
Prurido psicogênico

Tabela 26.2: Principais grupos de drogas indutoras de prurido

Anti-hipertensivos (iECA, Betabloqueadores)
Antiarrítmicos (amiodarona)
Anticoagulantes (ticlopidina, heparina fracionada)
Hipoglicemiantes orais (biguanidas, sulfonilureias)
Hipolipemiantes (estatinas)
Psicotrópicos (antidepressivos tricíclicos, neurolépticos)
Anticonvulsivantes (carbamazepina, fenitoína, topiramato)
Citostáticos (clorambucil, tamoxifeno, paclitaxel)
Anti-inflamatórios não hormonais
Opioides
Antimaláricos

vias de aplicação. Lembrar que algumas medicações de uso eventual podem ser ignoradas pelos pacientes.

O exame físico e dermatológico deve ser completo incluindo a palpação dos linfonodos, tireoide e abdome, além da avaliação dos cabelos, unhas e mucosas.

Caso não seja evidenciado nenhum sinal clínico, a avaliação complementar será necessária e os exames iniciais de triagem são sugeridos na Tabela 26.3.

Tabela 26.3: Exames complementares iniciais

Exames complementares iniciais
Hemograma completo
Ferro sérico
Glicemia de jejum e Hb glicada
Função renal
Enzimas hepáticas e bilirrubinas
Proteína C reativa e VHS
Função tireoidiana (TSH, T4 livre)
Exame protoparasitológico de fezes
Urina tipo 1
Radiografia de tórax
Triagem para neoplasias sólidas de acordo com a faixa etária

A Figura 26.2 propõe uma investigação e condução inicial do idoso com prurido crônico generalizado.

Tratamento

Orientações gerais

Qualquer que seja a origem, o prurido é piorado na presença de pele seca, comum entre os idosos. Orientações sobre condições adequadas de banho, como evitar água excessivamente quente, uso de buchas e duração prolongada, devem ser observadas. O uso de emolientes após o banho e, quando possível repetido em outro momento do dia, pode ser feito utilizando-se loções contendo ureia em concentrações de 5% ou 10% ou lactato de amônio a 12%. Nos pacientes com prurido muito intenso, as unhas devem permanecer curtas para evitar escoriações e futuras complicações, como as infecções secundárias na pele.

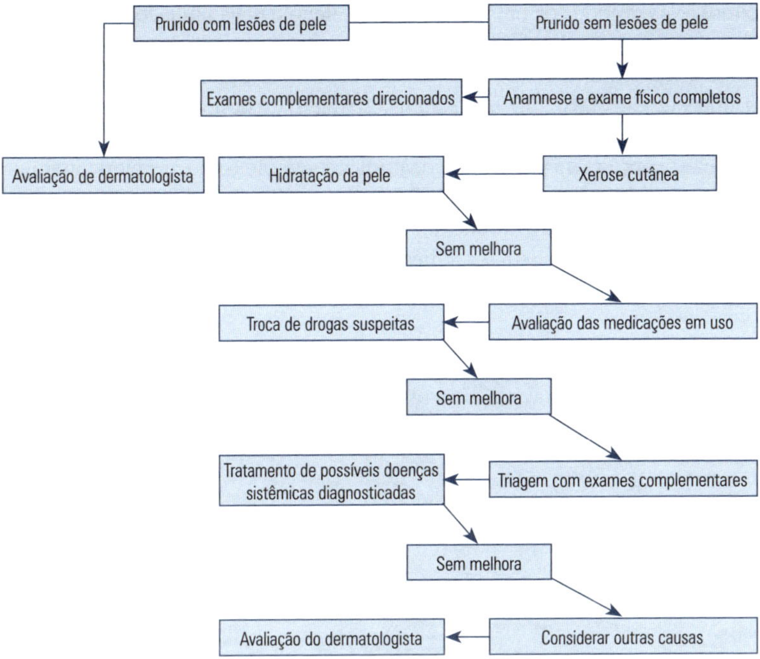

Figura 26.2: **Avaliação do paciente idoso com prurido crônico generalizado.**

Nos pacientes onde existe a suspeita de prurido associado ao uso de medicações sistêmicas, esses devem ser substituídos, quando possível, por drogas de categorias diferentes.

Tratamentos tópicos

Poucas são as opções de medicações de uso tópico para controle do prurido. O mentol causa sensação de frescor, mas essa ação é limitada a 30 minutos. Drogas como anti-histamínicos, anestésicos e corticosteroides tem uso limitado decorrente dos efeitos colaterais consequentes ao seu uso.

Tratamento sistêmico

Os anti-histamínicos são as drogas de escolha para o tratamento dos pruridos decorrentes da liberação de histamina pelos mastócitos, como urticária e mastocitose. Nos pruridos de outras etiologias o efeito é mais limitado. Drogas mais recentes, com baixa lipofilicidade e pouca penetração no sistema nervoso central (SNC), causam menos efeitos colaterais, como a sedação. Entre elas, a fexofenadina (120 ou 180 mg/d), a loratadina (10 mg/d) e a desloratadina (5 mg/d) são boas opções terapêuticas. Quando a gravidade do prurido requer algum nível de sedação, a opção será por agentes de primeira geração como, dexclorfeniramina (6 a 12 mg /d) ou hidroxizina (25 a 75 mg/d), mas somente na ausência de contraindicações. Agentes de primeira e segunda linha podem ser associados.

Diversas drogas podem ser indicadas, de acordo com a etiologia do prurido e estão listadas na Tabela 26.4.

Tabela 26.4: Principais causas de prurido e algumas terapêuticas recomendadas

	Colestásico	Urêmico	Paraneoplásico	Policitemia vera	HIV	Psicogênico
Antagonistas dos receptores de opioides	X	X				
Gabapentina	X	X				
Pregabalina	X	X				
Colestiramina	X					
Antidepressivos	X		X	X		
Fototerapia	X	X		X	X	
Psicoterapia						X
Acupuntura		X				

Referências

1. Misery L, Wallengren DJ, Weisshaar E, Zalewska A. Validation of diagnosis criteria of functional itch disorder or psychogenic pruritus. Acta Derm Venereol 2008; 88:503-4.
2. Reich A, Ständer S, Szepietowski JC. Pruritus in the Elderly. Clinics in Dermatology (2011) 29, 15–23.
3. Stander S, Weisshaar E, Mettang T, et al.. Clinical classification of itch: a position paper of the International Forum for the Study of Itch. Acta Derm Venereol 2007; 87:291-4.
4. Ward JR, Bernhard JD. Willan´s itch and other causes of pruritus in the elderly. Int J Dermatol 2005; 44: 267-73.
5. Weisshaar E, Dalgard F. Epidemiology of itch. Adding to the burden of skin morbidity. Acta Derm Venereol 2009; 89: 339-50.
6. Yalcin B, Tamer E, Toy GG, Oztas P, Hayran M, Alli N. The prevalence of skin diseases in the elderly: analysis of 4099 geriatric patients. Int J Dermatol 2006; 45: 672-76.

capítulo 27

Púrpura Senil

Thais Helena Proença de Freitas ❍ John Verrinder Veasey

Sinonímia

- Púrpura de Bateman
- Púrpura actínica
- Dermatoporose

Introdução

O envelhecimento da pele não é considerado somente um problema estético, mas também funcional, uma vez que resulta na perda de sua capacidade de proteção mecânica. Com o passar dos anos, há diminuição acentuada, na derme, da matriz extracelular e de seu principal componente, o ácido hialurônico, que juntos formam uma rede viscoelástica, na qual as fibras elásticas e o colágeno estão embebidos. Com a diminuição da firmeza da pele, os vasos sanguíneos perdem sua sustentação, tornando-se mais frágeis, podendo ocasionar sangramentos dérmicos após mínimos traumas.

Definição

A púrpura é definida como o extravasamento de hemácias na pele ou nas mucosas, a partir do compartimento intravascular para o extravascular. Sendo assim, a lesão não esmaece à vitropressão, o que a diferencia clinicamente do eritema (vasodilatação cutânea) e do enantema (vasodilatação mucosa).

Etiologia

A púrpura senil, também conhecida como púrpura de Bateman ou púrpura actínica, ocorre mais comumente em indivíduos maiores de 60 anos, de pele clara e com histórico de exposição solar intensa. Decorre da atrofia da epiderme e, principalmente, da diminuição da matriz extracelular da derme, levando à perda de sustentação do tecido perivascular. Assim, quando ocorrem mínimos traumas no local, o vaso se rompe e há extravasamento de hemácias para a derme, provocando a púrpura. Não há nenhum distúrbio da coagulação sanguínea.

A pele do idoso é mais adelgaçada e flácida do que a pele do indivíduo jovem, pois há perda do tecido subcutâneo, além da diminuição e alteração do colágeno e fibras elásticas da derme. Estas últimas alterações são mais intensas nas áreas expostas ao sol.

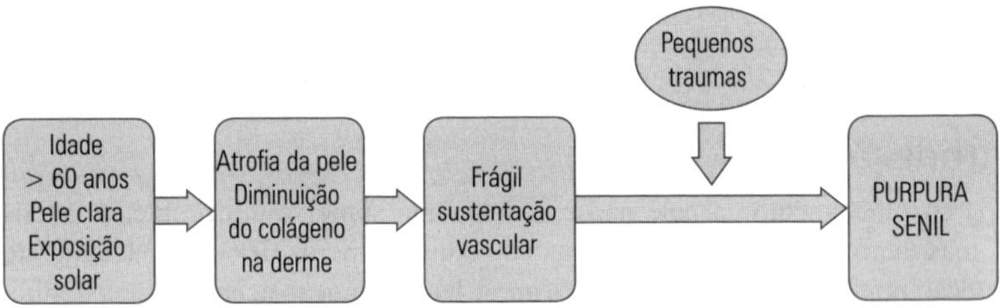

Figura 27.1: Esquema da etiopatogenia da púrpura senil.

A púrpura senil é uma dermatose que ocorre em 10% da população entre 70 e 90 anos de idade, com predominância no sexo feminino.

Recentemente, autores sugeriram denominá-la de dermatoporose, termo que representaria uma síndrome crônica de fragilidade cutânea. As manifestações clínicas mais comuns seriam a púrpura senil, as pseudocicatrizes estelares e a atrofia da epiderme, e as menos frequentes as lacerações aos mínimos traumas, o retardo na cicatrização de feridas, as úlceras atróficas, os sangramentos subcutâneos e a formação de hematomas dissecantes, os quais podem levar a grandes áreas de necrose. Poderia ser comparada a osteoporose, esta representando a fragilidade óssea e, a dermatoporose, a fragilidade da pele e dos vasos nela contidos. Especula-se que alterações no colágeno cutâneo corresponderiam às do colágeno ósseo, e assim poderiam ser preditoras da osteoporose óssea. Essa hipótese é baseada no fato de que, em situações conhecidas em que há aumento dos níveis séricos de cortisol (síndrome de Cushing, iatrogenia), há perda simultânea do colágeno cutâneo e ósseo.

A púrpura senil deve se diferenciada daquela decorrente do uso crônico de corticosteroides sistêmicos que pode ocorrer em faixas etárias mais jovens, conforme a necessidade do uso do medicamento.

Quadro clínico

A púrpura senil acomete principalmente as extremidades do corpo, onde o fotodano é maior, como o dorso das mãos, face extensora dos antebraços e pernas. Surge após traumas mínimos ou até mesmo aparentemente de maneira espontânea. As lesões são assintomáticas, não palpáveis, apresentam contornos irregulares, tamanho variável, sem reação inflamatória associada, podendo persistir por semanas. Frequentemente tem formato linear ou geométrico. Regridem deixando hipercromia temporária, decorrente do depósito de hemossiderina na derme. Em 90% dos casos, há associação com lesões hipocrômicas, lineares ou em formas de estrelas, as quais são chamadas pseudocicatrizes estelares. Pode haver também perda tecidual, resultando em exulcerações ou dilacerações da pele, e até formação de hematomas subcutâneos, os quais podem constituir emergência dermatológica.

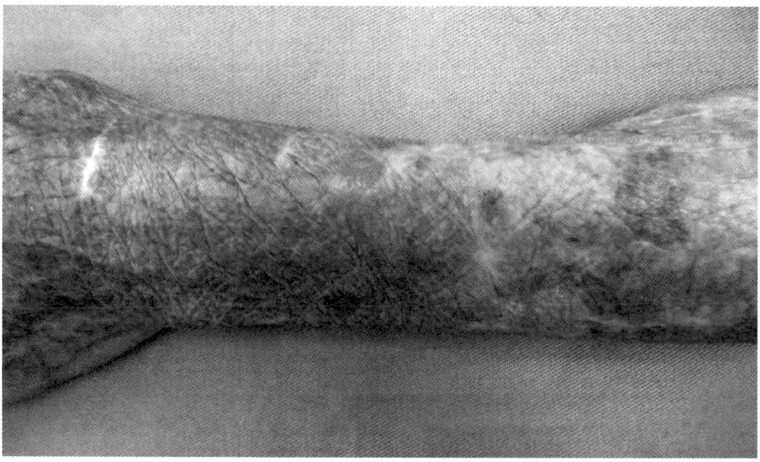

Figura 27.2: Púrpura senil em antebraço, com lesões purpúricas de diversos tamanhos e pseudocicatrizes estelares.

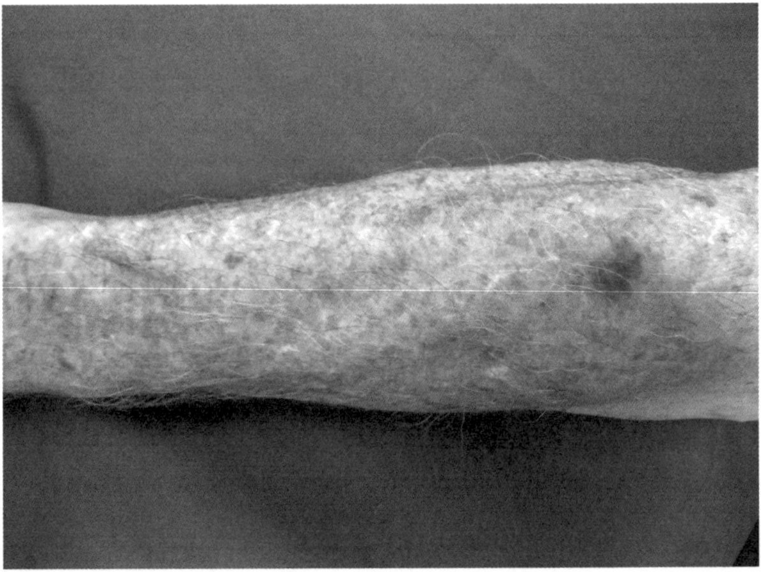

Figura 27.3: Púrpura senil em antebraço com uma lesão purpúrica e algumas pseudocicatrizes estelares de traumas prévios.

Tratamento

O tratamento visa melhorar a sustentação do tecido vascular. Antioxidantes, como a vitamina C, têm sido utilizados, porém sem evidências da sua eficácia. Devido aos efeitos danosos da radiação UV, a qual acelera o processo degenerativo do colágeno, deve-se orientar os pacientes a aderirem medidas de fotoproteção. Hidratantes podem ser empregados visando a restauração da barreira cutânea. Retinoides tópicos têm sido empregados com o intuito de estimular a hiperplasia da epiderme nas áreas fotodanificadas. Nos casos de grandes dilacerações, torna-se necessário suturar a pele ou fazer curativos com antibióticos tópicos, além do seguimento ambulatorial até regressão completa do quadro, o que pode durar semanas.

A profilaxia é de suma importância no tratamento. Devemos orientar os pacientes e familiares para que evitem pequenos traumas diários, como carregar bolsas, apoiar braços nas mesas ou bater as pernas nas cadeiras, camas ou pés de mesas.

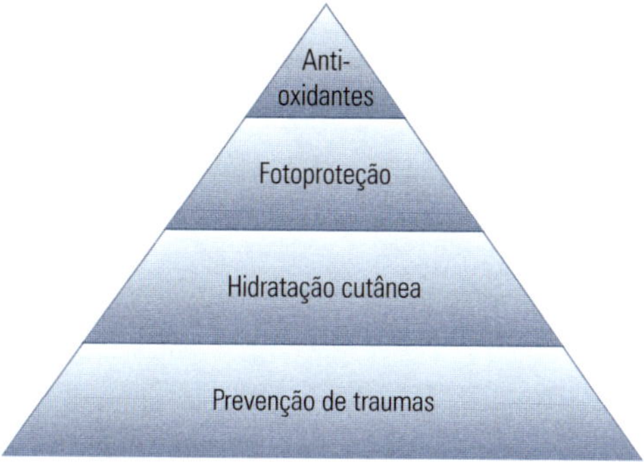

Figura 27.4: Tratamentos da púrpura senil.

Referências

1. Lotti T, Gherseitch I, Panconesi E: The Purpuras. Int J Dermatol 1994;33(1):1-10.
2. Dinato SL, Oliva R, Dinato MM, Macedo-Soares A, Bernardo WM: Prevalence of dermatoses in residents of institutions for the elderly. Rev Assoc Med Bras. 2008 Nov-Dec;54(6):543-7.
3. Kaya G, Saurat JH: Dermatoporosis: a chronic cutaneous insufficiency/fragility syndrome. Clinicopathological features, mechanisms, prevention and potential treatments. Dermatology 2007;215(4):284-94.
4. Berlin JM, Eisenberg DP, Berlin MB, Sarro RA, Leeman DR, Fein H. A randomized, placebo-controlled, double-blind study to evaluate the efficacy of a citrus bioflavanoid blend in the treatment of senile purpura. J Drugs Dermatol. 2011 Jul;10(7):718-22.
5. Shuster S. Osteoporosis, a unitary hypothesis of collagen loss in skin and bone. Medical Hypotheses (2005) 65, 426–432.
6. Kaya G, Saurat J-H. Dermatoporosis: A Chronic Cutaneous Insufficiency/Fragility Syndrome Clinicopathological Features, Mechanisms, Prevention and Potential Treatments. Dermatology 2007;215:284–294.

capítulo 28

Úlceras por Pressão

Lílian de Fátima Costa Faria ○ Francisco Souza do Carmo

Introdução

Úlceras por pressão (UP) são lesões de pele, tecidos subjacentes ou ambas ocasionadas por aumento da pressão extrínseca sobre a superfície corpórea. Chamadas de escaras, quando há capa necrótica, as lesões podem gerar dor, aumentar o risco de infecções locais e sistêmicas, agravar patologias de base e aumentar custos com os possíveis tratamentos necessários. Altos índices de prevalência e incidência na população idosa justificam a atenção e a preocupação com a sua prevenção e o seu tratamento; elas são preditoras de morbidade e mortalidade. Sabe-se que indivíduos com UP têm um risco aumentado de morte de duas vezes.

Epidemiologia

As UP são afecções comuns em indivíduos com algum grau de dependência para realizar as atividades básicas da vida diária (AVD). Elas ocorrem tanto em ambiente hospitalar, como na comunidade. Apresentam maior risco para desenvolvê-las pacientes com doenças neurodegenerativas, sequelados de acidente vascular cerebral, trauma crânio encefálico ou politraumatizados, internados em unidades críticas ou indivíduo com a Síndrome da Imobilidade. O principal fator de risco para UP é a imobilidade.

As taxas de prevalência e incidência variam devido às diferentes populações analisadas e as heterogeneidades das informações dos serviços. As maiores prevalências encontram-se entre os pacientes internados em instituições de longa permanência para idosos (ILPIs). Pode-se encontrar na literatura valores que oscilam de 2,4% a 70%. Pacientes que na ocasião da admissão em ILPI apresentam úlceras por pressão possuem uma taxa de mortalidade de 88% maior em um ano se comparados a pacientes admitidos com a pele íntegra. Estima-se que pacientes com UP geram quatro vezes mais custos que àqueles sem esta afecção.

Patofisiologia

UP podem ser provocadas por uma somatória de fatores de riscos extrínsecos e intrínsecos. Entre os fatores intrínsecos temos a idade avançada, a incontinência urinária e fecal, a anemia, a desnutrição, alterações do nível de consciência e doenças sequelares que levam à síndrome da imobilidade.

Os fatores extrínsecos são: a **pressão**, considerado o fator mais importante no desenvolvimento das úlceras, que aplicada à epiderme é transmitida para as camadas profundas. Quando partes moles são comprimidas contra proeminências ósseas podem ocorrer pressões menores que a pressão média de enchimento capilar, que é de 32 mmHg. Os tecidos sofrem privação de sangue e consequente isquemia tecidual localizada. Com isso pode haver morte celular e necrose do tecido. Ocorre depósito de fibrina local e obstrução intravascular, perpetuando a hipóxia. Dependendo das condições de apoio e da espessura dos tecidos moles entre a pele e o osso, as pressões podem ser maiores nos extremos próximos à pele e aos ossos. Logo, uma úlcera pode ter lesão de isquemia tanto na pele como em estruturas profundas; a **fricção,** que ocorre quando duas superfícies entram em atrito resultando em perda de estrato córneo cutâneo; **cisalhamento,** quando há contato da pele com uma superfície e esta a detém no lugar, levando à ruptura da epiderme e de suas estruturas adjacentes; e a **umidade,** provocada por incontinência urinária e fecal ou devido ao suor que deixam frágil a camada córnea da pele, expondo-a a macerações.

Classificação

A classificação baseia-se na profundidade e extensão dos tecidos acometidos. Deve-se avaliar margens, tamanho, profundidade, odor, secreções, fibrina e placas de necrose. Define-se quarto estágios para as lesões:

Grau I: eritema persistente em pele íntegra mesmo após a retirada do estímulo de pressão sobre o local.

Grau II: Perda tecidual que acomete até a derme. Pode ser exulceração, ulceração, bolha ou crosta (Figura 28.1).

Grau III: Comprometimento do subcutâneo até a fáscia muscular (Figura 28.2).

Grau IV: Comprometimento de tecido além da fáscia muscular (Figura 28.3).

As localizações mais comumente acometidas são: região sacral, isquiáticas, trocantéricas e de calcâneos. Regiões que sofrem pressão constante também podem ser acometidas como maléolos, hálux, cotovelos, região escapular, joelhos, occipício e orelhas.

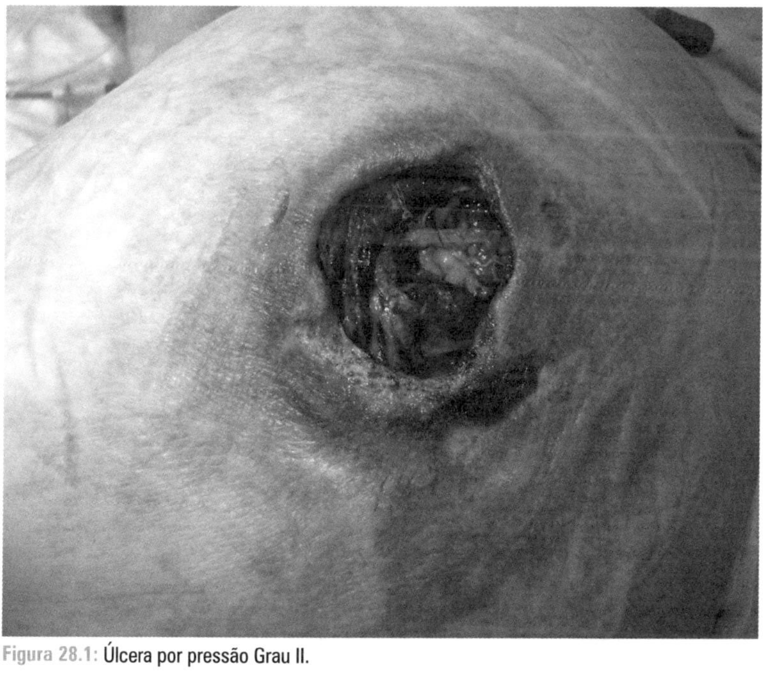

Figura 28.1: Úlcera por pressão Grau II.

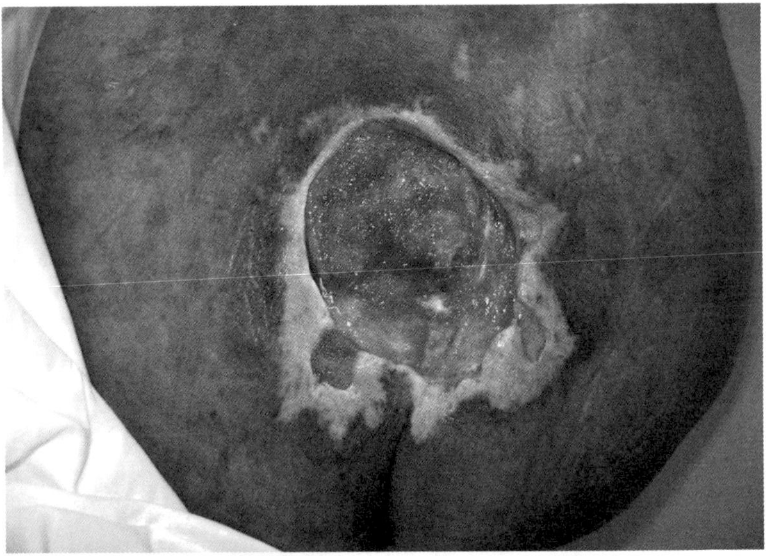

Figura 28.2: Úlcera por pressão Grau III.

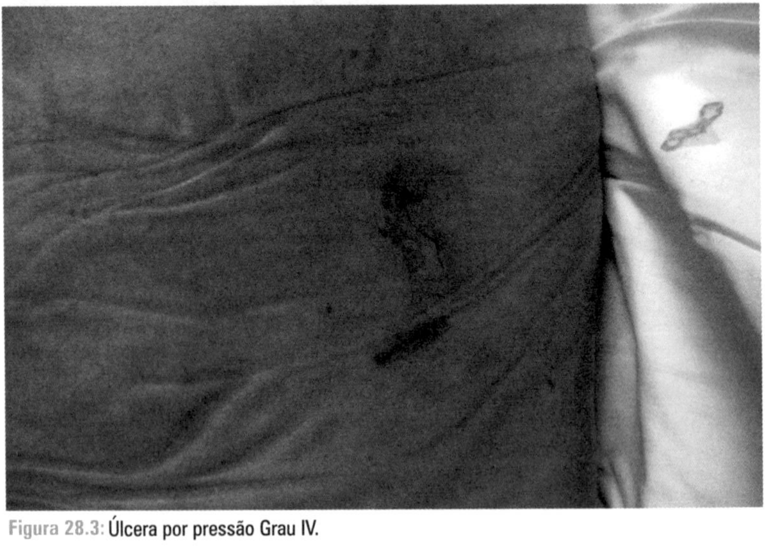

Figura 28.3: Úlcera por pressão Grau IV.

Tratamento

A **prevenção** é o aspecto mais importante na abordagem do tratamento, por ser mais simples e barato manter uma pele integra que a tentativa de sua cicatrização após uma solução de continuidade instalada.

Protocolos para a avaliação do risco e acompanhamento das lesões de pele são recomendados para uma melhor abordagem e intervenção. Baseiam-se na identificação do paciente de risco. A avaliação deve ser realizada no ato da admissão e posteriormente a intervalos periódicos. Uma das escalas utilizadas é a de Braden (Quadro 28.1) que avalia seis características individuais para identificar os pacientes de risco. Percepção sensorial, atividade física, mobilidade, nutrição, exposição à fricção, cisalhamento e umidade. Pontua-se cada um dos itens.

Quadro 28.1: Escala de Braden – avaliação de risco para úlceras por pressão

Percepção sensorial	1. Totalmente limitado	2. Muito limitado	3. Levemente limitado	4. Nenhuma limitação
Umidade	1. Completamente molhada	2. Muito molhada	3. Ocasionalmente molhada	4. Raramente molhada
Atividade	1. Acamado	2. Confinado à cadeira	3. Anda ocasionalmente	4. Anda frequentemente
Mobilidade	1. Totalmente imóvel	2. Bastante limitado	3. Levemente limitado	4. Não apresenta limitação
Nutrição	1. Muito pobre	2. Provavelmente inadequada	3. Adequada	4. Excelente
Fricção e cisalhamento	1. Problema	2. Problema em potencial	3. Nenhum problema	

Fonte: Paranhos, W. Avaliação de risco para úlceras de pressão por meio da escala de Braden, na língua portuguesa.

Cuidados com a pele: Inspecioná-la diariamente, usar sabonete líquido deixando a pele sempre livre de sujidades. Usar hidratantes para reduzir o contato da pele com o ar frio. Manter posicionamento adequado, usando técnicas corretas de movimentação e transferência para se evitar lesões por fricção ou cisalhamento. Usar medidas que melhorem os níveis de atividade e mobilidade do paciente. Mudança de decúbito a cada duas horas, uso de colchões especiais com pressão reduzida constante ou com variação intermitente de pressão sob o paciente. Uso de coxins para aliviar a pressão das proeminências ósseas.

Cuidados com a úlcera: Para otimizar a cicatrização pode ser necessário:

Desbridamento – remoção do tecido necrótico por método mecânico, químico ou autolítico. Diz-se **mecânico,** quando ocorre a remoção mecânica do tecido desvitalizado. Pode ser **mecânico cirúrgico,** quando realizado com bisturi. Diz-se **mecânico não cirúrgico,** quando realizado através de curativos com soro fisiológico em jatos onde não há plano incisional para a retirada do tecido necrótico. Diz-se **autolítico,** quando a úlcera é coberta com um curativo oclusivo, facilitando que os fluidos da própria lesão contendo macrófagos e enzimas se acumulem levando a lise do tecido necrótico. **Desbridamento enzimático** - São utilizados produtos para a lise do tecido necrótico. Papaína, colagenase, fibrinolisina. Não atuam em capas necróticas muito espessas, sendo necessária a **escarificação** da placa, são lentos, necessitando de duas a três trocas diárias do curativo.

Limpeza das feridas: Todo material desvitalizado deve ser removido da ferida para a facilitação do processo de cicatrização. A limpeza deve ser sistemática e realizada a cada troca de curativo. A solução salina é o produto de eleição para a limpeza do leito da ferida. Irrigar o tecido com pressões entre 8 psi a 15 psi. Pressões acima dessa medida podem lesar o tecido, dificultando a cicatrização e transportando bactérias para a profundidade dos mesmos. Tem-se mostrado que a temperatura de 37ºC é capaz de acelerar a produção de fatores de cicatrização. O uso de antibiótico tópico é controverso, já a antibioticoterapia sistêmica deve ser instituída em pacientes com erisipela, celulite, bacteremia, sepse, endocardite, meningite, osteomielite e outras complicações sistêmicas.

Curativos: têm por finalidade manter a ferida limpa e úmida e a pele das bordas íntegra e seca. Evitar uso de gazes secas, pois aderem ao fundo da ferida e retiram o tecido vitalizado em uma próxima troca. O curativo ideal deve manter a ferida úmida, protegê-la de contaminações, absorver secreções e tecido necrótico, aliviar a dor, promover a hemostasia, ser atóxico e de fácil aplicação. A escolha do curativo vai depender das características da úlcera a ser abordada.

Hidrogéis e hidrocoloides: São curativos oclusivos com material polimérico e proteico, disponíveis em placas ou amorfos, promovem hidratação, autólise, absorvem fluidos e aliviam a dor. Usados em feridas secas ou com pouca secreção.

Hidrofibras: Curativos oclusivos compostos de carboximetilcelulose. Têm função de hidrocoloide e alginato, podem ser usadas em feridas com exsudato.

Alginatos: Curativos oclusivos compostos de polissacarídeos de algas marinhas. Disponíveis em placas e pastas. Utilizados em úlceras com exsudato. Podem permanecer no curativo até sete dias e trocados quando totalmente embebidos em exsudato. Quando secos devem ser irrigados antes da remoção.

Filmes poliméricos: Curativos oclusivos, disponíveis em folhas transparentes adesivas. Possibilita a monitorização da lesão e podem servir como cobertura complementar de outros curativos não adesivos.

Espumas: Feitas de acrilato de sódio e poliuretano, material amorfo que pode ser utilizado em feridas exsudativas, podem ser alérgicas.

Curativos com prata: Tem indicação antibactericida, indicada para feridas infectadas, devendo ser utilizada por tempo limitado para evitar toxicidade.

Terapias adicionais: Através do uso de fatores de crescimento, cirurgias de enxertos ou retalhos, manejo da dor e avaliação nutricional.

Terapias adjuvantes

Têm sido estudadas as ações de alguns agentes físicos adjuvantes no tratamento das úlceras por pressão. Podemos citar a terapia hiperbárica, a luz infravermelha e ultravioleta, o ultrassom, o laser, a estimulação elétrica, e a terapia por pressão negativa.

Referências

1. Bennet GCJ, Bliss MR. Pressure sores: etiology and prealence. *In:* Tallis RC, Fillit HM, Brocklehurst JC (editors). *Brocklehurst Textbooksof Geriatric Medicine and Gerontology,* 5th ed.London: Churchill-Livingstone; 1998. p.1371-1381.
2. Bernal e col. Avaliação das úlceras de pressão em ILPI-2008- HGCDPIII- *Congresso Paulista de Geriatria Gerontologia 2008.*
3. Brem HB, Lyder C. Protocol for the successful treatment of pressure ulcers. *The American Journal of Surgery* 2004; 188: 9S-17S.
4. European Pressure Ulcer Advisory Panel. EPUAP guidelines on the role of nutrition in pressure ulcer prevention and management. *EPUAP Review* 2003; 5(2): 50-63.
5. European Pressure Ulcer Advisory Panel. EPUAP Pressure Ulcer Classification System. [cited 2006 feb 04.] Available from: URL: www.epuap.org.uk_
6. Ferrell BA, Josephson K, Norvid P, Alcorn H. Pressure ulcers among patients admitted to home care. *JAGS* 2000; 48(9): 1042-47.
7. Jaul E. Assessment and management of pressure ulcer in the elderly: current strategies. *Drugs Aging* 2010; 27(4):311-25.
8. Marini MFV. Úlceras de Pressão *In*: Freitas EV, Py L, Cançado FAX, Doll J, Gorzoni ML. *Tratado de geriatria e gerontologia.* 3º ed. Rio de Janeiro: Guanabara Koogan; 2011. p.1109-20.

9. Paranhos, W. Avaliação de risco para úlceras de pressão por meio da Escala de Braden, na língua portuguesa [dissertação]. São Paulo (SP): Escola de Enfermagem USP; 1999.
10. Pereira MEC, Calil JA. Úlceras por pressão. *In*: Papaleo MN, Carvalho ETF. *Geriatria-Fundamentos, clínica e terapêutica.* 2ª ed. São Paulo: Atheneu; 2005. p.661-75.
11. Smith RG, Enzymatic debriding agentes: an evoluationof the medical literature. *Ostomy Wound Manage* 2008; 54(8): 16-34.
12. Tleyieh I, Berlowitz D, Baddour LM. Infectious complications of pressure ulcers. Up To Date 2009. Disponível em: www.uptodate.com acesso em 22 jul 2011.

capítulo 29

Obstipação Intestinal

Andrea Vieira

Introdução

A obstipação intestinal é uma condição comum na prática clínica principalmente em mulheres e idosos. Há mais de 2.500 anos, Hipócrates já havia feito o seguinte comentário: "os intestinos tendem a se tornar lentos com a idade". Este problema ocorre em menos de 2% da população jovem, mas afeta ao redor de 26% dos homens e 34% das mulheres acima dos 65 anos de idade. No mínimo 75% dos pacientes idosos hospitalizados ou residentes em casas de repouso usam laxantes para regularizar o trânsito intestinal.

Pacientes com obstipação crônica apresentam diminuição na qualidade de vida, pois podem experimentar situações como impactação fecal, incontinência, dilatação colônica e até mesmo perfuração intestinal. Além disso, a obstipação pode ser um sinal de gravidade como quando causada por lesão tumoral ou dismotilidade colônica.

Conceito e patogênese

Pacientes e médicos frequentemente descrevem obstipação de maneiras diferentes. Para os pacientes geralmente define-se esta condição mais baseado no grau de esforço evacuatório ou na consistência das fezes, do que na frequência evacuatória. Frequência evacuatória de três vezes ao dia, a três vezes na semana pode ser considerado normal se o paciente não teve mudança no seu hábito intestinal padrão e a defecação não é associada ao esforço. Habitualmente, define-se a obstipação funcional como um transtorno caracterizado por uma dificuldade persistente para evacuar ou uma sensação de evacuação incompleta e/ou movimentos intestinais infrequentes (a cada três a quatro dias ou com menor frequência), na ausência de sintomas de alarme ou causas secundárias. Considera-se obstipação crônica quando o paciente é sintomático por pelo menos seis meses.

A obstipação pode ter diferentes causas, que vão desde mudanças na dieta, atividade física ou estilo de vida, até disfunções motoras primárias produzidas por miopatia ou neuropatia colônica. O trânsito intestinal lento é a mais frequente causa não obstrutiva de obstipação. Em modelos animais, o trânsito intestinal se torna mais lento com a idade. Embora alguns estudos em humanos tenham notado achados similares, outros investigadores não encontraram diferença no tempo do trânsito colônico em pacientes jovens e idosos. A motilidade colônica pode ser alterada por inúmeros fatores como anormalidades endocrinológicas, causas neurogênicas e terapia medicamentosa. Geralmente no idoso a causa da obstipação é multifatorial como, por exemplo, comorbidades e efeitos colaterais de medicações. As principais causas de obstipação em idosos estão listadas na Tabela 29.1.

Tabela 29.1: Causas de obstipação em idosos

Medicamentos		Causas endócrinas e metabólicas	Desordens neurológicas	Desordens miopáticas e outras
Analgésicos (opioides, tramadol, AINHs)	Resinas de ácidos biliares	Diabetes *mellitus*	Doença cerebrovascular e AVC	Amiloidose
Antidepressivos tricíclicos	Suplementos de ferro	Hipotireoidismo	Doença de Parkinson	Esclerodermia
Agentes anticolinérgicos	Anti-histamínicos	Hiperparatireoidismo	Esclerose Múltipla	Pobre mobilidade
Bloqueadores dos canais de cálcio	Diuréticos	Insuficiência renal crônica	Neuropatia autonômica	Deficiência em geral
Drogas antiparkinsonianas	Anticonvulsivantes		Lesões da coluna espinhal	
Antipsicóticos	Suplementos de cálcio		Demência	

Diagnóstico

A história e o exame físico nos pacientes com obstipação devem focar-se na identificação das possíveis causas e sinais de alarme. Devemos buscar informações sobre a consistência das fezes, considerado melhor indicador do tempo de trânsito colônico que a frequência das fezes, sintomas de constipação (distensão abdominal, dor, desconforto, movimentos intestinais, esforço defecatório prolongado, defecação insatisfatória), uso de medicações, cirurgia recente, estilo de vida, hábito alimentar, antecedentes patológicos.

É fundamental avaliar a presença dos sintomas de alarme como alteração no calibre das fezes, fezes com sangue, anemia ferropriva, obstipação de recente instalação, emagrecimento. Vale ressaltar que pacientes idosos que nunca foram submetidos à triagem prévia para câncer de cólon devem ser avaliados com muita atenção.

No exame físico o médico precisa avaliar possíveis sinais de doença sistêmica e a presença de massa abdominal. A inspeção anorretal é mandatória para analisar eventual massa, mamilos hemorroidários, estigma de sangramento recente, fissura. O toque retal deve ser feito sempre com o objetivo de avaliar a presença de trombose hemorroidária, impactação fecal, estenose, prolapso retal, retocele, tônus esfincteriano, bem como eventual lesão tumoral.

Nos exames complementares está indicada a realização de estudo laboratorial com hemograma, bioquímica incluindo avaliação dos níveis de cálcio, glicemia, função tireoidiana. A retosigmoidoscopia deve ser realizada naqueles pacientes que se tornaram obstipados recentemente sem causa aparente, neste caso se este exame for normal, ou apresentar algum achado benigno deve-se fazer a colonoscopia para descartar neoplasia. Os exames contrastados como enema baritado pode oferecer informações como a extensão da retenção fecal, obstrução, megacólon, volvo, doença diverticular do cólon. A defecografia pode demonstrar alterações como retocele, deangulação da musculatura retal durante a evacuação ou contração paradoxal do esfíncter anal externo.

Há ainda os testes fisiológicos para avaliar a obstipação como o estudo do tempo do trânsito colônico com marcadores radiopacos (avalia a presença de trânsito lento), manometria anorretal (identifica transtornos da evacuação, hipo ou hipersensibilidade retal, alterações de complacência) e teste de expulsão do balão (avaliação da capacidade do paciente de expulsar fezes identifica transtornos da evacuação). A Figura 29.1 exibe um algoritmo para avaliar a constipação em idosos.

Tratamento

Inicialmente deve-se avaliar a ingesta hídrica e calórica destes pacientes, o que pode contribuir para melhor formação do bolo fecal. Vale a pena orientar o paciente ir ao *toilet* duas vezes por dia, trinta minutos após se alimentar, mesmo que não sinta vontade de evacuar. Pacientes sem nenhuma causa motora que justifique a obstipação podem se beneficiar com aumento da ingesta de fibra.

O uso dos laxantes deve ser individualizado com especial atenção em pacientes com comorbidades (doença cardíaca ou renal), as interações medicamentosas, custos e efeitos colaterais. Os laxantes mais comumente usados na prática clínica incluem leite de Magnésia, lactulose, senne, bisacodil e polietilenoglicol. Os principais efeitos colaterais destes medicamentos são desconforto abdominal, desequilíbrio hidroeletrolítico, reações alérgicas e hepatotoxicidade.

Os enemas e supositórios podem ser usados na suspeita de obstrução fecal, mas principalmente os enemas, podem gerar lesões na mucosa retal e também produzirem distúrbios hidroeletrolíticos.

Novas medicações vêm sendo descritas nos últimos anos, inclusive algumas já sendo utilizadas em alguns países, tais como lubiprostone (ativador dos canais de cloro presente nas células epiteliais do intestino), prucaloprida (agonista dos receptores 5HT4 da serotonina) e linaclotide (agonista dos receptores guanilato ciclase C), com resultados significantes e menos efeitos colaterais, porém faltam estudos do uso destas medicações na população idosa.

Os transtornos de evacuação respondem mal aos programas de laxantes orais padrão. Se um transtorno da evacuação intervém de maneira considerável na obstipação, deve-se considerar *biofeedback* e treinamento da musculatura pélvica. Entre os fatores críticos para o sucesso se encontram o nível de motivação do paciente, a frequência do programa de treinamento, a participação de um psicólogo condutista e nutricionista.

Se o tratamento falhar uma e outra vez na constipação por trânsito lento, um grupo selecionado de pacientes bem avaliados e informados pode se beneficiar do tratamento cirúrgico (colectomia total com anastomose ileorretal). A indicação excepcional desta cirurgia deve ser estabelecida em um centro terciário especializado. Pode haver resultados decepcionantes, nos quais o paciente pode ficar com incontinência fecal e obstipação recorrente após a cirurgia. Na Figura 29.1 segue um algoritmo para auxiliar no manejo dos pacientes com obstipação.

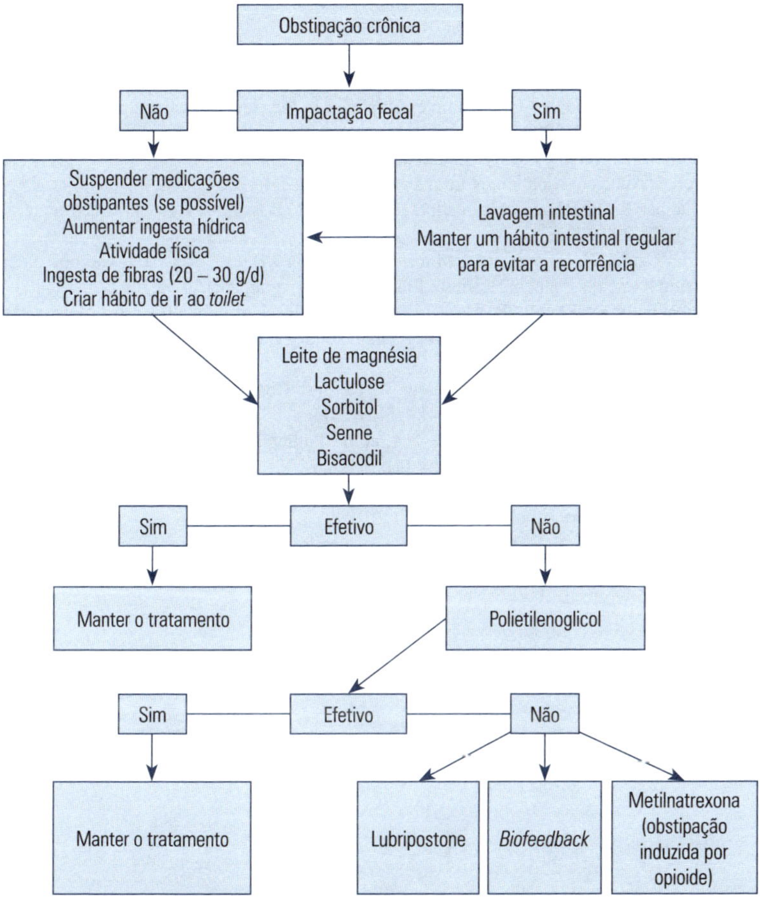

Figura 29.1: Manejo de pacientes com obstipação.

Referências

1. Bernard CE, Gibbons SJ, Gomez-Pinilla PJ, et al.. Effect of age on the enteric nervous system of the human colon. Neurogastroenterol Motil 21(7): 746-E46, 2009.
2. Bouras EP, Tanagalos EG. Chronic constipation in the eldery. Gastroenterol Clin North AM 38(3):463-80, 2009.
3. Camilleri M, Kerstens R, Rykx A, et al.. A placebo-controlled Trial of prucalopride for severe chronic constipation. N Engl J Med 358(22):2344-2354,2008.
4. Gallagher P, O'Mahony D. Constipation in old age. Best Pract Res Clin Gastroenterol 23(6):875-887,2009.
5. Hosia-Randell H, Suominen M, Muurinen S, Pitkala KH. Use of laxatives among older nursing home residents in Helsinki, Finland. Drugs Aging 24:147-54,2007.
6. Kepenekci I, Keskinkilic B, Akinsu F, et al.. Prevalence of pelvic floor disorders in the female population and the impact of age, mode of delivery, and parity. Dis Colon Rectum 54:85-94,2011.
7. Leung L, Riutta T, Kotecha J, Rosser W. Chronic Constipation. An evidence - based review. J AM Board Fam Med 24(4):436-51,2011.
8. McCrea GL, Misskowski C, Stotts NA, et al.. Pathophysiology of constipation in the older adult. World J Gastroenterol14(17):2631-26,2008.
9. Rao SS, GO JT.Uptade on the management of constipation in the eldery: new treatment options. Clin Interv Aging 9(5):163-171,2010.
10. Singh G, Lingala V, Wang H et al.. Use of health care resources and cost of care for adults with constipation. Clin Gastroenterol Hepatol 5(9):1053-1058, 2007.

capítulo 30

Doença do Refluxo Gastrointestinal

Paulo Eugênio A. C. Brant

Introdução

No ano de 2050 estima-se que mais de 20% da população americana terá mais do que 65 anos de idade, e aproximadamente 20 milhões de indivíduos estará com mais do que 85 anos[1].

A doença do refluxo gastroesofágico (DRGE) define-se como a afecção decorrente do fluxo retrógrado de parte do conteúdo gástrico para o esôfago, podendo atingir órgãos adjacentes. Acarreta espectro variável de sinais e/ou sintomas esofagianos e/ou extraesofagianos, associados ou não a alterações teciduais[2].

O numero de pacientes com DRGE apresenta-se subestimado, pois grande contingente tem sintomas ocasionais e não procura assistência médica. Nos Estados Unidos estima-se que 21% a 44% da população adulta apresenta pirose retroesternal com frequência mensal. Os distúrbios gastrointestinais são frequentes nos pacientes idosos, porém suas manifestações diferem dos pacientes mais jovens. A DRGE aumenta com a idade, tendo maior prevalência em pacientes acima dos 40 anos[3].

O envelhecimento leva a inúmeras alterações fisiológicas no trato gastrointestinal.

Alterações fisiológicas da cavidade oral, esôfago e estômago relacionados com o envelhecimento

Cavidade oral

- Boca seca secundária diminuição da produção de saliva.

- Percepção alterada de sabor e odor.
- Precárias condições de dentição e afecções periodontais.

Esôfago

- Diminuição da pressão do esfíncter esofágico superior (EES)
- Aumento da resistência do EES
- Atraso no relaxamento após deglutição do EES
- Decréscimo da amplitude de peristaltismo
- Aumento de contrações sincrônicas.
- Diminuição de percepção esofágica.
- Aumento da incidência de hérnia hiatal.

Estômago

- Esvaziamento gástrico diminuído.
- Aumento da prevalência da infecção por *Helicobacter pylori*.

Alterações da fisiologia esofágica relacionada com o envelhecimento podem ser divididas em duas categorias: motilidade e sensorial. As alterações na motilidade esofágica são leves e às vezes imperceptíveis nos idosos. Evidencia-se que as alterações motoras e sensoriais observadas no esôfago de pacientes idosos associados à comorbidades e uso de fármacos levam a maior vulnerabilidade da mucosa esofágica ao refluxo e ocasionam intensa inflamação e desenvolvimento de complicações relacionadas com a DRGE[4].

Previamente acreditava-se que a secreção acida gástrica diminuía com o envelhecimento, porém estudos demonstraram que este fator estava relacionado com a atrofia da mucosa gástrica resultante da infecção pelo *Helicobacter pylori*[1].

Comorbidades e medicamentos rotineiramente utilizados podem diminuir tônus dos esfíncteres esofagianos, mecanismos de clareamento esofágico e produção de saliva. Alguns dos medicamentos que diminuem a pressão do esfíncter inferior esofágico (EIE) são[5]:

Medicamentos que alteram a função esofágica, retardam o esvaziamento gástrico ou causam lesão direta da mucosa esofágica

Alteram a função esofágica

- Bloqueadores de canal de cálcio.

- Teofilina.
- Nitratos.
- Benzodiazepínicos.
- Narcóticos.
- Beta-agonistas.
- Anticolinérgicos.
- Progesterona.

Retardam o esvaziamento gástrico

- Bloqueadores de canal de cálcio.
- Narcóticos.
- Anticolinérgicos.
- Clonidina.
- Dopamina.
- Lítio.
- Nicotina.
- Progesterona.

Lesão direta da mucosa esofágica

- Anti-inflamatórios não hormonais (AINH).
- Aspirina.
- Tetraciclina.
- Antirretrovirais.
- Acido ascórbico.
- Sulfato ferroso.
- Fenitoína.
- Cloreto de potássio.
- Propranolol.
- Quinidina.
- Teofilina.
- Alendronato.

A presença de hérnia hiatal esta associada com as disfunções do EIE. Identifica-se a presença de hérnia hiatal em 60% dos pacientes com mais de 60 anos. Paciente idoso é um fator de risco independente para esofagites erosivas.

Manifestações clínicas e diagnóstico

Em 80% dos pacientes com sintomas gastrintestinais altos, o diagnóstico da afecção baseia-se na anamnese. A DRGE manifesta-se por meio de sintomas típicos, atípicos ou por sintomas e/ou sinais de alarme.

As manifestações típicas da DRGE são pirose retroesternal e regurgitação além de eructação, sialorreia e plenitude pós-prandial. Pirose retroesternal caracteriza-se por dor torácica, em queimação, que pode irradiar-se para a garganta. A regurgitação gastroesofágica é um processo passivo, espontâneo ou desencadeado por esforços me que há retorno de parte do conteúdo gástrico para o esôfago. As manifestações atípicas da DRGE podem ser esofagianas e extraesofagianas, que também incluem as pulmonares, as otorrinolaringológicas e as orais[6].

Manifestações clínicas da DRGE

Típicas

- Pirose.
- Regurgitação.

Atípicas

Orais

- Halitose.
- Erosão dentária.
- Aftas.

Esofagianas

- Disfagia.
- Dor torácica não cardíaca.
- Globus faríngeo.

Pulmonares

- Asma.
- Bronquiectasia.
- Bronquite.
- Pneumonias de repetição.

Otorrinolaringológicas

- Carcinoma de laringe.
- Disfonia.
- Granuloma de pregas vocais.
- Laringite crônica.
- Otite média.
- Pigarro.
- Sinusite crônica.

Nos pacientes idosos a pirose não é tão frequente e a regurgitação ácida esta presente em < 25% dos pacientes. Em contraste os sintomas atípicos constituem manifestações comuns em pacientes idosos com DRGE. Os idosos apresentam DRGE mais intensa manifestado por extensão das lesões, esôfago de Barrett e adenocarcinoma esofágico. Os pacientes idosos apresentam graus mais avançados de esofagite erosiva (graus III e IV de Savary-miller mod.) e maior prevalência de esôfago de Barrett quando comparado com pacientes mais novos[7].

As modalidades diagnósticas para DRGE incluem estudos radiológicos com bário, endoscopia digestiva alta, pHmetria esofagiana e gástrica, manometria, monitorização ambulatorial de bilirrubina, esofagogastroduodenografia e cintilografia esofagiana e impedanciometria intraluminal esofagiana.

A endoscopia digestiva alta é especifica (96%), mas pouco sensível (50% a 62%) para o diagnóstico da DRGE. Entretanto, torna-se método padrão ouro para detectar complicações (esofagite, estenose, úlcera e esôfago)[8].

Tratamento

O tratamento da DRGE no paciente idoso objetiva aliviar sintomas, cicatrização da esofagite erosiva, prevenir as complicações e recidivas. No entanto deve-se considerar uma abordagem terapêutica mais agressiva devido ao fato dos pacientes apresentarem formas mais agressivas da DRGE.

No tratamento clinico, são de fundamental importância as medidas não farmacológicas (dietéticas e posturais). A DRGE obriga à mudança do estilo de vida como:

Elevar a cabeceira da cama – 15 cm. Evitar Alimentos gordurosos, cítricos, carminativos (hortelã / menta), goma de mascar, condimentos (alho, cebola, pimenta), doces, café, chá preto, abandonar o tabagismo, ingestão alcoólica, chocolates e bebidas gasosas. Não repousar após alimentação, pelos menos duas horas da refeição e evitar refeições copiosas.

O tratamento medicamentoso envolve a utilização de substâncias antissecretoras e procinéticos.

Os antissecretores disponíveis são os **bloqueadores dos receptores da histamina tipo 2 (BH2)** como ranitidina 300 mg, cimetidina 800 mg, famotidina 40 mg em doses diárias, medicamentos que bloqueiam apenas um receptor da célula parietal permitindo a estimulação gástrica pela acetilcolina e pela gastrina. Devido ao quadro clínico mais intenso nos pacientes idosos, sua utilização mostra-se insuficiente para manutenção da melhora da mucosa esofágica. Os BH2 são geralmente bem tolerados, porém algumas alterações no nível de consciência foram relatadas em pacientes idosos com a utilização de cimetidina e ranitidina particularmente nos pacientes com disfunção renal.

Nos anos 80 houve o desenvolvimento de drogas antissecretoras mais eficazes que bloqueiam a enzima ATPase K+ participante da etapa final da secreção do acido clorídrico HCL. Os **inibidores da bomba de prótons (IBP)** são Omeprazol 20 mg, Lansoprazol 30 mg, Pantoprazol 40 mg, Rabeprazol 20 mg, Esomeprazol magnésio 20 mg. Os inibidores de bomba são considerados a medicação de escolha para o tratamento da DRGE nos idosos. Quando comparados com os BH2 os pacientes tratados com IBP apresentaram melhores taxas de controle dos sintomas da DRGE em 59% dos pacientes quando comparados com 33% dos tratados com BH2[9].

O efeito farmacocinético mais importante notado na utilização dos IBP nos idosos caracteriza-se pelo sua metabolização reduzida neste grupo de pacientes. Por serem metabolizados no citocromo P450 sítios CYP2C19 e CYP3A4, os pacientes idosos que utilizam outras medicações como varfarina, fenitoína, diazepam e carbamazepina devem ser monitorizados para diagnóstico de interações medicamentosas com estes medicamentos. OS IBPs são tolerados pelos pacientes idosos apresentando com principais efeitos colaterais: cefaleia, diarreia, náuseas e constipação. Deve-se tomar cuidado quanto a sistema osteoarticular dos pacientes idosos devido a relatos de fraturas ósseas em pacientes em utilização crônica de IBPs.

Os **procinéticos** estão indicados no tratamento de pacientes com DRGE que apresentam dismotilidade, gastroparesia ou gastrectomia, quando ocorre refluxo biliar para o esôfago.

A metoclopramida deve ser utilizada com cautela nos pacientes idosos devido a sua passagem pela barreira hematoencefálica levando a efeitos colaterais como confusão, tontura, insônia e discinesia tardia. O procinético de escolha deve ser a domperidona devido sua impermeabilidade a barreira hematocefálica[10].

O tratamento cirúrgico para DRGE deve ser avaliado com prudência na população idosa. Sua indicação não difere da população em geral apresentando mesmas taxas de mortalidade e morbidade quando comparados com uma população mais jovem[11].

Referências

1. Greenwald DA. Aging, the gastrointestinal tract, and risk of acid- related disease. *Am J Med.* 2004;117:8S-13S.
2. MISZPUTEN, Sender Jankiel. Doença do refluxo gastroesofágico. In: Miszputen S; Cheter L; Nestor Schor. (Org.). Guias de Medicina Ambulatorial e Hospitalar - UNIFESP - Escola Paulista de Medicina- Gastroenterologia. 2a. ed. São Paulo: Editora Manole, 2007, v. 1, p. 21-30.
3. Fernando HC. Quality of life measurement in the management of gastroesophageal reflux disease. *Surg Clin North Am* - 01-JUN2005; 85(3): 453-63.
4. Plant RL. Anatomy and physiology of swallowing in adults and geriatrics. *Otolaryngol Clin North Am.* 1998;31:447-488.
5. Cappell MS._Clinical presentation, diagnosis, and management of gastroesophageal reflux disease.- *Med Clin North Am* - 01-MAR2005; 89(2): 243-91.
6. Richter JE- The Many Manifestations of Gastroesophageal Reflux Disease: Presentation, Evaluation, and Treatment - *Gastroenterol Clin North Am* - 01-SEP2007; 36(3): 577-99.
7. Collen MJ, Abdulian JD, Chen YK. Gastroesophageal reflux disease in the elderly: more severe disease that requires aggressive therapy. *Am J Gastroenterol.* 1995;90:1053-1057.
8. Lacy BE - The diagnosis of gastroesophageal reflux disease. *Am J Med* - 01-JUL2010; 123(7): 583-92.
9. James OF, Parry-Billings KS. Comparison of omeprazole and hista- mine H2-receptor antagonists in the treatment of elderly and young patients with reflux oesophagitis. *Age Ageing.* 1994;23:121-126.
10. Poh CH - Treatment of Gastroesophageal Reflux Disease in the Elderly*Am J Med* - 01-JUN2010; 123(6): 496-501.
11. Bammer T, Hinder RA, Klaus A, et al.. Safety and long-term outcome of laparoscopic antireflux surgery in patients in their eighties and older. *Surg Endosc.* 2002;16:40-42.

SEÇÃO III

Conceitos e Situações Especiais

capítulo 31

Fragilidade

Daniela F. A. Gomez ❍ Marcelo Valente

Introdução

A fragilidade é uma síndrome comumente presente em pacientes idosos e que tem relação direta com eventos adversos, incluindo quedas, hospitalizações, institucionalização e aumento da mortalidade.

A identificação, avaliação e tratamento do idoso frágil, constitui um dos maiores desafios da medicina geriátrica.

Definição

É definida como uma síndrome clínica caracterizada por diminuição da reserva homeostática do organismo e pela resistência diminuída aos estressores resultando em declínio cumulativo dos sistemas fisiológicos, causando vulnerabilidade e desfechos clínicos adversos.

Os principais sistemas envolvidos são:

- Neuroendócrino: diminuição do GH e DHEA.
- Imunológico: aumento das citocinas catabólicas IL1, IL6 e TNF alfa.
- Musculoesquelético: declínio da massa muscular (sarcopenia).

A diminuição da capacidade de reserva está intimamente ligada a alterações que ocorrem com o envelhecimento e quando o organismo se depara com eventos estressores, pode não ter reserva suficiente para agir e inicia-se o ciclo da fragilidade.

A Figura 31.1 resume a fisiopatologia da fragilidade.

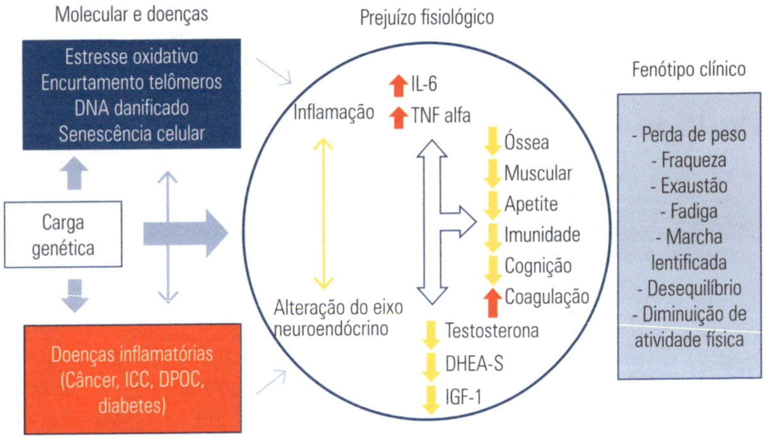

Figura 31.1: Fisiopatologia da fragilidade.

Adaptado de Watsoton J et al.. JAGS, 2006.

Prevalência

Existem ainda poucos dados disponíveis sobre prevalência da Síndrome da Fragilidade, mas, estudos demonstram que entre os idosos de 65 a 75 anos, 3% a 7% são frágeis, entre 80 e 90 anos, 20% a 26% o são e a partir dos 90 anos aproximadamente 32% apresentam essa síndrome[1].

Fatores de risco

São considerados fatores de risco para fragilidade: sexo feminino, idade avançada, raça negra, baixo nível educacional e doenças crônicas como DPOC, artrite, doença cardiovascular, diabetes, transtorno cognitivo e depressão[2,3].

Critérios diagnósticos

A Tabela 31.1 mostra os critérios clínicos para definir fragilidade.

Tabela 31.1: Critérios diagnósticos para fragilidade

Parâmetro clínico	Condição
Perda involuntária de peso	≥ 4,5 kg ou ≥ 5% do peso corporal no último ano
Exaustão/fadiga	Relato do paciente avaliado por duas questões da escala CES-D (*Center for Epidemiologycal Studies – Depression*)
Fraqueza	Força de preensão (< 20%) por meio de dinamômetro
Velocidade da marcha	Velocidade caminhada 4,6 m (20% mais lenta)
Baixa atividade física	Kcal/semana (< 20%) avaliado pelo questionário MLTA (*Minnesota Leisure Time Physical Activity*)
Diagnóstico de fragilidade: três ou mais critérios	
Diagnóstico de pré-fragilidade: um ou dois critérios	

Adaptado de Fried, LP et al.. J Gerontol A Biol Sci, 2001.

Diagnóstico

Como dito anteriormente o diagnóstico da Síndrome se faz pela presença de três dos cinco critérios do Fenótipo de Fragilidade. Porém, corroboram para identificarmos os possíveis idosos frágeis uma série de sinais e sintomas. Dentre eles destacam-se:

Sintomas

- Perda de peso.
- Fraqueza.
- Fadiga.
- Inatividade.
- Baixa ingesta alimentar.

Sinais

- Sarcopenia.
- Alteração de equilíbrio.
- Alteração da marcha.
- Descondicionamento físico.
- Osteopenia.

Com relação à solicitação de exames complementares seria prudente considerarmos a realização de hemograma, TSH, função hepática e renal, eletrólitos, dosagem de albumina, urina I, RX e Tomografia Computadorizada em casos selecionados.

O diagnóstico diferencial de Síndrome de Fragilidade inclui Insuficiência Cardíaca, Polimialgia Reumática, Doença de Parkinson, Artrite Reumatoide, câncer oculto e infecção[4].

Tratamento

O tratamento disponível para Fragilidade é limitado.

O objetivo principal é identificar os indivíduos de risco e promover exercícios resistidos, suplementação nutricional, avaliar e tratar as comorbidades e rever as medicações em uso.

Muitos estudos têm demonstrado o benefício de treinamento do exercício físico resistido, havendo melhora dos marcadores de fragilidade após 30 a 60 minutos de exercício três vezes por semana por três a seis meses[5].

Com relação ao suporte nutricional, os estudos mostram maiores benefícios quando se associa programa nutricional com atividade física. O uso de estimulantes do apetite, como megestrol, mostrou benefício mínimo e ampla gama de efeitos colaterais[6].

Tratamento farmacológico

Vitamina D

Alguns estudos demonstraram benefícios da suplementação de vitamina D na força muscular, no equilíbrio e na função neuromuscular, diminuindo consequentemente o risco de quedas. Esses benefícios são dose dependentes e vistos com doses acima de 700 U/dia[7].

Apesar de mais estudos serem necessários, a suplementação de vitamina D deve ser considerada no idoso frágil, já que melhora a força muscular, a massa óssea e tem poucos efeitos colaterais.

Testosterona

Sabidamente é um anabolizante que aumenta tanto a força quanto a massa muscular em jovens[8]. Por isso, parece lógico seu uso na sarcopenia presente em idosos frágeis. Porém, os estudos que avaliaram a reposição de testosterona demonstraram resultados desapontantes: aumento da massa muscular sem melhora significativa na força muscular. Desta forma, terapia de reposição com testosterona não tem benefício para tratamento do idoso frágil, além de ter vários efeitos adversos.

DHEA

Há diminuição de DHEA com o envelhecimento e correlação entre baixos níveis do esteroide e perda de massa e força muscular em homens acima dos 60 anos[9]. Porém, diversos estudos falharam em demonstrar qualquer melhora na força muscular, ou na mortalidade com a reposição do hormônio.

GH

O uso do GH em idosos está associado a muitos efeitos adversos:

Hiperglicemia, ginecomastia, retenção hídrica, artralgia e síndrome do túnel do carpo[10]. Não há benefícios na força, na função muscular ou na mortalidade com a reposição. Apesar de muitos estudos terem sido realizados, não se recomenda seu uso em idosos frágeis.

Inibidor da enzima conversora de angiotensina

Tentando estender o benefício obtido com IECA no músculo cardíaco, foram feitos estudos para avaliar benefícios na força muscular esquelética. Estudo realizado com 130 idosos acima de 65 anos, que tinham baixa mobilidade e funcionalidade demonstrou haver após 20 semanas do uso de perindopril melhora na capacidade física[11]. Apesar de mais estudos serem necessários, se o paciente for idoso frágil e tiver hipertensão arterial, essa classe de medicação pode ser uma alternativa de tratamento.

Conclusão

Identificar os indivíduos de risco e promover medidas intervencionistas precoces para evitar que os idosos se tornem frágeis é a abordagem ideal dessa síndrome, que tem fisiopatologia complexa e tratamento farmacológico limitado.

Referências

1. Walston J, MC Burnie MA, Newman A, et al.. Frailty and activation of the inflammation and coagulation systems with and without clinical comorbidities: results from the Cardiovascular Health Study. Arch Intern Med. 2002; 162(20):2333-2342.
2. Hirsch C, Anderson ML, Newman A, et al.. The association of race with frailty. Ann Epidemiol.2006;16:545-553.

3. Fried LP, Tangen CM, Walston J, et al.. Frailty in older adults: evidence for a phenotype. J Gerontol.2001;56A:M146-M156.
4. Fried LP, et al.. Frailty. In: Cassel C, Leipzig R, Cohen H, Larson E, Meier D, eds. Geriatric Medicine: An Evidence – Based Approach. 4th edition. New York: Springer--vereag;2003:1067-1074.
5. Ahmed N, Mandel R, Fain MJ. Frailty: an emerging geriatric syndrome. Am J Med(2007)120,748-753.
6. Robertson RG. Geriatric Failure to Thrive. Am Fam Physician 2004;70:343-350.
7. Larsen ER, Mosekilde L, Foldspang A. Vitamin D and calcium supplementation prevents severe falls in elderly community-dwelling women: a pragmatic population-based 3-year intervention study. Aging Clin Exp Res 2005;17:125-32.
8. Bhasin S, Storer TW, Berman N, Yarasheski KE, Clevenger B, Phillips J, et al.. Testosterone replacement increases fat-free mass and muscle size in hypogonadal men. J Clin Endocrinol Metab1997;82:407-13.
9. Valenti G, Denti L, Maggio M, Ceda G, Volpato S, Bandinelli S, et al.. Effect of DHEAS on skeletal muscle over the life span:the InCHIANTI Study. J Gerontol A Biol Sci Med Sci2004;59:466-72.
10. Blackman MR, Sorkin JD, Munzer T, Bellantoni MF, Busby-Whitehead J, Stevens TE, et al.. Growth hormone and sex steroid administration in healthy aged womenand men: a randomized controlled trial. JAMA 2002;288:2282-92.
11. Sumukadas D, Witham M, Struthers AD, McMurdo ME. Effect of perindopril on physical function in elderly people with functional impairment: a randomized controlled trial. CMAJ 2007;177:867-74.
12. Walston J, Hadley EC, Ferrucci L et al.. Research agenda for frailty in older adults: toward a better understanding of physiology and etiology: summary from American Geriatrics Society/National Institute on Aging Research Conference on Frailty in Older Adults. JAGS 2006; 54:991-1001.

capítulo 32

Sarcopenia

Marcelo Valente ○ Daniela F. A. Gomez

Introdução

O termo sarcopenia foi proposto pela primeira vez em 1989, por Irwin Rosenberg para descrever a perda de massa muscular relacionada ao envelhecimento. A palavra sarcopenia provém do grego *sarx* (carne) + *penia* (perda). Dependendo da definição utilizada, a prevalência em indivíduos entre 60 e 70 anos de idade varia de 5% a 13%. Já entre os idosos com idade superior a 80 anos, a prevalência pode variar de 11% a 50%[1].

Definição

Sarcopenia é uma síndrome caracterizada por progressiva e generalizada perda de massa, força e desempenho muscular com risco de eventos adversos como incapacidade física, perda da qualidade de vida e morte. A Tabela 32.1 sintetiza os critérios para o diagnóstico da sarcopenia[2].

Tabela 32.1: Critérios para diagnóstico da sarcopenia

Critérios diagnósticos
1. Diminuição da Massa Muscular
2. Diminuição da Força Muscular
3. Diminuição do Desempenho Físico
Diagnóstico: documentação do critério 1 + (critério 2 ou critério 3)

Etiologia e patogênese

Múltiplos fatores de risco e vários mecanismos contribuem para o desenvolvimento da sarcopenia[3,4] (Figura 32.1). Entre os principais fatores de risco estão a falta de atividade física, a baixa ingesta calórica e proteica, assim como modificações hormonais e alterações nos níveis de citocinas que ocorrem com o envelhecimento. Alterações no remodelamento do tecido muscular, perda de neurônios motores alfa, além de alterações no recrutamento de células musculares e apoptose são mecanismos que contribuem para a patogênese da sarcopenia. Fatores genéticos podem ter papel importante na explicação das diferenças entre força e desempenho muscular entre grupos de indivíduos.

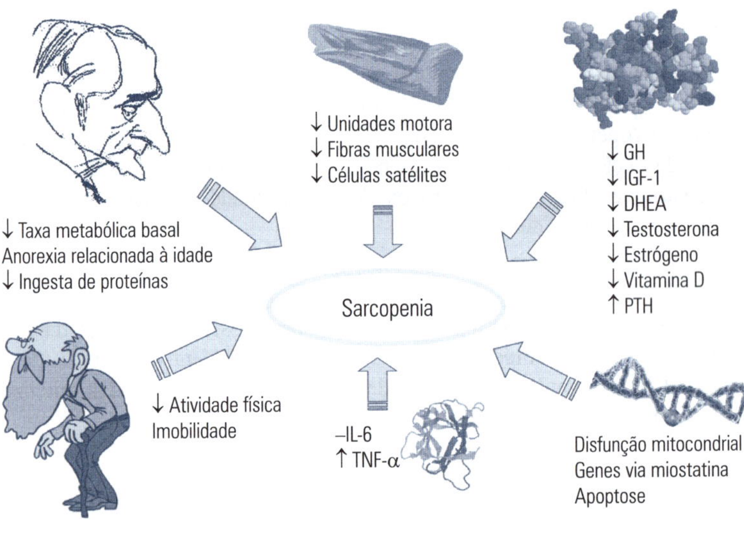

Figura 32.1: Etiopatogenia da sarcopenia.

Classificação e estágios

A sarcopenia pode ser considerada primária quando não se encontra nenhuma causa identificável, além do próprio envelhecimento e, ser considerada secundária quando uma ou mais causas são evidentes[2] (Tabela 32.2). Em muitos idosos a causa é multifatorial, tornando-se difícil classificar a sarcopenia em primária ou secundária.

Tabela 32.2: Classificação da sarcopenia

Classificação
1. Sarcopenia primária - Relacionada à idade: nenhuma outra causa identificada além do envelhecimento
2. Sarcopenia secundária - Relacionada à atividade física: pode resultar de condições como repouso no leito, estilo de vida sedentário ou descondicionamento físico; - Relacionada às doenças: associada a doenças neoplásicas, inflamatórias e endócrinas ou à falência grave de órgãos (coração, pulmão, fígado, rim e cérebro); - Relacionada à nutrição: resultado de ingesta inadequada de calorias e/ou proteínas, doenças gastrointestinais ou que levam à má absorção, além de uso de medicamentos que causam anorexia.

O estadiamento da sarcopenia reflete a gravidade da condição[2] (Tabela 32.3). Essa informação pode ser útil na prática clínica, pois pode auxiliar na identificação precoce e no manejo preventivo e terapêutico da sarcopenia.

Tabela 32.3: Estágios da sarcopenia

Estágios	Massa muscular		Força muscular		Desempenho físico
Pré-sarcopenia	↓		-		-
Sarcopenia	↓	+	↓	ou	↓
Sarcopenia grave	↓	+	↓	+	↓

Identificação

Os parâmetros para identificação da sarcopenia são a quantidade de músculo e suas funções. As variáveis mensuráveis são a massa, a força e o desempenho físico[2]. A Tabela 32.4 apresenta os métodos que podem ser utilizados nas medidas dessas variáveis e sua aplicabilidade na prática clínica e em pesquisas.

Tabela 32.4: **Métodos para medidas de massa, força e função muscular utilizados na prática clínica e em pesquisas**

Variável	Pesquisa	Prática clínica
Massa muscular	Tomografia Ressonância Densitometria Bioimpedância	Bioimpedância Densitometria Antropometria
Força muscular	Força de preensão Flexão/extensão joelho Pico de fluxo expiratório	Força de preensão
Desempenho físico	*Short physical performance battery* Velocidade da marcha *Timed up and go test* *Stair climb power test*	*Short physical performance battery* Velocidade da marcha *Get up and go test*

Tratamento

Intervenções não farmacológicas

Atividade física e ingesta nutricional adequada são, atualmente, as intervenções mais efetivas para o tratamento da sarcopenia.

Atividade física

Treinamento progressivo de exercícios resistidos em idosos melhora significativamente a força muscular, velocidade da marcha e habilidade para subir escadas. Recomenda-se que os idosos iniciem o treinamento com exercícios resistidos de baixa velocidade (para força), duas vezes por semana em dias não consecutivos por quatro semanas. Devem iniciar com 30% a 50% da carga de uma repetição máxima (RM) e progredir para 80% com 10 a 15 repetições. Recomenda-se iniciar com uma série e então progredir até três séries, com um a três minutos de repouso entre cada série[5]. Deve-se iniciar os exercícios pelos grandes grupos musculares e depois trabalhar com os grupos menores (Tabela 32.5). Posteriormente, progredir para exercícios resistidos de alta velocidade (para potência), duas vezes por semana em dias não consecutivos. Pode-se ainda inserir treinamento aeróbico nos dias em que não são realizados exercícios para força e potência muscular.

Tabela 32.5: Programa de treinamento de exercícios resistidos recomendado para idosos sarcopênicos

Série	Orientação
Número de exercícios	8 a 10 (principais músculos)
Repetições	10 a 15 movimentos
Set	Mínimo 1, recomendado 2 a 3
Intensidade	Iniciar com 30% 1RM, recomendado 50 a 80% 1RM
Intervalo	1 a 2 minutos entre cada set
Frequência	Mínimo 1x/semana, recomendado 2 a 3x/semana

Nutrição

Estudos recentes mostram que a falta de proteína em quantidade adequada na dieta e a falta de resposta anabólica à ingesta de proteína são mecanismos envolvidos na sarcopenia[6]. Alimentos ricos em proteína como a do soro do leite (rica em leucina) ou suplementos nutricionais por via oral podem ser um meio prático e de baixo custo para adicionar fornecimento de proteína. Atualmente, há grande discussão sobre qual seria a quantidade ideal de ingesta proteica para minimizar ou reverter o processo de sarcopenia. A maioria dos autores é unânime em dizer que a ingesta deve ser maior do que os 0,8 g/kg de peso por dia recomendado para os idosos. Alguns defendem que para prevenir sarcopenia o idoso deveria ingerir entre 1,2 e 1,5 g/kg de peso por dia. Um metabólito do aminoácido essencial leucina, conhecido como HMB (β-hidroxi β-metilbutirato), tem se mostrado promissor como suplemento nutricional.

Intervenções farmacológicas

Até o presente momento nenhum medicamento foi especificamente desenvolvido para tratar a sarcopenia. Todavia, alguns medicamentos já existentes e outros em pesquisa apresentam potencial para prevenir e tratar a sarcopenia.

Testosterona

Diversos estudos com reposição de testosterona em idosos saudáveis mostram que há pequeno aumento da massa muscular, porém muitos deles não evidenciam melhora na força muscular[7,10]. Nos poucos estudos mostrando aumento da força muscular, a magnitude dessa melhora foi bem inferior àquela conseguida por meio dos exercícios resistidos. Contudo, a reposição de altas doses de testosterona em idosos hipogonádicos aumentou a força muscular e melhorou desempenho físico desses pacientes. A testosterona aumenta a massa e a força muscular por meio de estímulo na produção de células satélites, assim como na síntese de proteína muscular. Entretanto, ainda faltam evidências para que a reposição de testosterona seja recomendada no tratamento da sarcopenia. Em sarcopênicos hipogonádicos, deve-se sempre considerar a relação risco-benefício. É necessário monitorar possíveis efeitos adversos associados à terapia de reposição da testosterona, sendo os mais frequentes, as elevações do hematócrito e do PSA (antígeno prostático específico). A reposição de testosterona é mais frequentemente realizada pelas vias transdérmica ou injetável. O gel de propionato de testosterona 1% pode ser utilizado na dose de 5 g por dia, enquanto que a utilização do undecanoato de testosterona 1.000 mg administrado trimestralmente é a apresentação injetável com maior comodidade posológica e com menos efeitos adversos quando comparado às aplicações do cipionato e do enantato de testosterona a cada duas ou três semanas.

Deidroepiandrosterona (DHEA)

Os níveis de DHEA sofrem declínio com o envelhecimento. Baixos níveis de DHEA foram associados com diminuição da massa e da força muscular, porém até o presente momento, os estudos com reposição de DHEA, na dose de 50 mg a 100 mg por dia, tanto em homens quanto em mulheres idosas falharam em mostrar aumento da massa e da força muscular[8,10].

Nandrolona

O decanoato de nandrolona é um esteroide anabolizante injetável de baixo custo disponível nas doses de 25 mg ou 50 mg por ampola. Estudo realizado com administração de 50 mg intramuscular a cada três semanas, em mulheres idosas com osteoporose por período de dois anos, evidenciou além de diminuição das fraturas, aumento da massa muscular[9]. Estudos com administração de nandrolona em pacientes portadores de síndrome da imunodeficiência adquirida e doença pulmonar obstrutiva crônica aumentaram a função muscular desses pacientes. Portanto, é uma opção terapêutica a ser considerada em algumas situações, porém mais estudos são necessários para se recomendar a utilização da nandrolona na sarcopenia.

Estrógeno e tibolona

Revisão recente dos efeitos do uso de terapia de reposição estrogênica e da tibolona na composição corporal e na força muscular de mulheres pós-

-menopausa evidenciou aumento da força muscular, porém somente a tibolona aumentou massa magra e diminuiu massa gordurosa. Entretanto, nenhum estudo confirmou esses benefícios na população idosa, não sendo recomendado atualmente no tratamento da sarcopenia[8,10].

Hormônio do crescimento (GH)

A reposição de GH aumenta massa e força muscular em indivíduos jovens com hipopituitarismo. Revisão sistemática recente mostrou que terapia de suplementação de GH por período médio de 27 semanas em 220 idosos saudáveis resultou em aumento da massa muscular, diminuição da gordura corporal sem, no entanto, aumentar a força muscular. Porém, a suplementação de GH nessa população evidenciou maior número de efeitos adversos como edema, síndrome do túnel do carpo, artralgia e alterações glicêmicas. Atualmente, não há evidências clínicas suficientes para recomendar a terapia de suplementação de GH no tratamento da sarcopenia[10].

Vitamina D

Suplementação de 800 UI de vitamina D por dia reduz o risco de fratura de quadril e qualquer outra fratura não vertebral, além de diminuir o risco de quedas no idoso. O mecanismo responsável pode ser o aumento da força muscular. Atrofia muscular, predominantemente de fibras tipo II, foi evidenciada em análise histológica de idosos com deficiência de vitamina D. Baixos níveis de vitamina D, em geral menos de 30 ng/ml de 25(OH) vitamina D, foram associados com diminuição da massa e força muscular em alguns estudos[11]. Reposição de vitamina D em idosos com baixos níveis séricos melhorou força muscular e desempenho físico em publicação que revisou diversos trabalhos que correlacionavam deficiência de vitamina D com manifestações da musculatura esquelética. A dose de vitamina D a ser reposta em pacientes com deficiência é muito variável, porém deve ser muito maior do que as 800 UI por dia utilizadas para reduzir risco de fratura e quedas no idoso.

Creatina

A suplementação com creatina pode aumentar a síntese de massa muscular devido à elevação da creatina e fosfocreatina intramuscular, porém estudos com a população idosa mostram resultados conflitantes[12]. Portanto, até o presente momento, não deve ser recomendada na prevenção ou tratamento da sarcopenia.

Inibidores da enzima conversora de angiotensina (IECA)

Evidências recentes sugerem que os IECA podem ter papel importante na prevenção da sarcopenia[10,13]. A ativação do sistema renina-angiotensina-aldosterona pode estar envolvida na progressão da sarcopenia. Os IECA reduzem o nível de angiotensina II nos vasos das células musculares, e a angiotensina II pode ser um fator de risco para sarcopenia por meio do aumento da produção de citocinas pró-inflamatórias. A diminuição nos marcadores inflamatórios pelos IECA pode melhorar a microcirculação endotelial e consequentemente, diminuir a perda muscular.

Considerações finais

Apesar de todos os esforços e avanços nas pesquisas, ainda falta consenso em aspectos como definição clínica, utilização de métodos diagnósticos, rastreamento e formas de tratamento da sarcopenia[14]. Pesquisas futuras podem trazer novidades e alterar, consideravelmente, o modo atual de se diagnosticar e tratar a sarcopenia.

Referências

1. Iannuzzi-Sucich M, Prestwood KM, Kenny AM. Prevalence of sarcopenia and predictors of skeletal muscle mass in healthy, older men and women. J Gerontol A Biol Sci Med Sci 57: M772–7, 2002.
2. Cruz-Jentoft AJ, Baeyens JP, Bauer JM et al.. Sarcopenia: European consensus on definition and diagnosis. Report of the European Working Group on Sarcopenia in Older People. Age Ageing 39(4): 412-23, 2010.
3. Marcell TJ. Sarcopenia: causes, consequences, and preventions. J Gerontol A Biol Sci Med Sci 58(10): M911-6, 2003.
4. Rolland Y, Czerwinski S, Abellan Van Kan G et al.. Sarcopenia: its assessment, etiology, pathogenesis, consequences and future perspectives. J Nutr Health Aging 12: 433–50, 2008.
5. Porter MM. Resistance Training Recommendations for Older Adults. Top Geriatr Rehabil 15(3):60-69, 2000.
6. Morley JE, Argiles JM, Evans WJ et al.. Nutritional recommendations for the management of sarcopenia. J Am Med Dir Assoc 11(6): 391-6, 2010.
7. Bhasin S, Buckwalter JG. Testosterone supplementation in older men: a rational idea whose time has not yet come. J Androl 22(5): 718-31, 2001.
8. Borst SE. Interventions for sarcopenia and muscle weakness in older people. Systematic Review. Age Ageing 33(6): 548-55, 2004.
9. Frisoli A Jr, Chaves PH, Pinheiro MM, Szejnfeld VL. The effect of nandrolone decanoate on bone mineral density, muscle mass, and hemoglobin levels in elderly women with

osteoporosis: a double-bind, randomized, placebo-controlled clinical trial. J Gerontol A Biol Sci Med Sci 60(5): 648-53, 2005.

10. Morley JE. Sarcopenia: diagnosis and treatment. J Nutr Health Aging 12: 452–6, 2008.
11. Janssen HC, Samson MM, Verhaar HJ. Vitamin D deficiency, muscle function, and falls in elderly people. Am J Clin Nutr 75(4): 611-5, 2002.
12. Candow DG, Chilibeck PD. Effect of creatine supplementation during resistance training on muscle accretion in the elderly. J Nutr Health Aging 11(2): 185-8, 2007.
13. Onder G, Penninx BW, Balkrishnan R et al.. Relation between use of angiotensin-converting enzyme inhibitors and muscle strength and physical function in older women: an observational study. Lancet 359(9310): 926-30, 2002.
14. Valente M. Sarcopenia. In: Tratado de Geriatria e Gerontologia. 3ª ed. Rio de Janeiro, Editora Guanabara Koogan Ltda: 1019-30, 2011.

capítulo 33

Tonturas

Ambrósio Rodrigues Brandão ❍ Renato Moraes Alves Fabbri

Define-se tontura como sensação de perturbação do equilíbrio corporal, causada por alteração de um ou mais sistemas envolvidos no equilíbrio corporal: vestibular (85% dos casos), visual e proprioceptivo[1]. As tonturas são mais prevalentes a partir da quarta década de vida[2]. Na comunidade, acomete 24% dos idosos, dos quais 74% dos acometidos referem alteração das atividades diárias[3] e consequentes prejuízos físicos, funcionais e emocionais[4].

Geralmente, as tonturas apresentam-se como uma sensação de desorientação espacial rotatória (vertigem) ou não rotatória (sensação de instabilidade, flutuação, oscilação, afundamento, desequilíbrio ou queda)[5]. Além de uma anamnese e exame físico detalhados, costuma-se classificar as tonturas em quatro categorias de sintomas durante a investigação, apesar de muitas vezes os idosos apresentarem queixas que se enquadrem em mais de uma categoria: vertigem, desequilíbrio, pré-síncope e tonturas inespecíficas[6].

Vertigem

Vertigem postural paroxística benigna[7]

Etiologia: debris degenerativos do utrículo que flutuam na endolinfa e aderem-se na superfície das cúpulas dos canais semicirculares (geralmente o posterior) acarretando em informação errônea de movimento e consequente vertigem.

Sintomas: vertigem súbita com duração de um minuto em média durante ou logo após movimentos cefálicos (hiperextensão da cabeça ou mudança de decúbito), sem perda de consciência.

Diagnóstico: presença de nistagmo (com latência de 3 a 10 segundos, paroxístico e fatigável com a repetição) após manobras de Dix-Hallpike ou Epley (Figura 33.1).

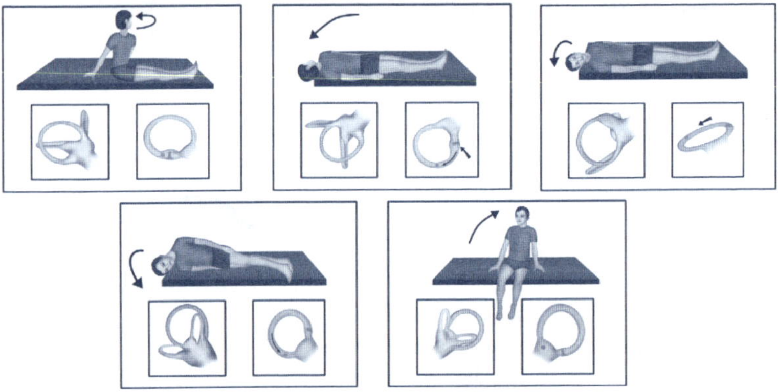

Figura 33.1: Manobra de Epley. A cabeça do paciente é rodada 45° para o lado comprometido (A). Em seguida, o paciente é rapidamente deitado mantendo a posição da cabeça em relação ao tronco (B). A cabeça então é rapidamente rodada em duas etapas de 90° (C, D). O paciente levanta rapidamente (E).

Fonte: Pereira CB. Vertigem e Tontura. Disponível na Internet: http://vertigemetontura.com.br/VPPB.htm

Tratamento: exercícios vestibulares (manobras de Epley e Dix-Hallpike) com remissão espontânea, porém com recorrência anual de 25%. Supressores vestibulares e drogas antieméticas geralmente ineficazes.

Síndrome de Ménière

Etiologia: distensão do compartimento endolinfático da orelha interna por menor absorção local da endolinfa (idiopática ou secundária a trauma, sífilis ou hiperinsulinemia).

Sintomas: vertigem com duração de 30 minutos a quatro – seis horas, regressão lenta, sensação de plenitude auricular unilateral, zumbido e perda auditiva.

Diagnóstico: anamnese, perda auditiva neurossensorial unilateral para frequências graves em audiometria, aumento da relação de potencial de somação/ação em eletrococleografia, hiporreflexia vestibular unilateral em provas calóricas.

Tratamento: restrição dietética de sal e cafeína, restrição ao fumo, medicações antiverginosas por semanas ou meses, diuréticos, cirurgias de descompressão endolinfática em casos refratários.

Neurite vestibular ("labirintite")

Etiologia: desconhecida (provavelmente viral).

Sintomas: vertigem aguda unilateral intensa nos primeiros dias, gradativamente menor em semanas, sem perda auditiva ou sinais neurológicos.

Diagnóstico: nistagmo espontâneo, teste de Hallpike positivo, instabilidade postural (teste de Romberg positivo). Audiometria normal.

Tratamento: medicação antivertiginosa e exercícios vestibulares (fixação do olhar em diversas posições enquanto nistagmo, levantar-se e caminhar com auxílio de outra pessoa enquanto crise vertiginosa, andar pé ante pé quando discreta melhora).

Desequilíbrio

Definição: sensação contínua de enfraquecimento/queda iminente ou instabilidade postural e dificuldade para marcha envolvendo corpo e membros, sem envolver a cabeça. Sem alterações auditivas ou perda de consciência. Nistagmo ausente.

Etiologias: por perda vestibular (unilateral, como no neuroma acústico ou bilateral, como a provocada por drogas ototóxicas, ambas com piora no escuro), somatossensorial proprioceptiva (pior no escuro, associada a neuropatias periféricas como no diabete melito) ou neurossensorial múltiplo (várias etiologias associadas, como déficits visuais e musculoesqueléticos, descondicionamento físico, neuropatia periférica, medicamentos).

Pré-síncope

Definição: sensação aguda de perda de consciência, acompanhada de fraqueza, redução da visão, palidez e náuseas.

Etiologias: causas de hipofluxo cerebral (hipotensões ortostática e pós-prandial, arritmias cardíacas, estenose aórtica, doença coronariana aguda), medicamentos (aminoglicosídeos, anti-helmínticos, betabloqueadores, anticonvulsivantes, anti-inflamatórios não hormonais).

Tonturas inespecíficas

Definição: tontura cujas características não se enquadram em nenhuma das anteriormente descritas, porém de leve intensidade.

Etiologias: distúrbios psicológicos (ansiedade, depressão, síndrome do pânico, síndrome da hiperventilação).

Medicações

A prescrição de medicamentos para tratamento de tontura em idosos deve ser cautelosa, considerando etiologia, medicações em uso (contínuo ou esporádico), exercícios de reabilitação, dieta e estilo de vida.

Para quadros agudos, geralmente são usados antieméticos e supressores vestibulares, porém o uso em longo prazo pode reduzir a compensação vestibular ou levar ao parkinsonismo (ex.: flunarizina, cinarizina). Não havendo melhora do quadro clínico, deve-se continuar investigação etiológica pesquisando-se outras doenças sistêmicas.

O uso de três ou mais medicamentos pode precipitar crises de tontura, geralmente associada ao uso concomitante de antibióticos orais, anti-hipertensivos, antivertiginosos, antagonistas de canais de cálcio, vasodilatadores, hormônios e drogas simpatomiméticas[8].

Na Tabela 33.1 são citadas as medicações mais comumente utilizadas no tratamento das tonturas em idosos. Havendo relação de tontura com alguma doença sistêmica, esta deve ser compensada concomitantemente.

Tabela 33.1: Nome farmacológico, posologia, nome comercial e apresentação mais utilizada dos principais medicamentos indicados no tratamento das síndromes vestibulares periféricas, de acordo com o efeito medicamentoso desejado

	Posologia	Apresentação mais utilizada
Supressor vestibular		
Cinarizina	75 mg/dia	25 mg ou 75 mg VO
Flunarizina	5 – 10 mg/dia	10 mg ou 5 mg VO
Diazepam	10 mg	5 – 10 mg (VO ou IV)
Clonazepam	0,5 – 1 mg/dia	0,5 mg ou 2 mg VO

Continua...

Tabela 33.1: Nome farmacológico, posologia, nome comercial e apresentação mais utilizada dos principais medicamentos indicados no tratamento das síndromes vestibulares periféricas, de acordo com o efeito medicamentoso desejado – continuação

	Posologia	Apresentação mais utilizada
Antiemético e/ou efeito supressor vestibular		
Dimenidrinato	50 mg 3x/dia	50 mg VO ou 30 mg IV
Prometazina	25 – 75 mg/dia	25 mg IV
Metoclopramida	10 mg 3x/dia	10 mg IV
Ondansetrona	4 – 8 mg/dia	4 – 8 mg VO ou 4 mg IV
Meclozina	25 mg 3x/dia	25 mg VO
Domperidona	10 mg 3x/dia	10 mg VO
Vasoativo e/ou acelerador da compensação vestibular		
Betaistina	48 mg/dia	16 ou 24 mg VO
Extrato EGb 761 de Gingko biloba	80 – 120 mg 2x/dia	80 ou 120 mg VO
Pentoxifilina	400 mg 2 a 3x/dia	400 mg VO
Antidepressivo		
Fluoxetina	20 mg/dia	20 mg VO
Sertralina	50 mg/dia	50 mg VO
Amitriptilina	25 mg até 3x/dia	25 mg VO
Fluvoxamina	50 mg até 2x/dia	100 mg VO

Adaptado de Ganança FF, Pires APBA, Adamy CM, Mangabeira G, Duarte JA. Labirintopatias. Rev Bras Med 67:116-122, 2010.

Referências

1. Ganança FF, Pires APBA, Adamy CM, Mangabeira G, Duarte JA. Labirintopatias. Rev Bras Med 67:116-122, 2010.
2. Campos CAH. Principais quadros clínicos no adulto e no idoso. In: Ganança MM, editor. Vertigem tem cura? São Paulo. Lemos, 49-61, 1998.
3. Tinetti ME, Williams CS, Gill TM. Dizziness among older adults: a possible geriatric syndrome. Ann Intern Med 87(3):609-641, 2003.
4. Fukuda F. Distúrbio Vestibular no Idoso. In: Ganança MM. Princípios da Otoneurologia. São Paulo. Atheneu, 69-73, 1998.

5. Ganança MM, Caovilla HH. Desequilíbrio e reequilíbrio. In: Ganança MM, editor. Vertigem tem cura? São Paulo. Lemos, 13-19, 1998.
6. Silvestre JA. Tontura. In: Freitas EV et al.. Tratado de Geriatria e Gerontologia. 2ª. edição. Rio de Janeiro. Guanabara Koogan, 962-971, 2006.
7. Pereira CB, Scaff M. Vertigem de posicionamento paroxística benigna. Arq Neuropsiquiatr. 59: 466-470, 2001.
8. Menezes MCL, Lins CD. Tonturas. In: Freitas EV et al.. Tratado de Geriatria e Gerontologia. 3ª. edição. Rio de Janeiro. Guanabara Koogan, 1075-1099, 2011.

capítulo 34

Disfagia

Fernanda Romano Wenzel Modenese

Introdução

O ato de se alimentar é de suma importância para a nutrição de qualquer indivíduo, e a dificuldade para deglutir, pode contribuir com sérios prejuízos nutricionais, tais como a desidratação e a desnutrição.

Muitos indivíduos, principalmente idosos, acabam perdendo peso sem causa aparente, mudam hábitos alimentares de uma hora para outra e até mesmo engasgam ou tossem durante as refeições, fatos que geram desconforto e contribuem para o afastamento do convívio social e familiar. Estas, dentre outras características, podem ser indicativas de disfagia e da presença de alguma doença.

O que é disfagia?

Deglutir é o ato de transportar o alimento da cavidade oral até o estômago sem que nenhuma substância se direcione para as vias aéreas ocasionando prejuízos respiratórios como broncopneumonia aspirativa, penetração ou aspiração. Quando constatada qualquer alteração ou dificuldade neste mecanismo caracterizamos a disfagia.

Considera-se disfagia como sintoma de uma doença de base, que pode ocorrer em qualquer etapa da vida, ou seja, desde a fase gestacional (problemas congênitos) até a idade adulta, interferindo na qualidade de vida e na saúde do indivíduo.

Detecta-se alteração da deglutição em:

- Desordens neurológicas (AVC, doenças degenerativas, traumatismo cranioencefálico, tumores cerebrais, encefalopatia crônica não evolutiva).

- Tumores de cabeça e pescoço.
- Distúrbios musculares (miopatias, distrofias).
- Fatores iatrogênicos (procedimentos cirúrgicos).
- Distúrbios psicogênicos (depressão, esquizofrenia).

Disfagia – prejuízos nas fases da deglutição

A deglutição foi dividida em quatro fases quando descrita por Logemann em 1983, sendo: preparatória, oral, faríngea e esofágica. A deglutição é um processo contínuo e qualquer alteração em uma das fases poderá significar problemas nas outras.

- Fase preparatória – voluntária e consciente que resulta no processo da mastigação com captação do bolo alimentar, movimentos mastigatórios, retenção do alimento em cavidade oral, lateralização e organização do bolo alimentar. Prejuízos – alteração na preparação, qualificação e organização do bolo alimentar.
- Fase oral – voluntária e consciente, consiste nos movimentos ondulatórios da língua e força propulsora para o desencadeamento do disparo da deglutição. Prejuízos – alteração na ejeção do bolo alimentar, presença de resíduos em cavidade oral, alteração na mobilidade de lábios, língua e bochechas, risco de aspiração ou escape nasal.
- Fase faríngea – involuntária e consciente, é responsável pelo transporte do alimento da faringe até o esôfago. Nesta fase ocorre o fechamento do esfíncter velo faríngeo, a proteção das vias aéreas com a elevação e anteriorização da laringe, fechamento glótico e a abertura da transição faringoesofágica. Prejuízos – risco de aspiração durante a deglutição.
- Fase esofágica – involuntária e inconsciente, é responsável pelo transporte do alimento do esôfago para o estômago, caracterizado pelo peristaltismo esofágico e pelo relaxamento dos esfíncteres. Prejuízos – refluxo gastroesofágico com risco de aspiração.

Assim como a disfagia, a aspiração é bastante comum, principalmente em idosos, sendo frequente a entrada de partículas de alimento ou saliva nas vias aéreas levando a complicações pulmonares.

Deste modo, fica evidente que o fonoaudiólogo torna-se fundamental na prevenção e reabilitação dos pacientes em uma equipe multiprofissional.

Risco para disfagia

O envelhecimento ou senescência é um processo natural que ocorre de forma gradual, porém com o passar dos anos devido modificações anatômicas e fisiológicas no sistema sensório-motor oral, a deglutição torna-se menos eficiente no idoso. Tais modificações como alteração no paladar, olfato, sensibilidade, percepção de viscosidade e até alterações dentárias que são comuns em idosos irão alterar o processo da deglutição.

Desta forma, deve-se estar atento a algumas situações que podem ocorrer antes, durante ou após a alimentação e que são indicativas de disfagia no idoso.

- Rebaixamento cognitivo.
- Ausência de dentes ou prótese mal adaptada.
- Excesso (sialorreia) ou ausência (xerostomia) de saliva em cavidade oral.
- Alteração no controle do bolo alimentar e mastigação.
- Escape extraoral do alimento.
- Movimentos involuntários de mandíbula e língua.
- Refluxo nasal.
- Traqueostomia (TQT).
- Tosse, pigarro ou engasgos.
- Cansaço e/ou fadiga pré e pós-ingesta.
- Mudança na qualidade vocal.
- Acúmulo ou resto de alimento em cavidade oral.
- Febre.
- Soluço (indicação de refluxo gastroesofágico).

Indicações de via alternativa de alimentação

A indicação de via alternativa de alimentação ocorrerá quando houver uma alteração importante no transporte do bolo alimentar ou incapacidade da deglutição segura com grande risco de aspiração.

As vias de alimentação utilizadas são: (1) Sonda nasogástrica (SNG), (2) Sonda nasoenteral (SNE), (3) Gastrostomia (GTT) e (4) Jejunostomia. A SNG e SNE, não devem ser utilizadas por períodos muito longos (mais de três meses), devido riscos de traumas, complicações respiratórias e incidência de refluxo gastresofágico.

A GTT e a jejunostomia, são indicadas quando não existe uma deglutição segura e eficaz, com grande risco de aspiração e desnutrição. Entretanto, necessitam de avaliação médica precisa pelo fato de existirem contraindicações e complicações.

Intervenção fonoaudiológica

O objetivo da intervenção fonoaudiológica em pacientes disfágicos é a reintrodução da dieta por via oral, pensando também nos aspectos nutricionais e hídricos, juntamente com a equipe multiprofissional.

O processo terapêutico é único e deve apoiar-se na avaliação individual. Os resultados dependerão principalmente do desempenho do paciente, da escolha de procedimentos e condutas adequadas.

A avaliação clínica abrange anamnese e histórico do paciente com um olhar atento para as condições anatômicas da cavidade oral, reflexos orais, qualidade vocal e ausculta cervical.

Após avaliação clínica, é realizada a avaliação funcional da alimentação, no qual é verificado o desempenho do paciente durante a oferta de alimento em diferentes consistências, no caso, sólido, líquido e pastoso. Mediante a avaliação funcional é possível verificar ou não sinais clínicos sugestivos de risco para disfagia.

Para complementação da avaliação fonoaudiológica são solicitados exames ou métodos instrumentais com o objetivo de analisar a seguridade da deglutição e como ela esta sendo processada. Os exames mais utilizados são: videofluoroscopia da deglutição, nasofibroscopia funcional da deglutição, ausculta cervical, teste *Blue Day*, ultrassonografia e cintilografia.

Terapia fonoaudiológica

Conforme os achados na avaliação clínica e funcional é traçado o plano terapêutico sendo possível aplicar técnicas específicas para uma alimentação segura.

Para tanto, é possível aplicar dois tipos distintos de abordagem, a terapia direta e a terapia indireta.

A terapia direta consiste na aplicação de técnicas com oferta de alimento, que visam compensar ou treinar a deglutição. Desta forma, o fonoaudiólogo acompanhará as refeições para reintrodução da via oral e fará mudanças e adaptações na consistência dos alimentos oferecidos. As orientações, treinos com utensílios adequados (copos e talheres), posicionamento adequado durante as refeições, higiene oral, manobras compensatórias, e manobras posturais, também serão trabalhadas.

A terapia indireta consiste na aplicação de técnicas sem o oferecimento de alimento que visam melhorar a mobilidade, tônus e sensibilidade dos órgãos fonoarticulatórios por meio de exercícios miofuncionais, da qual é realizada em pacientes mais graves, até que estejam aptos para a reintrodução de dieta por via oral.

Conforme o desempenho e melhora na função mastigatória sem que haja, riscos de aspiração é o momento que o fonoaudiólogo suspende a via alternativa de alimentação e adapta a melhor consistência do alimento para que o paciente volte a se alimentar de forma segura.

Conclusão

O fonoaudiólogo é o profissional da área da saúde habilitado no estudo funcional da deglutição e atua na promoção, prevenção e reabilitação de pacientes disfágicos. Para tanto, o diagnóstico precoce da disfagia é fundamental para a reabilitação do paciente e deve ser iniciado o mais breve possível.

A eficácia, no entanto, esta relacionada à melhora no quadro clínico, a garantia de uma deglutição segura e com ingesta alimentar suficiente e estabilização de comprometimentos pulmonares.

Referências

1. Diogo MJD, Duarte YAO. Atendimento domiciliar um enfoque gerontológico. Ed. Atheneu, 2005.
2. Furkin AM, Santini CS. Disfagias Orofaríngeas. Ed. Pró-Fono, 2004.
3. Jotz GP, Angelis EC, Barros APB. Tratado da deglutição e disfagia no adulto e na criança. Ed. Revinter, 2009.
4. Logemann JA. Evaluation and treatment of swallowing disorders. San Diego, College, Hill press, 1983.
5. Macedo EDF, Gomes GF, Furkim AM. Manual de cuidados do paciente com disfagia. Ed. Lovise, 2000.
6. Neri AL. Qualidade de vida e idade madura. Ed. Papirus, 2002.
7. Nutrição & disfagia guia para profissionais. Ed. Neuroclinica, 2003.
8. Oliveira ST. Fonoaudiologia hospitalar. Ed. Lovise, 2003.
9. I Consenso brasileiro de nutrição e disfagia em idosos hospitalizados. Ed. Manole, 2011.
10. Rios IJA. Fonoaudiologia Hospitalar. Ed. Pulso, 2003.

capítulo 35

Câimbras

Milton Luiz Gorzoni

Define-se câimbra como dor episódica, com duração de poucos minutos e provocada pela contração intensa, súbita e involuntária de massa muscular. Sensação de desconforto ou de leve dor pode permanecer por horas após o episódio.

Idosos queixando-se de câimbras é fato corriqueiro na prática clínica. O relato habitual desses pacientes refere-se a câimbras frequentes e incômodas, noturnas e localizadas na musculatura da panturrilha ou do pé. Observa-se, por outro lado, que muitos idosos não verbalizam esse sintoma, pois o consideram "próprio da idade" mesmo com capacidade de gerar insônia ou de limitar suas atividades.

Cabe ao profissional da saúde arguir o paciente sobre câimbras visto que esse sintoma nem sempre é de fácil resolução e seu tratamento apresenta certo grau de empirismo ou de eficácia duvidosa.

Patofisiologia

Os mecanismos intrínsecos desencadeadores das câimbras musculares não estão totalmente esclarecidos. Alguns autores consideram que a tendência de permanecer em posição sentada por tempos cada vez mais prolongados, provoca progressivo encurtamento de músculos e de tendões, diminuindo sua capacidade de alongamento. Esse padrão de sedentarismo, tipicamente urbano e de idosos, deve contribuir para o desencadeamento de câimbras noturnas onde, durante o sono, normalmente há a extensão dos membros inferiores.

Estima-se que as câimbras se originam de estímulos espontâneos de células do corno anterior desencadeadores de contração de diversas unidades motoras em taxas de mais de 300 por segundo. Sua magnitude é maior na contração muscular voluntária, fato observado nas câimbras provocadas por atividade física vigorosa em sedentários. Origem distal nos terminais dos nervos motores intramusculares e outros mecanismos relacionados aos padrões de excitabilidade e de propagação de estímulos nervosos e musculares também podem contribuir para a hiperatividade da unidade motora. Sua dor é provocada pelo acumulo de metabólitos e/ou por isquemia no local. Embora comum nesses pacientes, a doença vascular periférica não tem bem definido seu papel na patofisiologia das câimbras.

Etiologia e avaliação clínica

Número significativo de casos de câimbras, particularmente os de ocorrência noturna, são classificados como idiopáticos. Mesmo ciente disto, o profissional da saúde deve investigar possíveis fatores desencadeantes ou etiológicos, visto que muitos deles podem ser eliminados e/ou tratados.

O primeiro e mais simples passo nessa investigação etiológica é arguir o idoso sobre os medicamentos em uso, pois o consumo médio nessa faixa etária fica entre três a quatro fármacos por dia, tendo alguns deles potencial desencadeador de câimbras. Há relatos de câimbras provocadas por:

- Diuréticos.
- Nifedipina.
- Estatinas.
- Beta-agonistas.
- Corticosteroides.
- Terbutalina.
- Opiáceos.
- Lítio.
- Penicilamina.
- Cimetidina.
- Inibidores da bomba de prótons.

O segundo passo relaciona-se ao alto percentual de idosos portadores de várias morbidades simultaneamente. Algumas delas também podem desencadear câimbras, sendo grosseiramente divididas em:

- Distúrbios metabólicos.
  - Insuficiência renal crônica.
  - Diabetes *mellitus*.
  - Tireoidopatias.

- Alterações eletrolíticas.
    - Hipocalemia.
    - Hipomagnesemia.
    - Hipocalcemia.

Quando relatadas pelos idosos, a queixa merece investigação laboratorial por que ela significa normalmente perda de qualidade de vida pela frequência e/ou intensidade das câimbras. Recomenda-se a análise das concentrações séricas de:

- Ureia.
- Creatinina.
- Potássio.
- Magnésio.
- Cálcio.
- Glicose.
- Hormônios tireoidianos.

Diagnóstico diferencial

Deve-se atentar a que câimbras decorrentes de neuro ou miopatias normalmente não se restringem ao período noturno nem se localizam apenas nos membros inferiores.

Atenção também a doenças e síndromes que mimetizam câimbras como:

- Entorses musculares.
- Distonias secundárias ao uso de fármacos antipsicóticos.
- Varizes em membros inferiores.
- Claudicação intermitente por insuficiência arterial periférica.
- Pseudoclaudicação (claudicação neuropática ou claudicação espinal) provocada por estenose do canal lombar.
- Doença ou lesões em raízes nervosas como hérnias de disco, osteoartrite e neuralgia pós-herpética.
- Síndrome das pernas irrequietas (SPI).
- Mioclono noturno ou desordem do movimento periódico dos membros que, ao contrário da SPI, ocorre involuntariamente durante o sono e o paciente é totalmente inconsciente desses movimentos.

Tratamento

O paciente necessita inicialmente receber detalhada explicação sobre o que são câimbras e seu caráter benigno. Igualmente cabe justificar a avaliação laboratorial e eventual diagnóstico diferencial. Medicamentos e doenças potencialmente desencadeadores devem ser substituídos ou compensadas respectivamente, observando o resultado para confirmação desses fatores precipitantes.

Cuidado especial na retirada ou troca de fármacos potencialmente desencadeantes de câimbras, pois a súbita alteração de concentração sérica pode piorar transitoriamente o quadro clínico.

Medidas fisiológicas

Mudanças comportamentais no intuito de prevenir ou reduzir câimbras devem ser consideradas prioritárias em idosos. Medidas não farmacológicas obviamente são mais seguras e práticas nessa faixa etária embora, como o tratamento medicamentoso, são de certo grau empíricas e não baseadas em evidências.

Tradicionalmente, o primeiro procedimento para cessar uma crise de câimbras é a contração de músculos que provoquem o relaxamento dos músculos contraídos por elas. Dorsiflexão do pé com o joelho em extensão para aliviar câimbras na panturrilha é o melhor exemplo desse procedimento. Alongamento passivo ou massagem na região muscular afetada também auxiliam a aliviar o quadro doloroso. Lembrando-se, porém que idosos normalmente sofrem de dores noturnas, nem sempre haverá outra pessoa em sua proximidade para auxilia-lo nesses episódios de câimbras.

Pressupõe-se que exercícios de alongamento contribuam para a sua prevenção, notadamente antes de se deitar, para reduzir a frequência de câimbras noturnas. Vários padrões desses exercícios têm sido propostos, embora sua eficácia quanto a resultados positivos são controversos.

Tratamento medicamentoso

Fármacos são indicados em sintomas frequentes e intensos e/ou quando as medidas não farmacológicas apresentaram-se ineficazes ou ainda não tiveram tempo suficiente para sua ação ideal.

Quinino

Alcaloide derivado da casca da árvore *Cinchona calisaya*, age no sistema musculoesquelético reduzindo a excitabilidade das placas neuromusculares, similarmente ao curare, aumentando o período refratário de contração dos músculos estriados por ação direta nas suas fibras.

Medicamento tradicionalmente indicado para tratar câimbras, o *Food and Drug Administration* (FDA) norte-americano, no entanto, recomenda-o apenas como antimalárico. Justifica essa recomendação pela observação de que seus riscos potenciais excedem as evidências de eficácia em câimbras.

A literatura consultada recomenda o tratamento de câimbras noturnas com doses entre 200 a 520 mg ao dia. Sua apresentação brasileira é de cápsulas de 500 mg, o que pode dificultar o ajuste de dose e/ou a deglutição desse fármaco em idosos. Estima-se que para o quinino apresentar resultados positivos, deva-se administra-lo entre quatro a 12 semanas, o que reduz a aderência ao tratamento e gera resultados conflitantes em estudos sobre esse medicamento e sua ação em câimbras.

Lembrando-se novamente da multiplicidade de fármacos em uso simultâneo em percentual significativo de idosos, deve-se atentar para o risco permanente de interações medicamentosas entre eles. Especificamente quanto ao quinino e outros medicamentos, as interações são provocadas no complexo enzimático citocromo P450, sendo as principais:

- Quinino aumenta as concentrações e/ou os efeitos de substratos como amiodarona, losartana, betabloqueadores seletivos, varfarina, digitálicos, hipoglicemiantes orais, fenitoína, fenotiazinas, risperidona, mirtazapina, fluoxetina, paroxetina, antidepressivos tricíclicos e venlafaxina.
- Quinino reduz as concentrações e/ou os efeitos de substratos pró-drogas como codeína e tramadol.
- Carbamazepina, fenobarbital e *Hypericum perfuratum* (erva de São João) podem reduzir as concentrações e/ou os efeitos do quinino.
- Hidróxido de alumínio ou de magnésio reduzem a absorção do quinino.

Atenção também aos efeitos colaterais graves desencadeados por esse fármaco. Reação de hipersensibilidade potencialmente fatal, a trombocitopenia induzida pelo quinino (TIQ) é considerada o seu pior evento adverso. Estima o FDA que um entre 1.000 a 3.500 pacientes apresentam potencial de desenvolver TIQ. Não há fatores predisponentes conhecidos e esse efeito colateral pode acontecer desde a primeira tomada a meses ou anos de consumo do quinino. Pancitopenia, síndrome hemolítica urêmica e hepatite são outros efeitos adversos relatados, como também alterações visuais, auditivas e vestibulares pelo uso regular de 200 a 300 mg de quinino ao dia.

Deve-se lembrar de ainda de que altas concentrações séricas de quinino provocam o cinchonismo, clinicamente caracterizado por *tinitus*, distúrbios visuais, tonturas, náuseas, vômitos, dores abdominais e hipoacusia grave.

Oxalato de naftidrofurila

Vasodilatador comercializado no Brasil na forma de cápsulas de 200 mg, não apresenta na literatura consultada dados consistentes sobre sua eficácia no tratamento de câimbras.

Citrato de orfenadrina

Anticolinérgico com ações miorrelaxantes e anti-histamínicas, é vendido no Brasil na dose de 35 mg em associação com dipirona 300 mg e cafeína 50 mg. A pouca literatura sobre sua eficácia em câimbras sugere bons resultados na maioria dos pacientes. Recomenda-se seu uso com cautela em idosos, pois é considerado medicamento potencialmente inapropriado para essa faixa etária.

Outros fármacos

Estudos com pequenas casuísticas e/ou com metodologias em níveis de evidência científica considerados baixos, propõem o uso de medicamentos como verapamil 120 mg/noite ou diltiazem 30 mg/noite por oito semanas. Fato curioso é que – embora do mesmo grupo farmacológico – nifedipina provoca câimbras enquanto verapamil e diltiazem reduzem sua frequência e intensidade. Sugere-se que esses dois últimos fármacos bloqueariam a transmissão neuromuscular via inibição da liberação de neurotransmissores, o que não ocorreria com a nifedipina, desencadeadora de estimulação adrenérgica reflexa mais intensa que os outros dois.

Conclusões

Significativo percentual de idosos sofre de câimbras, principalmente noturnas, embora somente as relatem aos profissionais da saúde quando interferem em seu sono ou em atividade cotidianas. A patofisiologia desse sintoma não está totalmente elucidada, mas número consistente de casos pode ser desencadeado por medicamentos e/ou doenças frequentes nessa faixa etária. Identificar fatores potencialmente tratáveis ou reversíveis é de capital importância nesses pacientes. Há vários diagnósticos diferenciais merecedores de análise conjunta, particularmente doenças vasculares e osteoarticulares e a síndrome das pernas irrequietas. As alternativas terapêuticas baseiam-se mais no empirismo do que em evidências científicas claras, tornando-se evidente a necessidade de estudos mais amplos e de melhor metodologia para definir sua real eficácia e aplicabilidade principalmente em pacientes idosos.

Referências

1. Butler JV, Mulkerrin EC, O'Keeffe ST. Nocturnal leg cramps in older people. Postgrad Med. 2002; 78: 596-598.
2. Naylor JR, Young JB. A general population survey of rest cramps. Age Ageing. 1994; 23(5): 418-420.
3. Sontang SJ, Wanner JN. The cause of leg cramps and knee pains: a hypothesis and effective treatment. Med Hypothesis. 1988; 25: 35-41.
4. Kanaan N, Sawaya R. Nocturnal leg cramps. Clinically mysterious and painful - but manageable. Geriatrics. 2001; 56(6): 39-42.
5. Riley JD, Antony SJ. Leg cramps: differential diagnosis and management. Am Fam Physician. 1995; 52(6): 1794-1798.
6. Gorzoni ML, Fabbri RMA, Pires SL. Medicamentos em uso à primeira consulta geriátrica. Diagnóstico & Tratamento. 2006; 11(3): 138-142.
7. Coppin RJ, Wicke DM, Little PS. Managing nocturnal leg cramps - calf-stretching exercises and cessation of quinine treatment: a factorial randomized controlled trial. Br J Gen Pract. 2005; 55(512): 186-191.
8. Kuipers MT, Thang HD, Arntzenius AB. Hypomagnesaemia due to use of proton pump inhibitors - a review. Neth J Med. 2009; 67(5): 169-172.
9. Allen R, Picchietti D, Hening W, Trenkwalder C, Walters A, Montplaisir J. Restless legs syndrome: diagnostic criteria, special considerations, and epidemiology. A report from the restless legs syndrome diagnosis and epidemiology workshop at the National Institutes of Health. Sleep Med. 2003; 4: 101-119.
10. Guay DR. Are there alternatives to the use of quinine to treat nocturnal leg cramps? Consult Pharm. 2008; 23(2): 141-156.
11. US Department of Health and Human Services. Drugs products for the treatment and/or prevention of nocturnal leg cramps for over the counter human use. Federal Registrar. 1994; 59: 43234-43252.
12. Gorzoni ML. Aspectos de farmacologia clínica em pacientes idosos. Gerontologia. 1(1): 9-12, 1993.
13. Young JB, Connolly MJ. Naftidrofuryl treatment for rest cramp. Postgrad Med J. 1993; 69: 624-626.
14. Latta D, Turner E. An alternative to quinine in nocturnal leg cramps. Curr Ther Res. 1989; 45: 833-837
15. Baltodano N, Gallo BV, Weider DJ. Verapamil vs. quinine in recumbent nocturnal leg cramps in the elderly. Arch Intern Med. 1988; 148: 1969-1970.
16. Voon WC, Sheu SH. Diltiazem for nocturnal leg cramps. Age Ageing. 2001; 30(1): 91-92.

capítulo 36

Rastreamento de Doenças Neoplásicas

Marcelo Valente

Introdução

Recente relatório apresentado pela Agência Internacional para Pesquisa em Câncer mostrou que o impacto global do câncer mais que dobrou em 30 anos. Estimou-se que em 2008 ocorreriam cerca de 12 milhões de casos novos de câncer e 7 milhões de óbitos. No Brasil, as estimativas para o ano de 2010, válidas também para o ano de 2011, apontaram para a ocorrência de 489.270 novos casos de câncer[1]. A Figura 36.1 mostra os tipos mais incidentes, à exceção do câncer de pele não melanoma, que é o mais incidente na população brasileira. O grande aumento da incidência de casos de câncer nos países desenvolvidos e seu progressivo aumento naqueles em desenvolvimento deve-se a uma combinação de fatores envolvendo o envelhecimento da população e a crescente prevalência de aspectos comportamentais e ambientais de risco para câncer.

Rastreamento

É a identificação de um fator de risco ou de uma doença em pessoas que não apresentam doenças ou em pessoas que já tenham uma doença, porém são assintomáticas[2]. Portanto, quando falamos sobre rastreamento de doenças neoplásicas, estamos nos referindo a uma medida de prevenção secundária (Figura 36.2).

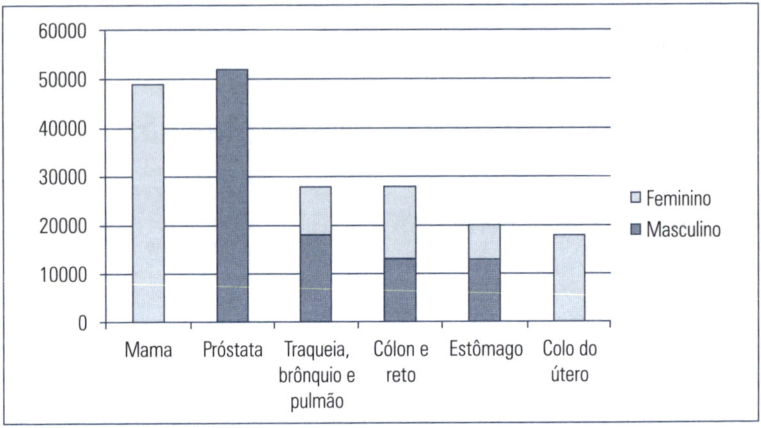

Figura 36.1: Tipos de câncer mais incidentes estimados para 2011, exceto pele não melanoma, no Brasil.

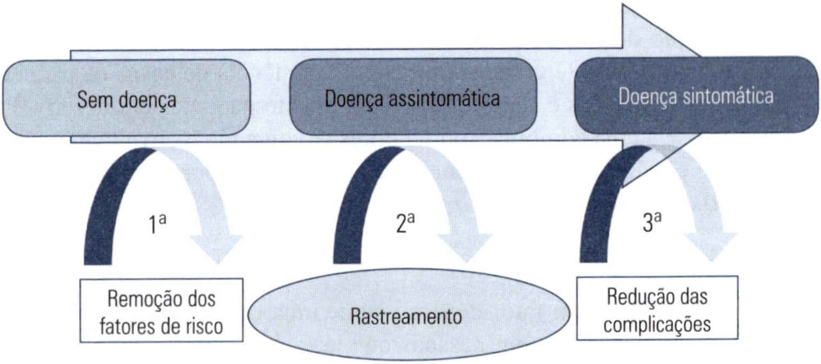

Figura 36.2: Níveis de prevenção. Rastreamento: medida de prevenção secundária.

Decisão de rastreamento

Vários aspectos devem ser considerados na decisão de se rastrear uma doença neoplásica na população geriátrica[3] (Figura 36.3).

1- Expectativa de Vida

2- Doenças Crônicas e impacto na funcionalidade

3- Risco individual de desenvolver determinado câncer

4- Potenciais Prejuízos

5- Probabilidade de Benefícios

6- Valores e Preferências

Figura 36.3: Fatores que devem ser considerados na decisão de realizar o rastreamento.

- *Expectativa de vida*: indivíduos com expectativa de vida inferior a cinco anos não se beneficiam dos programas de rastreamento. Naqueles que têm expectativa entre cinco a dez anos, considerar os riscos e os benefícios.
- *Doenças crônicas e impacto na funcionalidade*: cerca de 75% dos idosos têm pelo menos uma doença crônica que pode ter como consequência diminuição da expectativa de vida e mais anos vividos com incapacidade.
- *Risco individual de desenvolver determinado câncer*: selecionar pessoas com maior risco de evoluir com determinado câncer otimiza os gastos envolvidos e diminui os danos físicos e psicológicos inerentes ao processo.
- *Potenciais prejuízos*: existe a possibilidade de superdiagnóstico no rastreamento de alguns tipos de câncer que têm evolução muito lenta, ou seja, apesar de identificado aquele câncer não teria impacto na mortalidade.
- *Probabilidade de benefícios*: calcular o número necessário para rastrear (número de testes necessários para evitar uma morte por câncer em período de tempo determinado) pode auxiliar na tomada de decisão.
- *Valores e preferências*: o médico deve fornecer informações sobre testes de rastreio e tratamentos disponíveis para aquele tipo de câncer, para que possa ajudar o indivíduo na sua decisão. É sempre importante respeitar o desejo e valores individuais de cada paciente.

Câncer de mama

O rastreamento mamográfico para mulheres com idade entre 50 e 69 anos de idade é a estratégia recomendada para detecção precoce do câncer de mama em todas as organizações e sociedades do mundo[4] (Tabela 36.1). No Brasil, recomenda-se um exame mamográfico pelo menos a cada dois anos, para mulheres de 50 a 69 anos[5]. Para mulheres de 40 a 49 anos, mamografia anual e para mulheres com idade maior que 70 anos, o exame deve ser solicitado considerando-se a expectativa de vida. Para as mulheres de grupos populacionais considerados de risco elevado para câncer de mama (com história familiar de câncer de mama em parentes de primeiro grau), recomendam-se a mamografia, anualmente, a partir de 35 anos.

Tabela 36.1: Recomendações de rastreamento para câncer de mama com mamografia

Organizações e Sociedades	Início e parada do rastreio			Frequência (anos)
	40 – 49 anos	50 – 69 anos	≥ 70 anos	
EUA *(National Cancer Institute)* *(American Medical Association)* *(American Cancer Society)*	Sim	Sim	Sim	1
EUA *(American College of Obstetrician and Gynecologists)*	Sim	Sim	Sim	1 – 2 (40 – 49 a) 1 (≥ 50 a)
EUA *(United States Preventive Services Task Force)*	Individualizar	Sim	Sim (até 75 a)	2
EUA *(American College of Physicians)*	Individualizar	Sim	Sim	1 – 2
EUA *(American Academy of Family Physicians)*	Individualizar	Sim	Não	1 – 2
Canadá *(Canadian Task Force on Preventive Health Care)*	Individualizar	Sim	Não	1 – 1,5 (40 – 49 a) 1 – 2 (50 – 69 a)
Europa *(Advisory Committee on Cancer Prevention in the EU)*	Individualizar	Sim	Não	1 – 1,5 (40 – 49 a) 2 – 3 (50 – 69 a)
Brasil (Projeto Diretrizes AMB/ CFM - FEBRASGO e Sociedade Brasileira de Mastologia)	Sim	Sim	Sim (avaliar expectativa de vida)	1 (40 – 49 a) 2 (50 – 69 a)

Câncer de próstata

Os métodos de rastreamento disponíveis atualmente, como o antígeno prostático específico (PSA), o toque retal (TR) e o ultrassom transretal (USGT) não mostraram até o momento, sucesso em reduzir a mortalidade. Revisão sistemática e metanálise recente sobre rastreamento de câncer de próstata, que incluiu dois grandes estudos prospectivos, um europeu e um americano, não mostrou redução da mortalidade[6]. Os pacientes tinham entre 55 e 69 anos, foram rastreados com PSA e/ou TR e acompanhados por período de aproximadamente 10 anos. No Brasil, a indicação atual para rastrear permanece controversa[7] (Tabela 36.2).

Tabela 36.2: Recomendações de rastreamento para câncer de próstata com PSA e TR

Organizações e Sociedades	Idade de início (anos)	Idade de parada (anos)	Frequência (anos)
EUA *(American Cancer Society)*	50 anos (PSA com ou sem TR)	Expectativa de vida < 10 anos	PSA ≥ 2,5: 1 ano PSA < 2,5: 2 anos
EUA *(American Urological Association)*	40 anos (PSA e TR)	Individualizar	PSA e toque retal: 1 ano
EUA *(United States Preventive Services Task Force)*	Não recomenda rastrear em < 75 anos	Recomendação contra rastrear em ≥ 75 anos	–
Canadá (Canadian Task Force on Preventive Health Care)	Recomendação contra rastrear com PSA Evidência insuficiente para recomendar contra ou a favor do TR		–
Reino Unido *(United Kingdom National Screening Committee)*	Recomendação contra rastrear		–
Austrália *(Australian Cancer Council)*	Evidência insuficiente para recomendar rastreamento populacional Individualizar		–
Brasil (Diretriz AMB/ CFM Sociedade Brasileira de Urologia e Instituto Nacional de Câncer)	Evidência atual controversa para rastrear com PSA, TR ou USGT		–

Câncer de pulmão

Estudos utilizando radiografia de tórax e citologia do escarro para rastrear câncer de pulmão não evidenciaram impacto na redução da mortalidade. A maioria das organizações e sociedades internacionais é contra utilizar a tomografia de tórax helicoidal para rastreamento[8] (Tabela 36.3). Em pacientes com fatores de risco, como tabagismo crônico e doenças pulmonares, que optarem pelo rastreio, a tomografia deve ser o método de eleição.

Tabela 36.3: **Recomendações de rastreamento para câncer de pulmão com Rx tórax e TC tórax helicoidal**

Organizações e sociedades	Recomendação*
EUA *(American Cancer Society – 2006)*	Decisão individualizada recomendando-se TC tórax helicoidal para os que optarem pelo rastreamento
EUA *(American College of Chest Physicians – 2007)*	Recomendação contra rastrear com Rx de tórax ou TC tórax helicoidal
EUA *(United States Preventive Services Task Force – 2004)*	Evidência insuficiente para recomendar a favor ou contra rastreamento com Rx de tórax ou TC tórax helicoidal
Canadá *(Canadian Task Force on the Periodic Health Examination – 2003)*	Recomendação contra rastrear com Rx de tórax e insuficiente para recomendar a favor ou contra TC tórax helicoidal

*Para pacientes com fatores de risco como tabagismo, exposição à asbesto e fumaça de lenha, doenças pulmonares (doença pulmonar obstrutiva crônica, fibrose pulmonar) devemos individualizar. Nos que optarem por rastreio recomenda-se uso da TC tórax helicoidal.

Câncer de cólon e reto

A maioria das organizações e sociedades americanas elege os métodos de visualização direta, como a colonoscopia e a retosigmoidoscopia flexível ou os métodos de imagem, como a colonoscopia virtual e o enema opaco para rastrear o câncer de cólon e reto[9] (Tabela 36.4). A preferência pela colonoscopia se justifica pela possibilidade de diagnosticar e tratar lesões como pólipos adenomatosos. No Brasil e na Europa, recomenda-se a pesquisa de sangue oculto nas fezes anualmente (três amostras em dias consecutivos) em indivíduos com idade maior ou igual a 50 anos[10]. A colonoscopia é recomendada em caso de positividade da pesquisa do sangue oculto nas fezes. Naqueles com histórico familiar de câncer colorretal, a colonoscopia deve ser o método de eleição, sendo recomendado iniciar o rastreio aos 40 anos de idade ou 10 anos antes da idade do diagnóstico do câncer no parente de primeiro grau.

Tabela 36.4: Recomendações de rastreamento para câncer de cólon e reto com sangue oculto nas fezes e colonoscopia

Organizações e sociedades	Idade de início (anos)	Idade de parada (anos)
EUA *(American Cancer Society, American College of Radiology and American College of Gastroenterology)*	50 anos Preferível: Prevenção e Detecção Precoce (Colonoscopia a cada 10 anos, ou Retosigmoidoscopia a cada 5 anos, ou Colonoscopia Virtual a cada 5 anos, ou Enema opaco a cada 5 anos) Alternativo: Somente detecção Precoce (Sangue oculto nas fezes três amostras método guaiaco ou imunoquímico anual) ou pesquisa de DNA nas fezes	Expectativa de vida < 10 anos
EUA *(United States Preventive Services Task Force)*	50 anos Sangue oculto nas fezes três amostras anual, ou Retossigmoidoscopia a cada 5 anos, ou Colonoscopia a cada 10 anos	75 anos
Europa *(Advisory Committee on Cancer Prevention in the European Union)*	50 anos Sangue oculto nas fezes 3 amostras anual Colonoscopia quando sangue oculto positivo	75 anos
Brasil (Associação Brasileira de Prevenção do Câncer de Intestino, Sociedade Brasileira de Endoscopia Digestiva)	50 anos Sangue oculto nas fezes três amostras anual Colonoscopia ou Retosigmoidoscopia quando sangue oculto positivo	–

Câncer de estômago

Rastreamento populacional de câncer gástrico por endoscopia não é recomendado na maioria dos países. Apenas em alguns países, cuja incidência de câncer de estômago é elevada, a endoscopia tem sido realizada anualmente, com o objetivo de se detectar o câncer em estágios mais precoces. Porém, a efetividade desses programas de rastreamento permanece desconhecida. Aos indivíduos que apresentam fatores de risco, em países com baixa incidência de câncer gástrico, a endoscopia pode ser oferecida, embora não se tenha estudos sobre riscos e benefícios em rastrear essa população[11] (Tabela 36.5).

Tabela 36.5: Recomendações de rastreamento para câncer de estômago com endoscopia

Fator de risco	Recomendação*
Infecção por *H. pylori*	– Áreas com alta incidência (Japão, Venezuela e Chile) podem se beneficiar de rastreamento. – Áreas com baixa incidência, rastrear não tem bom custo-efetividade.
Gastrite atrófica e metaplasia intestinal intensa	Recomenda-se endoscopia
Anemia perniciosa	Recomenda-se endoscopia
Idosos submetidos à gastrectomia parcial	Recomenda-se endoscopia
História familiar positiva para câncer gástrico	Recomenda-se endoscopia

*Intervalos de rastreio, bem como avaliação dos riscos e benefícios não estão claramente estabelecidos.

Câncer de colo de útero

A realização periódica do exame citopatológico (Papanicolau) contínua sendo a estratégia mais adotada para o rastreamento do câncer de colo do útero. No Brasil, recomenda-se rastrear a partir dos 25 anos de idade em mulheres que já tiveram atividade sexual, já que a incidência do câncer até os 24 anos é muito baixa[12]. O intervalo entre os exames deve ser de três anos, após dois exames negativos, com intervalo anual. Os exames devem seguir até os 64 anos e serem interrompidos quando, após essa idade, as mulheres tiverem pelo menos dois exames negativos consecutivos nos últimos cinco anos (Tabela 36.6). Em outros países, as recomendações quanto ao início, frequência e interrupção do exame podem variar[13] (Tabela 36.7).

Tabela 36.6: Recomendações de rastreamento para câncer de colo do útero com exame Papanicolau

Organizações e sociedades	Idade de início (anos)	Idade de parada (anos)	Frequência (anos)
EUA *(American Cancer Society)*	3 anos após início da vida sexual ou 21 anos	70 anos se três últimos exames – e nenhum + nos últimos 10 anos	1 a 2 anos até os 30 anos e 2 a 3 anos após os 30 anos se três últimos exames
EUA *(American College of Obstetrician and Gynecologists)*	21 anos	65 -70 anos se três últimos exames – e nenhum + nos últimos 10 anos	2 anos até os 30 anos e 3 anos após os 30 anos se 3 últimos exames

Continua...

Tabela 36.6: Recomendações de rastreamento para câncer de colo do útero com exame Papanicolau – continuação

Organizações e sociedades	Idade de início (anos)	Idade de parada (anos)	Frequência (anos)
EUA *(United States Preventive Services Task Force)*	3 anos após início da vida sexual ou 21 anos	65 anos caso não tenha risco elevado	No mínimo a cada 3 anos
Brasil (Instituto Nacional do Câncer)	25 anos	65 anos caso os dois últimos exames – nos últimos 5 anos	3 anos após dois exames – com intervalo anual

Tabela 36.7: Recomendações de rastreamento para câncer de colo do útero com exame Papanicolau

Outros países	Idade de início (anos)	Idade de parada (anos)	Frequência (anos)
Alemanha	20	–	1
Austrália	18	69	2
Canadá	18	70	2
Dinamarca	23	65	3*
França	20	65	3
Holanda	30	60	5
Suécia	23	60	3*
Reino Unido	25	64	3*

*A cada 5 anos após os 50 anos de idade.

Considerações finais

O rastreamento das doenças neoplásicas permanece sendo uma questão desafiadora para os geriatras, principalmente com relação à idade em que se deve interromper os exames. A decisão sobre rastrear ou não determinada doença deve levar em consideração aspectos importantes como, expectativa de vida, presença de doenças crônicas, funcionalidade e risco individual de desenvolver determinada doença. O médico tem o dever de informar ao paciente quanto aos riscos e benefícios de se realizar determinado procedimento, devendo sempre respeitar valores e preferências individuais (Figura 36.4). Portanto, na maioria das vezes, a decisão sobre rastrear ou não será individualizada.

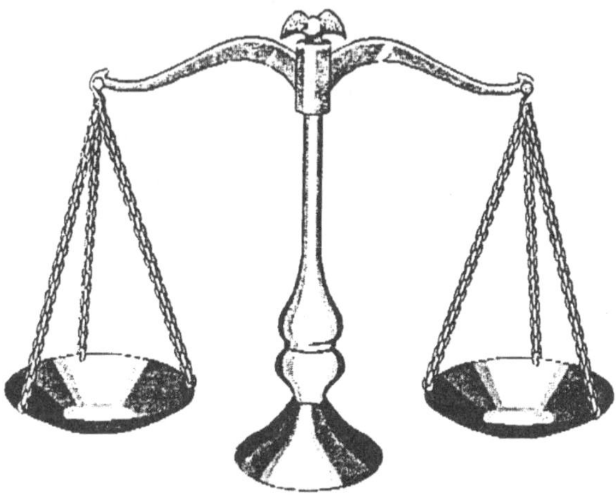

Figura 36.4: **Aspectos considerados no rastreamento das doenças neoplásicas. Decisão individualizada.**

Referências

1. Instituto Nacional do Câncer (INCA). Estimativa 2010 Incidência de Câncer no Brasil. Disponível em http://www.inca.gov.br/estimativa/2010/estimativa20091201.pdf Acesso em 10/10/2011.
2. Valente M, Fabbri RMA. Rastreamento de doenças crônicas. In: Geriatria e Gerontologia o que todos devem saber. 1ª ed. São Paulo, ROCA: 111-132, 2008.
3. Walter LC, Covinsky KE. Cancer screening in elderly patients: a framework for individualized decision making. JAMA 285(21): 2750-2756, 2001.
4. Fletcher SW. Screening for breast cancer. UpToDate 19.2, 2011.
5. Projeto Diretrizes (Associação Médica Brasileira e Conselho Federal de Medicina). Câncer de Mama – Prevenção Secundária, 2002. Disponível em http://www.projetodiretrizes.org.br/projeto_diretrizes/026.pdf Acesso em 01/10/2011.
6. Hoffman RM. Screening for prostate cancer. UpToDate 19.2, 2011.
7. Projeto Diretrizes (Associação Médica Brasileira e Conselho Federal de Medicina). Câncer de Próstata: Prevenção e Rastreamento, 2006. Disponível em http://www.projetodiretrizes.org.br/5_volume/10-CancerPrev.pdf Acesso em 01/10/2011.
8. Deffebach ME, Humphrey L. Screening for lung cancer. UpToDate 19.2, 2011.

9. Fletcher RH. Screening for colorectal cancer: Strategies in patients at average risk. UpToDate 19.2, 2011.
10. Habr-Gama A. Cancer coloretal: a importância de sua prevenção. Arq.Gastroenterol 42(1): 2-3, 2005.
11. Chan AOO, Wong BCY. Screening and prevention of gastric cancer. UpToDate 19.2, 2011.
12. Instituto Nacional do Câncer (INCA). Diretrizes brasileiras para o rastreamento do câncer do colo do útero, 2011. Disponível em http://www1.inca.gov.br/inca/Arquivos/Diretrizes_rastreamento_cancer_colo_utero.pdf Acesso em 03/10/2011.
13. Sirovich BE, Feldman S, Goodman A. Screening for cervical cancer. UpTpDate 19.2, 2011.

capítulo 37

Cuidados Paliativos

Lílian de Fátima Costa Faria

Introdução

Cuidado Paliativo (CP) é abordagem ativa e multiprofissional que promove qualidade de vida à pacientes com doenças incuráveis que ameaçam a continuidade da vida, através de prevenção e alívio de sintomas e sofrimento, estendida a familiares e ao luto. Requer identificação precoce, avaliação e tratamento impecável da dor e outros problemas de natureza física, psíquica, social e espiritual.

CP tem origem no substantivo "pálio", do latim *pallium*, que é peça do vestuário dos gregos que significa manto, cobertura, ou veste, sobretudo a usada em ocasiões especiais. Logo o adjetivo "paliativo" abrange círculo semântico que diz respeito àquilo que cobre, protege, alivia, e refere distinção, singularidade. Constitui processo intersubjetivo, de estreita relação pessoal. Tal relação necessita uma crença no sofrimento do doente, sensibilidade às queixas, disponibilidade de quem cuida. Ato individualizado.

A paliação tem origem nos primórdios da Medicina, Hipócrates ensinava que o médico devia "curar quando possível, aliviar quando a cura não for possível e consolar quando não houver mais nada a fazer".

À medida que a doença progride e o tratamento curativo perde o poder de oferecer um controle razoável, os CP surgem como necessidade. Ações paliativas desenvolvidas na fase do diagnóstico e tratamento de uma doença não exigem a presença de uma equipe especializada e podem ser desenvolvidas por qualquer profissional na área da saúde. Entende-se hoje que CP devem ser iniciados o mais precocemente possível, junto a outras medidas de prolongamento de vida, como a quimioterapia e a radioterapia, e incluir todas as investigações necessárias para melhor compreensão e manejo dos sintomas, possibilitando a elaboração de um plano integral de cuidados, desde o diagnóstico até a morte e o luto.

Os CP surgiram em meados do século XX, quando a enfermeira e assistente social inglesa Cicely Saunders foi trabalhar no St. Luke›s Home, em Londres. Inconformada com o sofrimento humano estudou medicina e dedicou-se ao estudo do alívio da dor nos doentes terminais. Publicou artigos em que descreve as necessidades destes doentes, difundiu o conceito da dor total e se tornou uma grande defensora dos cuidados ao final da vida. Em 1967, ela fundou em Londres, o St. Christhofer Hospice e deu início ao Movimento Hospice Moderno.

Alguns conceitos importantes em CP:

Tratamento fútil: qualquer terapia que não seja capaz de atingir objetivos fisiológicos, que não atenda aos objetivos do paciente e da família, que não aumente a sobrevida e não melhore a qualidade de vida do doente. Inclui procedimentos diagnósticos ou terapêuticos inadequados e inúteis diante da situação evolutiva e irreversível da doença e que podem causar sofrimento ao doente e à família.

Paciente elegível para Cuidados Paliativos: A pessoa portadora de doença crônica, evolutiva e progressiva, com prognóstico de vida encurtado a meses/ ano ou perfil funcional igual ou inferior a 40% na escala de Karnofsky (Tabela 37.1).

Tabela 37.1: Escala de performance de Karnofsky

Sem sinais ou queixas, sem evidência de doença	100%
Mínimos sinais e sintomas, capaz de realizar suas atividades com esforço	90%
Sinais e sintomas maiores, realiza suas atividades com esforço	80%
Cuida de si mesmo, não é capaz de trabalhar	70%
Necessita de assistência ocasional, capaz de trabalhar	60%
Necessita de assistência considerável e cuidados médicos frequentes	50%
Necessita de cuidados médicos especiais	40%
Extremamente incapacitado, necessita de hospitalização, mas sem iminência de morte	30%
Muito doente, necessita de suporte	20%
Moribundo, morte iminente	10%

Paciente em processo de morte: Apresenta sinais de rápida progressão da doença, prognóstico estimado de mês a semanas de vida.

Fase final da vida: Período em que o prognóstico de vida pode ser estimado em horas ou dias.

No idoso a associação de doenças crônicas compromete a independência e autonomia, gerando quadros de dependência funcional, fragilidade e sofrimento ao indivíduo. Não há tratamento curativo e o cuidado deverá ser pautado no alívio dos sintomas, complicações e sequelas, melhorando a qualidade de vida do idoso. Três condições sempre estão presentes em CP em geriatria: Fragilidade, declínio funcional e falência orgânica.

Controle dos sintomas

Muitos são os sintomas que causam sofrimento nessa fase da vida e o controle dos sintomas físicos é de extrema importância no atendimento desses pacientes. Tratamento da dor deve ser imperioso e impecável.

O profissional paliativista deverá ter uma intervenção rápida, dinâmica e resolutiva frente aos sintomas identificados. Entre os principais sintomas tem-se: Fadiga, anorexia, disfagia, emagrecimento, náusea e vômitos, constipação, diarreia, dor, dispneia, tosse, feridas, *delirium*, ansiedade, depressão. Todos devem ser reconhecidos e intensivamente controlados para reestabelecimento do melhor estado do paciente o mais rápido possível.

O plano de tratamento é traçado com base no prognóstico e objetivo a serem alcançados com a terapia instituída.

Avaliação sistemática do controle dos sintomas deve ser realizada periodicamente e novas metas programadas. A escala de Edmonton que consiste em questionário envolvendo avaliação de nove itens onde se deve atribuir nota de 0 a 10 para cada sintoma pode ser bastante útil nessa avaliação. São avaliados: dor, cansaço, náusea, depressão, bem-estar, ansiedade, sonolência, apetite, falta de ar. A escala deve ser aplicada sempre pelo mesmo profissional ou cuidador e exige a consciência do paciente.

O sintoma mais discutido na literatura é a dor, e seu tratamento imprescindível. Há uma gama de medicações para o controle adequado, diretrizes e protocolos com ótimos resultados. A dor é hoje, parte dos controles vitais de enfermagem e deve ser constantemente investigada.

Dispneia é outro sintoma que causa angustia e desconforto ao paciente e familiares, sempre acompanhada de ansiedade, deve ser investigada a causa e revertida quando possível. O uso de morfina proporciona alívio e bem estar ao paciente por diminuir a frequência respiratória. Oxigenoterapia pode ser indicada nos casos onde há um forte componente psicológico.

Depressão é frequente nos pacientes em cuidados paliativos. Pode haver pendências sociais, financeiras ou mesmo de relacionamento que devem ser abordadas e resolvidas o mais breve possível. Suporte psicológico se faz necessário e possibilita ao paciente expressar todas as angústias e medos. Uso de drogas antidepressivas auxiliam no tratamento da depressão.

Anorexia é comum no fim da vida e deverá ser respeitado o desejo do paciente. Nos casos onde a doença de base é crônica degenerativa com evolução lenta e disfagia associada, lembrar-se do plano de tratamento traçado e que todas as decisões quanto à utilização de sondas ou realização de gastrostomia devem ser discutidas anteriormente ao quadro e caso individualizado.

Náuseas e vômitos podem estar associados à constipação intestinal e a resolução desta acaba por resolver os sintomas iniciais, há fármacos a disposição para a melhora desses sintomas.

Delirium é sintoma frequente na fase final da vida e causa grande desconforto aos familiares. Muitas são as etiologias e nem sempre reversíveis. Se o paciente se encontra agitado a intervenção faz-se necessária. Utilizar de métodos de controle do ambiente, evitar contenção física e uso de drogas antipsicóticas podem ser úteis no controle dos sintomas. Se acompanhados de insônia e/ou ansiedade o uso de Benzodiazepínicos pode trazer algum benefício.

Sedação paliativa

O objetivo da sedação paliativa é aliviar o sofrimento causado por sintomas refratários. Altera o nível de consciência do paciente buscando diminuir a percepção frente ao sofrimento. Na sedação profunda a consciência se perde. A sobrevida após o início da sedação paliativa é pequena, variando de horas a poucos dias, logo, alguma questões devem ser respondidas antes de se iniciar a sedação:

Foram feitos todos os esforços para identificar e tratar as causas do sofrimento?

Todas as abordagens não farmacológicas e farmacológicas já foram aplicadas para abordagem do sintoma refratário em questão?

Sedação intermitente foi considerada nos casos de *delirium* potencialmente reversíveis ou nos casos de sofrimento psicoexistencial extremo?

Os objetivos da sedação foram explicados e discutidos com paciente e familiares?

A sedação foi consensual (paciente, família e equipe)?

O sedativo mais frequentemente referido na literatura para indução de sedação paliativa é o midazolam por ser facilmente titulável, possuir rápido início de ação – dois minutos endovenoso – curta duração de ação – 1,5 a 2,5 horas. Usado por via subcutânea ou infusão contínua, pode ser administrado no mesmo soro com morfina. Outras opções terapêuticas são neurolépticos (clorpromazina, haloperidol), barbitúricos (fenobarbital) e anestésicos (quetamina e propofol).

O processo de morrer

Com a tecnologia, a morte deixou de ser aceita como processo natural, hoje considerada como derrota profissional, deve ser repensada como sendo parte da vida e integrada ao processo natural do ser humano.

O reconhecimento da morte é feito pela alteração do nível de consciência, fadiga, descompensação hemodinâmica, recusa de ingesta alimentar, flutuação dos sinais vitais. Respiração ruidosa pode se instalar pela congestão brônquica e relaxamento do palato.

Manter o ambiente tranquilo e confortável, com os entes queridos próximos e proximidade do profissional de saúde para eventuais dúvidas e necessidade nessa hora tão importante visto que esse detalhes e atitudes influenciarão a lembrança dos familiares. Ter em mente de que o objetivo maior dos CP é a dignidade da pessoa que doente, vulnerável e limitada tem o direito de ter o máximo conforto e qualidade nessa hora de transição. Acolhimento à família enlutada e acompanhamento do processo de assimilação e entendimento do fato.

É imperioso que a paliação se torne parte integrante do sistema de saúde em nome da dignidade e do bem-estar.

Referências

1. Azevedo DL. Controle dos sintomas: *delirium*. *In:* Academia Nacional de cuidados paliativos (ed). *Manual de cuidados paliativos.* São Paulo: Diagraphic, 2009, p.139-43.
2. Arantes ACLQ. Indicações de cuidados paliativos.. *In:* Academia Nacional de cuidados paliativos (ed). *Manual de cuidados paliativos.* São Paulo: Diagraphic, 2009, p. 20- 36.
3. Burlá C. Azevedo DL. Paliação: Cuidados ao final da vida In: *In*: Freitas EV, Py L, Cançado FAX, Doll J, Gorzoni ML. *Tratado de geriatria e gerontologia.* 3º ed. Rio de Janeiro: Guanabara Koogan; 2011. p.1126- 41.

4. Burlá C. Azevedo DL. Cuidados paliativos nas demências. *In:* Academia Nacional de cuidados paliativos (ed). *Manual de cuidados paliativos.* São Paulo: Diagraphic, 2009, p.162-67.
5. Burlá C. Cuidados paliativos no idoso *In:* Lopes A.C. ed. *Diagnóstico e Tratamento volume 2.* São Paulo: Manole; 2006.p.327-39.
6. Doyle D. Introduction. In: Doyle D, Hanks G, Chemey N, Calman K. *Oxford Textbook of Palliative Medicine.* 3 ed. Oxford University Press; 2004, p.1- 4.
7. Ferreira SP. Sedacão Paliativa *In:* Conselho Regional de Medicina do Estado de São Paulo. *Cuidado Paliativo.* São Paulo: CREMESP, 2008, p. 355-61.
8. Franco MHP. Luto em cuidados paliativos *In:* Conselho Regional de Medicina do Estado de São Paulo. *Cuidado Paliativo.* São Paulo: CREMESP, 2008, p. 559- 70.
9. Maciel MGS. Definições e princípios *In:* Conselho Regional de Medicina do Estado de São Paulo. *Cuidado Paliativo.* São Paulo: CREMESP, 2008, p.15-32.
10. Maciel MGS. Avaliação do paciente sob cuidados paliativos *In*: Academia Nacional de cuidados paliativos (ed). *Manual de cuidados paliativos.* São Paulo: Diagraphic, 2009,p. 37-45.
11. Oliveira JF. O amplo significado de "palio": a matéria-prima do que se entende por "cuidados paliativos". (no prelo)[Publicacão prevista para 2010, como segunda edição de Finitude: uma proposta de reflexão e prática em gerontologia, pela editor Setembro].
12. Py L, Burlá C, Limoeiro CS, Geovanini FCM, Floriani CA et al.. Cuidados paliativos na velhice *Geriatria & Gerontologia.* 2010; 4(2): 90-106.

capítulo 38

Hipodermóclise

Lilian de Fatima Costa Faria

Introdução

Hipodermóclise é definida como a infusão de fluidos pela via subcutânea. Consiste na administração lenta de soluções no espaço subcutâneo, sendo o fluido transferido para a circulação sanguínea por ação combinada entre sua difusão e perfusão tecidual. Via segura, eficaz e confortável para o paciente idoso desidratado, é boa opção para reposição de eletrólitos e de alguns fármacos tais como analgésicos e antibióticos quando a aceitação oral está comprometida e a medicação precisa ser administrada. Em meados da década de 1960, com o estudo dos cuidados paliativos a hipodermóclise ganhou espaço por ser um método eficaz para infusão de fluidos e drogas, em uma situação onde a via oral está comprometida e a condição de medicação endovenosa não é a primeira opção.

Técnica simples, segura, rápida e com uma relação custo-benefício melhor se comparada à via endovenosa. Idosos que frequentemente apresentam veias colapsadas, finas, frágeis, que se rompem facilmente, é o público de elegibilidade para se beneficiarem desta prática.

O conforto relatado pelos pacientes, desde a instalação do cateter até a infusão lenta e controlável, tem sido a tônica de escolha, desde que não haja situação de emergência.

A associação do envelhecimento populacional com interesse crescente pela qualidade de vida dos paciente e o estudo dos Cuidados Paliativos renovaram o interesse dos profissionais médicos pela hipodermóclise.

Indicações e contraindicações

Indica-se hipodermóclise em:

- Hidratação dos doentes impedidos de hidratação oral desde que não haja emergência;
- Casos de desidratação moderada, com ingestão oral inadequada;
- Analgesia e hidratação de pacientes no fim da vida em Cuidado Paliativo e impossibilitados de ingesta oral de drogas;
- Reposição de eletrólitos;
- Administração de antibióticos sem possibilidade de um acesso venoso;
- Quadro confusional agudo e sonolência;

A efetividade da hipodermóclise dependerá da integridade da pele, ausência de alterações da coagulação e o volume a ser administrado não ultrapassar 3.000 ml em 24 horas.

As contraindicações incluem situações de emergência, desidratação grave, choque hipovolêmico, hipotensão, falência cardíaca, infarto agudo do miocárdio, edema generalizado, infecção de pele, doença alérgica ou outras lesões dérmicas próximas ao local de punção e coagulopatias.

Vantagens e desvantagens

Entre as vantagens: via segura, mínimo risco de complicação, fácil manipulação e manutenção, mínimo desconforto sem a imobilização de qualquer membro, pequeno índice de infecção, baixo custo e uso contínuo por semanas (recomendação de troca a cada 96 horas, ou se forem evidenciados sinais flogísticos), pode ainda ser aplicado em domicílio, sem a necessidade de internação do paciente.

Como desvantagens a hipodermóclise apresenta limitações nas situações em que se desejam velocidade de infusão rápida e com alto volume de fluidos. O volume diário máximo recomendado é de 3.000 ml em 24 horas, a via subcutânea não deve ser utilizada quando se necessita de ajuste rápido de dose, não permite reposição de eletrólitos, soluções nutricionais e hipertônicas, por que criaria a possibilidade de edema e reações no sítio de infusão.

Técnica de punção

Deve-se utilizar cateteres de fino calibre e menor comprimento com equipos de controle de infusão gravitacional ou bombas de infusão. Escalpe tipo *butterfly*, nos calibres 25 e 27, pode permanecer até cinco dias e o cateter de teflon, pode ser utilizado por até 10 dias.

Quanto ao local da punção irá depender das condições gerais do paciente e do volume a ser infundido. Região deltoide, região anterior do tórax, região abdominal, faces anterior e lateral da coxa, região escapular, face lateral da coxa.

Recomenda-se explicar ao paciente e família sobre o procedimento. Lave as mãos e escolha o local para punção, visando maior conforto do paciente. Preencha o circuito intermediário do escalpe com soro fisiológico a 0,9%, faça antissepsia e a "prega" na pele. Introduza o escalpe em um ângulo de 30° a 45° abaixo da pele levantada, a agulha deve ficar solta no espaço subcutâneo. Fixe o escalpe com filme transparente e aspire cuidadosamente, para averiguar se nenhum vaso foi atingido. Aplique o medicamento ou conecte o escalpe ao equipo da solução. Identifique a punção com data, horário, calibre do dispositivo, nome do medicamento administrado e nome do profissional que realizou o procedimento. Mantenha o escalpe salinizado para utilização posterior. Faça a inspeção do local da punção regularmente e planejar o rodízio do local de punção a cada três a cinco dias, dependendo da condição local.

Medicamentos administráveis por via subcutânea

Podem ser administradas pela via subcutânea as soluções isotônicas e com pH próximo à neutralidade e entre medicamentos os listados abaixo (Quadro 38.1).

Medicamentos estão sendo padronizados para uso também pela via subcutânea: amicacina, ampicilina, cefepima, ceftriaxona, omeprazol, pamidronato, tobramicina.

Outra peculiaridade da subcutânea é a comodidade em se associar drogas na mesma solução para a infusão contínua ou em *bolus*. Segue-se quadro com associações possíveis de drogas que podem ser administradas por essa via (Quadro 38.2).

Observações importantes

Os medicamentos administrados pela via subcutânea devem estar na forma líquida e diluídos em água para injeção. Ketamina, octreotídeo e ondansetrona são exceções a essa regra, sendo seu veículo preferencial soro fisiológico a 0,9%. Recomenda-se diluir 1 ml de medicamento em 1ml de diluente. Administra-se esses medicamentos em bolo ou infusão contínua, conforme a necessidade clínica do paciente, seguindo as recomendações de misturas entre medicamentos apresentados no Quadro 38.2.

Sinais de irritação local podem aparecer nas primeiras quatro horas. Se persistirem por tempo superior ao esperado, troque o sítio de punção. Se observado edema local recomenda-se diminuir o gotejamento ou suspender a infusão.

Quadro 38.1: Medicamentos administráveis por via subcutânea

Classe	Fármacos
Analgésicos opiáceos	Morfina Metadona Hidromorfina
Antieméticos	Haloperidol Metoclopramida
Análogos da somatostatina	Octreotídeo
Sedativos	Midazolam
Anti-histamínicos	Prometazina Hidroxizina
Anticolinérgicos	Atropina Escopolamina
Corticosteroides	Dexametasona
Bloqueadoras H2	Ranitidina Famotidina
Anti-inflamatórios não-hormonais	Cetorolac
Antibióticos	Ampicilina Cefepime Ceftazidima Cefotaxima Ceftriaxone

Quadro 38.2: Associações possíveis de drogas "em mesma infusão por via subcutânea

	1	2	3	4	5	6	7	8	9	10	11	12	13	14	15	16
Clorpromazina (1)		o	*	*	o	*	*	*	*	o	o	o	*	*	o	*
Dexametasona (2)	o		x	o	x	o	o	o	o	o	x	o	x	*	o	o
Fenobarbital (3)	*	x		*	*	*	x	*	*	*	*	o	*	*	x	*
Furosemida (4)	*	o	*		*	*	*	*	*	x	x	x	*	*	o	*
Haloperidol (5)	o	x	*	*		o	*	o	o	*	o	o	*	*	*	o
Hioscina (6)	*	o	*	*	o		*	o	o	o	o	o	o	o	*	o
Insulina (7)	*	o	x	*	*	*		*	*	o	o	o	x	*	x	*
Ketamina (8)	*	o	*	*	o	o	*		*	o	o	o	*	o	*	*
Metadona (9)	*	o	*	*	o	o	*	*		o	o	x	*	*	*	x
Metoclopramida (10)	o	o	*	x	*	o	o	o	o		o	o	o	*	o	o
Midazolam (11)	o	x	*	x	o	o	o	o	o	o		o	*	o	x	o
Morfina (12)	o	o	o	x	o	o	o	o	x	o	o		o	o	o	x
Octreotida (13)	*	x	*	*	*	o	x	*	*	o	*	o		*	*	*
Ondansetrona (14)	*	*	*	*	*	o	*	o	*	*	o	o	*		*	*
Ranitidina (15)	o	o	x	o	*	*	x	*	*	o	x	o	*	*		*
Tramadol (16)	*	o	*	*	o	o	*	*	x	o	o	x	*	*	*	

o - drogas compatíveis; * - drogas não testadas; x - drogas não compatíveis.

Referências

1. Azevedo EF, Barbosa MF. Hipodermoclise: um método alternativo para a administração de fluidos e medicamentos pela via subcutânea In: Academia Nacional de cuidados paliativos (ed). Manual de cuidados paliativos. São Paulo: Diagraphic, 2009, p. 186- 94.
2. Fonzo-Christe, C. et al.. Subcutaneous administration of drugs in the elderly: survey of practice and systematic literature review. Palliative Medicine, v. 19, 2005; p. 209-19.
3. Instituto Nacional de Câncer (Brasil). Hipodermóclise ou terapia subcutânea. In: INCA. Ações de enfermagem para o controle do câncer: uma proposta de integração ensino-serviço. 3. ed. Rio de Janeiro: INCA, 2008. p. 538-56.
4. Lybarger EH. Hypodermoclysis in the home and long-term care settings. J Inf Nurs 2009; 32(1): 40- 4.
5. Pedreira, MLG. Hipodermóclise In: Conselho Regional de Enfermagem de São Paulo. Camara Técnica do COREN –SP, 2009, p. 1-7.
6. Pereira, I. Hipodermóclise In: Conselho Regional de Medicina do Estado de São Paulo. Cuidado Paliativo. São Paulo: CREMESP, 2008, p. 259- 72.
7. Thomas DR, Cote TR, Lawhorne L, Levenson SA, Rubenstein LZ, Smith DA, Stefanacci RG, Tangalos EG, Morley JE, Dehydration Council. Understanding Clinical Dehydration and Its Treatment. J Am Med Dir Assoc 2008; 9:292–301.
8. Walsh, G. Hypodermoclysis: an alternative method for rehydration in long-term care. Journal of Infusion Nursing, v. 28, n. 2, p. 123-9, 2005.

capítulo 39

Vacinação em Idosos

Karina Moraes Kiso Pinheiro ○ Daniel Felgueiras Rolo

Introdução

O envelhecimento da população mundial deixou de ser tendência para se tornar fato que obriga a sociedade e autoridades a se adaptarem mediante a essa nova realidade. Nesse sentido, ações de política pública foram adotadas no Brasil no intuito de garantir o acesso universal e igualitário aos serviços e ações em prevenção, promoção, proteção e recuperação da saúde do idoso através da **Política Nacional do Idoso** (Lei nº 8.842) e o **Estatuto do Idoso** (Lei nº 10.741)[1].

No contexto da medicina preventiva, devido à elevada taxa de mortalidade por doenças infecciosas em idosos, o Ministério da Saúde determinou que as vacinas e períodos constantes no Calendário Básico de Vacinação da Criança, do Adolescente, do Adulto e do Idoso são de caráter obrigatório com a finalidade de assegurar a proteção da saúde pública e são distribuídas gratuitamente pelas unidades de saúde integrantes do SUS[2].

Através das campanhas de imunização, a Organização Mundial da Saúde (OMS) estimou que mais de dois milhões de mortes foram evitadas em 2003[4]. Dados recentes da OMS de 2012 indicam que o vírus da influenza, por exemplo, causa um bilhão de casos de gripe no mundo e cerca de 300.000 a 500.000 de mortes anualmente[5].

No entanto, não basta apenas melhorar a ampliação da cobertura vacinal em grupos com maior mortalidade como os idosos, mas também é necessário entender os mecanismos imunológicos que possam garantir a eficácia da imunização nesse grupo específico. O processo de envelhecimento do corpo humano é acompanhado por declínio da função imune denominado **imunossenescência**, que explica a maior suscetibilidade do idoso às doenças infecciosas e a redução na resposta imune às vacinas.

Este capítulo tem por objetivo fazer breve revisão sobre os principais efeitos do envelhecimento na resposta a imunizações bem como descrever o calendário de vacinação no idoso.

Imunossenescência

Definida como alterações do sistema imunológico no processo de envelhecimento, que não decorrem da doença de base, desnutrição, exposição a agentes tóxicos ou desordem genética, e cuja consequência é o risco aumentado às infecções, neoplasias e doenças auto imunes[1-3].

A influência da imunossenescência pode ser observada, por exemplo, na eficácia vacinal. Enquanto a vacina anti-influenza confere proteção de 65% a 80% em indivíduos jovens, em idosos o nível de proteção cai para 30% a 50%[4]. No entanto, deve-se considerar que outros fatores também podem contribuir para a diminuição da eficácia vacinal em idosos como desnutrição, comorbidades (doenças crônicas como diabetes, doença pulmonar obstrutiva crônica), diminuição do reflexo da tosse, alterações na barreira mucosa, entre outras[3].

O envelhecimento altera tanto a imunidade inata quanto a adaptativa, conforme resumido na Tabela 39.1. Todas as células do sistema imune são produzidas a partir das *stem cell* (células progenitoras) dentro da medula óssea e existe um declínio desse tecido hematopoiético com a idade. Outra alteração que ocorre na senescência também está relacionada à involução tímica e substituição por tecido adiposo, decorrendo em decréscimo da produção de células T nativas, por exemplo[4].

Não existem terapias específicas que possam retardar o processo de imunossenescência, no entanto, dieta adequada e exercício físico regular podem auxiliar na manutenção da função imune normal do indivíduo e doses maiores de certas vacinas podem melhorar sua eficácia em idosos.

Estudos indicam que vitaminas (A, D, E, B6, B12, folato e C) e oligoelementos (selênio, zinco, cobre e ferro) são necessárias para regulação do sistema imune, apesar de não haver evidência consistente de que a suplementação dessas substâncias possa melhorar a resposta imune[6-8].

Em relação à atividade física, há evidência de que exercício físico de intensidade moderada praticado de forma regular possa melhorar a resposta imune,

Tabela 39.1: Alterações na imunidade inata (em cinza) e adaptativa (em azul-claro) no idoso[3]

Tipo de célula	Tipo de alteração com idade
Células progenitoras hematopoiéticas	Diminui o número total na medula óssea Diminui a capacidade proliferativa
Macrófagos	Diminui os precursores na medula Diminui a capacidade fagocítica Diminui capacidade de estresse oxidativo
Neutrófilos	Diminui a capacidade fagocítica Diminui capacidade de estresse oxidativo
Células *natural killer*	Diminui o número de células (CD56^{bright} – produtor IFN gama)
Linfócitos T	Diminui número de células T nativas Diminui capacidade proliferativa Diminui intensidade de sinalização Diminui função regulatória
Linfócitos B	Precursores reduzidos na medula óssea Diminui número de células B na periferia Diminui resposta do anticorpo Diminui a capacidade de opsonização de imunoglobulinas Obs.: nível de imunoglobulinas não altera (pode até aumentar) e há aumento de autoanticorpos

com aumento do número de células CD8 e NK (não sua função)[9,10]. Por outro lado, exercício extenuante pode imunossuprimir o individuo[11].

A melhora da resposta à vacina em idosos parece estar relacionada também às doses maiores de seus componentes antigênicos. O FDA *(Food and Drug Administration)* aprovou em 2010 uma vacina para gripe *(Fluzone High-Dose)* para maiores de 65 anos cuja composição contém quatro vezes mais o princípio ativo do que a convencional e obtiveram melhores resultados de eficácia[3].

Dois tipos de adjuvantes são adicionados às formulações vacinais a fim de aumentar a eficácia da resposta imune nos idosos: sistema de **antígenos associados às partículas** (por exemplo, hidróxido de alumínio, lipossomas), que aumentam a capacidade de apresentação do antígeno, e os **adjuvantes imunoestimulatórios** (citocinas), que atuam através dos receptores *toll-like* estimulando o desenvolvimento de células dendríticas[4].

Calendário vacinal

O Ministério da Saúde preconiza o calendário vacinal para idosos (> 60 anos) descrito na Tabela 39.2 (Portaria Nº 3.318, 28 de outubro de 2010). A Organização Mundial de Saúde preconiza três vacinas no idoso (> 65 anos): influenza, pneumococo e difteria-tétano. As Tabelas 39.3 e 39.4 referem-se à recomendação de vacinação preconizada pelo CDC *(Centers for Disease Control)* de 2012.

Tabela 39.2: **Calendário de vacinação no idoso (> 60 anos idade) preconizado pelo Ministério da Saúde**

Vacina	Tipo	Dose	Contra indicação
Hepatite B	HBsAg* produzido por engenharia genética	Três doses	Reação imunológica ou hipersensibilidade grave em dose prévia
Febre amarela	Vírus vivo atenuado	Uma dose a cada dez anos	Doença febril aguda e estados de imunossupressão, hipersensibilidade a proteína do ovo
Influenza sazonal	Vírus inativado	Dose anual	Hipersensibilidade à vacina incluindo timerosal e proteína do ovo, doença febril aguda sem etiologia definida. Avaliar risco benefício em portadores de doença imunológica em atividade ou síndrome de Guillain-Barré < 6 semanas
Pneumocócica 23-valente	Polissacarídeos capsulares purificados	Dose única	Reação imunológica ou hipersensibilidade grave em dose prévia
Dupla tipo adulto (dT)	Toxoides bacterianos	Uma dose a cada dez anos	Reação imunológica ou hipersensibilidade grave em dose prévia Síndrome de Guillain-Barré < 6 semanas

*HBsAg = Antígeno de superfície da hepatite B.

Tabela 39.3: **Recomendação de imunização conforme faixa etária em adultos e idosos**

Vacina ▼ / Faixa etária ▶	19-21 anos	22-26 anos	27-49 anos	50-59 anos	60-64 anos	$\geq$ 65 anos
Influenza[2,*]	1 dose anualmente					
Tétano, difteria, coqueluche (DT/DTAP)[3,*]	Substitua o reforço de DT por uma dose de DTAP; em seguida, reforce com DT a cada 10 anos					DT/DTAP[3]
Varicela[4,*]	2 doses					
Papilomavírus Humano (HPV)[5,*] feminino	3 doses					
Papilomavírus humano (HPV)[5,*] masculino	3 doses					
Zoster[6]					1 dose	
Sarampo, caxumba e rubeola (Tríplice viral)[7,*]	1 ou 2 doses			1 dose		
Pneumocócica (polissacarídeo)[8,9]	1 ou 2 doses					1 dose
Meningocócica[10,*]	1 ou mais doses					
Hepatite A[11,*]	2 doses					
HepatiteB[12,*]	3 doses					

*Coberto pelo Vaccine Injury Compensation Program

Para todas as pessoas nesta categoria que atendem às exigências de idade e que não possuem documentação de vacinação ou não possuem evidências de infecção anterior

Recomendada se houver presença de algum outro fator de risco (p.ex., com base em indicações clínicas, ocupacionais, de estilo de vida ou outras)

DTPA recomendada para $\geq$ 65 se contato com criança de $<$ 12 meses de idade. Ou a DT ou a DTAP pode ser usada se não houver contato com lactente

Nenhuma recomendação

Tabela 39.4: Recomendação de imunização indicada para adultos em casos especiais

INDICAÇÃO▶ VACINA▼	Gravidez	Condições imunodepressoras (excluindo vírus da imunodeficiência humana [HIV])[4,6,7,14]	Infecção por HIV[4,6,7,13,14] Contagem de linfócitos T CD4 <200 células/µL	 ≥200 células/µL
Influenza[2,*]	1 dose TIV anualmente			
Tétano, difteria, coqueluche (DT, DTAP)[3,*]	Substitua o reforço de DT pela			
Varicela[4,*]	Contraindicada			
Papiloma vírus humano (HPV)[5,*] feminino		3 doses aos 26 anos de idade		
Papiloma vírus humano (HPV)[5,*] masculino		3 doses durante os 26 anos de idade		
Zoster[6]	Contraindicado			
Sarampo, caxumba e rubéola[7,*]	Contraindicado			
Pneumocócico (polissacarídeo)[8,9]				
Meningocócica[10,*]	1 ou mais doses			
Hepatite A[11,*]				
Hepatite B[12,*]				

*Coberto pelo Vaccine Injury Compensation Program

Para todas as pessoas nesta categoria que atendem às exigências de idade e que não possuem documentação de vacinação ou não possuem evidências de infecção anterior

Recomendada se houver presença de algum outro fator de risco (p.ex., com base em indicações clínicas, ocupacionais, de estilo de vida ou outras)

Contraindicada

Nenhuma recomendação

Homens que fazem sexo com homens (HSH)	Cardiopatia, doença pulmonar crônica, alcoolismo crônico	Asplenia[13] (incluindo esplenectomia eletiva e deficiências persistentes de componente do complemento)	Doença hepática crônica	Diabetes, insuficiência renal, doença renal terminal, receptor de hemodiálise	Profissionais de saúde
1 dose TIV ou LAIV anualmente	1 dose TIV anualmente				1 dose TIV ou LAIV anualmente
dose de uma vez de DTAP; depois faça reforço com DT a cada 10 anos					
2 doses					
	3 doses aos 26 anos de idade				
	3 doses aos 21 anos de idade				
1 dose					
1 ou 2 doses					
1 ou 2 doses					
2 doses					
3 doses					

Vacina hepatite B (recombinante)

Oferecer aos grupos vulneráveis não vacinados ou sem comprovação de vacinação anterior, a saber: trabalhadores da saúde, policiais militares, civis, rodoviários; caminhoneiros, carcereiros de delegacia e de penitenciárias; coletores de lixo hospitalar e domiciliar; agentes funerários, comunicantes sexuais de pessoas portadoras de VHB; doadores de sangue; homens e mulheres que mantêm relações sexuais com pessoas do mesmo sexo; pessoas reclusas (presídios, hospitais psiquiátricos, instituições de menores, forças armadas); manicures, pedicures e podólogos; populações de assentamentos e acampamentos; potenciais receptores de múltiplas transfusões de sangue ou politransfundidos; profissionais do sexo/prostitutas; usuários de drogas injetáveis, inaláveis; portadores de DST.

Títulos séricos considerados protetores para Anti-HbsAg: > 10mUI/mL

Vacina febre amarela (atenuada)

Indicada aos residentes ou viajantes para as seguintes áreas: estados do Acre, Amazonas, Amapá, Pará, Rondônia, Roraima, Tocantins, Maranhão, Mato Grosso, Mato Grosso do Sul, Goiás, Distrito Federal e Mina Gerais e alguns municípios dos estados do Piauí, Bahia, São Paulo, Paraná, Santa Catarina e Rio Grande do Sul (Figura 39.1). Administrar a vacina dez dias antes da data da viagem. Administrar dose de reforço, a cada dez anos após a data da última dose.

Vacina influenza

O vírus causador da gripe é o *Myxousvirus influenza* que apresenta três tipos antigênicos A, B e C. O tipo A é o mais patogênico, capaz de causar pandemias e é subclassificado pelas duas proteínas de superfície: hemaglutinina (H) e neuraminidase (N).

A vacina da influenza deve ser administrada anualmente, no período que antecede outono – inverno, idealmente março/abril. Os possíveis efeitos colaterais da vacina são: febre baixa, dor e eritema no local da aplicação.

Vacina pneumocócica 23–valente (polissacarídica)

Administrar uma dose durante a Campanha Nacional de Vacinação do Idoso, nos indivíduos de 60 anos e mais que vivem em instituições fechadas

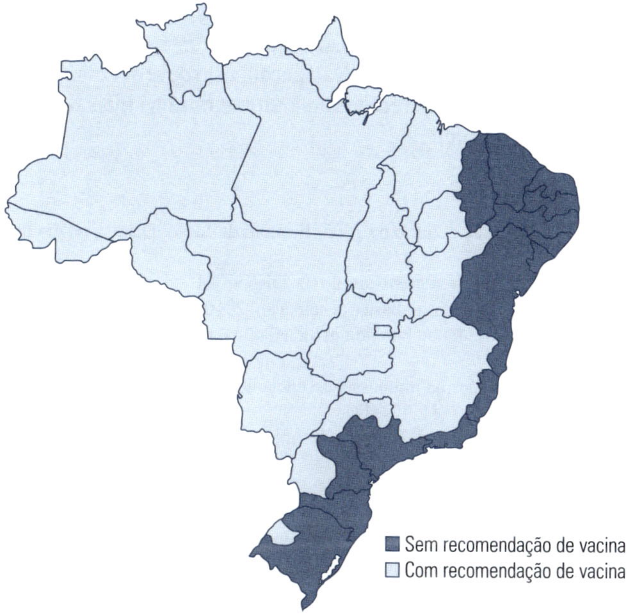

Figura 39.1: Mapa das áreas com e sem recomendação de vacina contra febre amarela, Brasil, 2008/2009. Nas áreas claras, a vacina contra febre amarela está disponível nas salas de vacina, indicada na rotina para toda população residente a partir dos nove meses de idade. Nas áreas escuras a vacina contra febre amarela está disponível nas salas de vacina, indicada para as pessoas que se deslocarem para a área com recomendação de vacina.

Disponível em http://portal.saude.gov.br/portal/arquivos/pdf/mapa_fa_.pdf

como: casas geriátricas, hospitais, asilos, casas de repouso, com apenas um reforço cinco anos após a dose inicial.

Vacina adsorvida difteria e tétano – dT (Dupla tipo adulto)

Adultos e idosos não vacinados ou sem comprovação de três doses da vacina, seguir o esquema de três doses. O intervalo entre as doses é de 60 dias e no mínimo de 30 dias. Os vacinados anteriormente com três doses das vacinas DTP, DT ou dT, administrar reforço, dez anos após a data da última dose.

Diante de um acaso suspeito de difteria, avaliar a situação vacinal dos comunicantes. Para os não vacinados, iniciar esquema com três doses. Nos comunicantes com esquema incompleto de vacinação, este deve ser completado. Nos comunicantes vacinados que receberam a última dose há mais de cinco anos, deve-se antecipar o reforço.

Referências

1. Lei no 10.741, de 1o de outubro de 2003. Estatuto do Idoso. Disponível em http://pfdc.pgr.mpf.gov.br
2. Portaria No 3.318, 28 de outubro de 2010. Disponível em: http://portal.saude.gov.br/portal/arquivos/pdf/calendario_basico_vacinacao_2010.pdf
3. Azar, A. Ballas, Z.K. Immune function in older adults. Disponível em: uptodate. Revisão abril 2012.
4. Malafaia, G. Implicações da imunossenescência na vacinação de idosos.Rev. Bras. Geriatr. Gerontol. , 2008; 11 (3): 433-441.
5. Immunization, Vaccines and Biologicals http://www.who.int/immunization/topics/influenza/en/index.html
6. Maggini S, Wintergerst ES, Beveridge S, Hornig DH. Selected vitamins and trace elements support immune function by strengthening epithelial barriers and cellular and humoral immune responses. Br J Nutr 2007; 98 Suppl 1:S29.
7. High KP. Micronutrient supplementation and immune function in the elderly. Clin Infect Dis 1999; 28:717.
8. Chandra RK. Impact of nutritional status and nutrient supplements on immune responses and incidence of infection in older individuals. Ageing Res Rev 2004; 3:91.
9. DiPenta JM, Johnson JG, Murphy RJ. Natural killer cells and exercise training in the elderly: a review. Can J Appl Physiol 2004; 29:419.
10. Ogawa K, Oka J, Yamakawa J, Higuchi M. A single bout of exercise influences natural killer cells in elderly women, especially those who are habitually active. J Strength Cond Res 2005; 19:45.
11. Haaland DA, Sabljic TF, Baribeau DA, et al.. Is regular exercise a friend or foe of the aging immune system? A systematic review. Clin J Sport Med 2008; 18:539
12. General recommendations on immunizations. Centers for Disease Control and Prevention. Recommendations and Reports / Vol 60 / n 2. Jan 2011. Disponível em http://www.cdc.gov/mmwr/pdf/rr/rr6002.pdf

capítulo 40

O Motorista Idoso

Renato Moraes Alves Fabbri

Introdução

Dirigir é habitualmente um prazer que começa na juventude e que se estende no decorrer da vida. Porém, entre os idosos o ato de dirigir pode ter mais importância, significando a afirmação de sua independência, autonomia, habilidade e autoestima. Muitos idosos que param de dirigir ficam mais dependentes, reduzem a atividade social e tornam-se deprimidos. Porém, com o envelhecimento uma série de fatores fisiológicos e patológicos podem diretamente influenciar a habilidade de dirigir como: diminuição da acuidade visual, déficit de atenção, aumento do tempo de reação, doenças crônicas, efeito adverso de medicamentos, entre outros[1]. Não há um limite máximo de idade para renovação da Carteira Nacional de Habilitação, entretanto após 65 anos ela deve ser renovada a cada três anos. Sendo assim, é importante que o indivíduo idoso que ainda dirige seja submetido a uma avaliação periódica de suas condições para que exerça uma direção segura[2]. No final do capítulo a Tabela 40.1 resume os principais aspectos a serem avaliados.

Avaliação

Muitas vezes há uma resistência do paciente a uma avaliação por temer não poder mais dirigir. Alguns princípios devem ser obedecidos: estabelecer uma linguagem franca e direta com o paciente, reforçar o conceito de segurança como prioridade e estimular o paciente a fazer uma autoavaliação do seu desempenho ao dirigir. A seguir, realizar uma avaliação abrangente envolvendo uma boa anamnese, exame físico e avaliação funcional.

Anamnese

Afecções de diversos órgãos e sistemas podem estar envolvidas na performance ao dirigir, como enfermidades neurológicas, musculoesqueléticas, cardiovasculares, endócrinas, psiquiátricas, respiratórias, renais, oftalmológicas, auditivas, entre outras. Embora algumas condições médicas não tenham um forte impacto no desempenho ao dirigir, podem ser potencialmente perigosas, especialmente aquelas que aparecem de forma imprevisível como eventos agudos e que alteram o nível de consciência, como síncope, ataque isquêmico transitório, convulsão, angina do peito e hipoglicemia. Nessas condições a recomendação é não dirigir até ter o diagnóstico bem estabelecido e corretamente tratado. Da mesma forma o uso de álcool e alguns medicamentos que podem induzir sonolência e alteração de reflexos deve ser investigado[3]. Entre os fármacos destacam-se os hipnóticos, sedativos, ansiolíticos, antidepressivos e antihistamínicos[4]. Especialmente na primeira semana de uso aconselha-se a não dirigir, até uma avaliação do risco-benefício.

Exame físico e avaliação funcional

Para uma direção segura existem três funções essenciais que devem ser preservadas: visão, cognição e funções motoras, e após a anamnese devem ser feitos o exame físico e a avaliação funcional dos diversos órgãos e sistemas com ênfase nesses três fatores.

Visão

Os fatores mais importantes relacionados à visão e ato de dirigir são a acuidade visual e o campo visual. Além de alterações próprias do envelhecimento, o prejuízo dessas funções pode ser agravado por doenças como, por exemplo, a catarata, degeneração macular senil, glaucoma e diabetes *mellitus*. Enquanto o comprometimento visual para longe prejudica muitas tarefas ao dirigir, para perto pode dificultar a visão de instrumentos internos do veículo. A fundoscopia auxilia na detecção de algumas enfermidades, porém a avaliação periódica do oftalmologista é essencial.

Cognição

Por ser uma atividade complexa, dirigir exige a preservação de várias funções cognitivas especialmente a memória, atenção, habilidade visuoespacial e executiva. Pacientes com deficiência cognitiva apresentam pior performance nos testes simulados de habilidade ao dirigir, mas dependendo da fase evolutiva não necessariamente tem aumento do risco de acidentes. A presença de déficit cognitivo leve isoladamente não aumenta o risco para direção insegura, porém a sua evolução deve ser monitorada. Estudos têm mostrado que nas formas leves de demência 41% – 76% ainda são hábeis em passar nos testes de habilidade de direção. Alguns sinais de alerta devem ser perguntados aos familiares ou cuidadores, como esquecer endereço de familiares, perder-se em áreas conhecidas, não reconhecer sinais de trânsito, dificuldade em tomar decisões ou tornar-se confuso e nervoso ao dirigir. Quando presentes uma avaliação criteriosa precisa ser realizada. Entre os instrumentos de avaliação cognitiva de uso prático destacam-se o Teste do Desenho do Relógio, Teste das Trilhas B e o Miniexame do Estado Mental (MEEM). Um mau desempenho nos dois primeiros testes correlaciona-se com direção insegura. Da mesma forma, pacientes com MEEM alterado (escore ≤ 24), devem ser aconselhados a submeter-se a uma avaliação cognitiva mais acurada[5,6]. Para tanto, o *Clinical Dementia Rating* (CDR) é considerado um instrumento útil, com forte grau de recomendação para avaliação de motoristas com demência. Já validado para língua portuguesa, avalia a cognição e o comportamento, além da influência das perdas cognitivas na capacidade de realizar adequadamente as atividades da vida diária. Pacientes com CDR = 2 tem alto risco para direção insegura e não devem continuar dirigindo. Em indivíduos com escore entre 0,5 e 1 deve-se analisar em conjunto outros fatores de risco como informação de familiares sobre direção insegura, história de multas, personalidade agressiva e impulsiva ao dirigir, uso de álcool, uso de medicamentos, doenças sistêmicas, distúrbios da visão e motricidade.

Funções motoras

O ato de dirigir é uma atividade física que requer habilidade motora como força muscular e resistência. Especialmente doenças reumatológicas que restringem a mobilidade do pescoço, joelhos e punhos, e neurológicas que geram fraqueza, espasticidade e rigidez prejudicam o campo visual e a funcionalidade motora, determinando assim uma direção insegura. Alguns testes práticos podem ser usados, sendo incluídos os que avaliam força muscular, marcha e risco de queda (Quadro 40.1)[7,8].

Quadro 40.1: Testes para avaliação motora

Força muscular (grau 0 – 5)	0 – ausência de contração muscular 1 – contração muscular sem deslocamento de segmento 2 – contração muscular com deslocamento de segmento se ação da gravidade 3 – movimento ativo contra a ação da gravidade 4 – movimento com capacidade de vencer uma resistência 5 – movimento ativo normal
Mobilidade de articulações	Pescoço, ombros, punhos, joelhos, tornozelos
Timed get up and go test	O paciente deve levantar-se de uma cadeira, andar três metros, retornar e sentar novamente (> 20 segundos: risco de queda importante)
Teste de alcance funcional	Fixa-se uma fita métrica na parede, paralela ao chão e na altura do acrômio do paciente; o mesmo posiciona-se lateralmente à fita, em pé, com os pés paralelos e com os membros superiores à frente (a 90º do tronco); pede-se para realizar uma inclinação de todo o corpo à frente até o máximo possível sem alterar o posicionamento dos pés. Será anotado em centímetros o maior alcance realizado. Distância < 15 cm – alto risco de queda

Tabela 40.1: Abordagem do motorista idoso

Abordagem	Investigação	Conduta
Avaliação inicial	Impacto ao dirigir na qualidade de vida; abuso de álcool; revisão de órgãos e sistemas; revisão de medicamentos.	Avaliar risco/benefício
Doenças sistêmicas	Revisão de órgãos e sistemas Alerta para condições que podem alterar o nível de consciência: síncope, AIT; convulsão, angina do peito, hipoglicemia; distúrbios do sono.	Não dirigir até ter o diagnóstico correto e estabilização do quadro
Visão	Acuidade e campo visual	Fundoscopia, avaliação oftalmológica periódica e correção das deficiências.
Cognição	Sinais de alerta (familiares); testes cognitivos: MEEM; teste do desenho do relógio; teste das trilhas B, CDR.	MEEM ≤ 24, teste do desenho do relógio e teste das trilhas B alterados: avaliação complementar. CDR 0,5 – 1 = avaliar outros fatores de risco CDR = 2 não dirigir
Motricidade	Mobilidade de pescoço, ombros, punhos, joelhos Força muscular *Get up and go test* – teste de alcance funcional	Avaliar risco/benefício

Compensação das deficiências

Após avaliação abrangente algumas deficiências podem ser compensadas com medidas alternativas como: tratamento específico da doença de base levando a cura ou melhora parcial, dirigir em curtas distâncias, parar mais frequentemente em viagens longas, dirigir menos à noite, evitar horário de maior trânsito, evitar dirigir em condições de tempo ruim, adaptação de veículos e treinamento de motoristas[9].

Quando parar de dirigir?

A resposta habitualmente não é tão simples, visto que uma série de fatores está envolvida. A idade apenas não é um parâmetro para essa decisão, e sim as deficiências do paciente que comprometem a habilidade de dirigir. Pode-se dizer de uma maneira geral que os motoristas idosos podem continuar dirigindo enquanto o fazem com segurança. Para tanto uma avaliação que se inicia em um consultório geriátrico, muitas vezes necessita do parecer de outros especialistas, incluindo perito em medicina de tráfego. Havendo uma decisão técnica, essa deve ser compartilhada com a família, com o objetivo de minimizar o impacto negativo e auxiliar em medidas alternativas[10].

Referências

1. Gilfillan C.K.; Schwartsberg J. G. Addressing the at-risk older driver. Clinical Geriatrics, 13 (8): 27-34, 2005.
2. Sherman F.T. Driving: the ultimate IADL. Geriatrics, 61 (10), 2006.
3. Rizzo M. Impaired driving from medical conditions: a 70-year-old man trying to decide if he should continue driving. JAMA 305 (10): 1018-1026, 2011.
4. Meuleners L.B.; Duke J.; Lee A.H.; Palamara P.; Hildebrand J.; Ng J.Q. Psychoactive medications and crash involvement requiring hospitalization for older driver: A population-based study. J Am. Geriatr Soc. 59 (9), 1575-1580, 2011.
5. Iverson D.J.; Gronseth G.S.; Reger M.A.; Classen S.; Dubinsky R.M.; Rizzo M. Practice parameter update: evaliation and management of driving risk in dementia. Neurology, 74: 1316-1324, 2010.
6. Carr D.B.; Ott B.R. The older adult driver with cognitive impairment; "it's a very frustrating life". JAMA 303 (16): 1632-1641, 2010.
7. Wall J. C.; Bell C.; Campbell S.; Davis J. The timed get-and-go test revisited: Measurement of the component tasks. Journal of Rehabilitation Research and Development, 37 (1): 109-114, 2000.
8. Weiner D.K.; Duncan P.W.; Chandler J.; Studenski S.A. Functional reach: a marker of physical frailty. J Am Geriatr Soc, 40: 203-207, 1992.

9. Wang C.C.; Carr D. B. Older driver safety: A report the older drivers project. J Am Geriatr Soc, 52: 143-149, 2004.
10. American Medical Association – AMA Physician's Guide to Assessing and Conseling Olders Drivers 2nd edition. Safedy and the older driver with functional or medical impairments: An ovierview. Chapter 1 ; pag: 01-07, 2010.

capítulo 41

Abusos e Maus-tratos

Antônio Mário Badan Neto

Introdução

Com a instituição do Estatuto do Idoso, através da Lei nº 10.471, em outubro de 2003, regularizou direitos às pessoas com idade igual ou superior a sessenta anos. Tornando obrigatório a todo cidadão comunicar à autoridade competente qualquer forma de violação a esta Lei que tenha testemunhado ou de que tenha conhecimento, inclusive dos profissionais de saúde na suspeita ou confirmação de maus-tratos contra idoso, sendo passível de punições legais caso não denuncie[1].

Definição

Há diversas definições na literatura, porém a que vem sendo mais utilizada e endossada pela Organização Mundial de Saúde consiste em "ação única ou repetida, ou ainda a ausência de uma ação devida, que cause sofrimento ou angústia, e que ocorra em uma relação em que haja expectativa de confiança"[2].

Epidemiologia

Segundo o Datasus, no ano de 2010, ocorreram 3.431 internações hospitalares por causas externas na categoria agressões (CID-10 entre X85 e Y09) em idosos, sendo aproximadamente 70% a mais que no ano de 2002[3]. É estimado que para cada caso notificado de maus-tratos contra idosos, mais cinco casos ocorram[4].

De acordo com relatório da Organização Mundial de Saúde em 2002, se considerarmos as várias formas de maus-tratos, a taxa de prevalência varia de 4% a 6% dos idosos, com tendência em diversos estudos de que o abuso psicológico ser o mais prevalente dentre os diversos tipos de maus-tratos[5].

Classificação

Existe uma considerável variedade de classificações dos tipos de abusos e maus-tratos em idosos, porém o descrito no Quadro 41.1 é o mais aceito, sendo este sugerido como padrão[6].

Frequentemente coexiste mais de uma categoria de maus-tratos na mesma vítima.

Quadro 41.1: Classificação das categorias de maus-tratos e definições[6,7]

Categorias	Definição
Abuso físico	Atos de violência que pode resultar em dor, lesão, incapacidade ou doença.
Abuso psicológico	Conduta que acarrete em angústia ou humilhação, através de agressões verbais ou gestuais.
Abuso financeiro	Uso impróprio ou ilegal ou não consentido de recursos financeiros e patrimoniais
Abuso sexual	Contato sexual não consensual de qualquer tipo com pessoas idosas
Abandono	Deserção do idoso por indivíduo que assumiu responsabilidade familiar ou legal do cuidado
Negligência	Recusa ou omissão de prover cuidados devidos e necessários aos idosos por parte dos responsáveis
Autonegligência	Comportamento de um idoso que ameace sua própria saúde ou segurança

Manifestações clínicas

A identificação de maus-tratos é um dos maiores desafios da atuação geriátrica, pois existem diversas doenças crônicas de alta prevalência na população idosa que pode mimetizar manifestações clínicas de abuso (Quadro 41.2). Desta forma, considerar sempre como um diagnóstico diferencial possível para diversas apresentações clínicas, como exemplos:

- Fraturas podem ser resultados do processo de osteoporose ou causas externas;

- Depressão pode ser relacionada às alterações de neurotransmissores ou secundários a uma situação de maus-tratos;
- Desnutrição pode ser consequência de diversas doenças crônicas ou por negligência do cuidador em prover a adequada alimentação;
- Diversos atendimentos em prontos-socorros por descompensação da doença de base podem ser por piora clínica ou negligência no seguimento das orientações médicas pelo cuidador.

Deve se avaliar cuidadosamente cada caso para evitar acusação de negligência em casos em que o cuidar se tornou física ou psicologicamente impossível, ou seja, estresse do cuidador.

Para isso recomenda-se sempre o envolvimento de uma equipe multidisciplinar frente uma suspeita de maus-tratos para melhor tomada de decisões, sendo o médico e assistente social considerada uma equipe mínima de intervenção[5].

Quadro 41.2: Manifestações clínicas de possíveis maus-tratos com avaliação recomendada[8]

Anamnese e exame físico	Avaliação
Observação comportamental	Afastamento ou distanciamento; infantilização do paciente pelo cuidador; cuidador que insiste em prover a história clínica
Aparência geral	Higiene; vestimenta adequada
Pele e mucosas	Sinais de desidratação; múltiplas lesões em diferentes estágios de cicatrização; contusões; úlceras de pressões
Cabeça e pescoço	Alopecia traumática (diferente distribuição da androgenética); hematomas ou lacerações em couro cabeludo
Tronco	Contusões ou marcas de lesões (por exemplo, marcas de cinto ou ferro)
Geniturinário ou gastrointestinal	Sangramento retal ou vaginal; ferimentos em regiões genitais
Extremidades	Lesões em pulsos ou tornozelos sugestivos de aprisionamento
Musculoesquelético	Examinar em busca de fraturas ocultas; dores; observar a marcha
Neuropsicológico	Avaliar deficiências neurológicas; buscar sintomas depressivos ou de ansiedade
Cognição	Avaliar cognição com testes formais (por exemplo, miniexame do estado mental); avaliar possibilidade de *delirium*
Recursos sócio-financeiros	Determinar o ciclo social do idoso, incluindo todos os membros; determinar os recursos financeiros e sua utilização

Fatores de risco

Apesar da dificuldade de determinar um perfil na violência contra o idoso devido suas múltiplas causas, diversos estudos identificaram tendência maior em algumas características, tanto do agressor quanto da vítima. Isso facilita a equipe multidisciplinar na prevenção e na identificação precoce de maus-tratos.

Quadro 41.3: Possíveis fatores de risco para maus-tratos em idosos

Fatores de risco para o idoso	Mecanismo
Dependência funcional	Reduz a capacidade de se defender ou procurar ajuda
Déficit cognitivo com demência	Possíveis comportamentos secundários da patologia podem precipitar maus-tratos
Residência compartilhada	Propicia maiores oportunidades de conflitos que acarretam em abuso
Isolamento social	Este fator facilita o idoso se tornar vítima por diminuir a chance do agressor ser identificado
Fatores de risco para o agressor	**Mecanismo**
História de violência familiar	Pessoas agredidas na infância podem se tornar agressores, chamado ciclo intergeracional
Problemas mentais e/ou adição álcool ou drogas	Diversas alterações ocasionadas por estas situações propiciam comportamentos agressivos
Dependência da vítima	Geralmente financeira, na qual os maus-tratos são ocasionados na tentativa de obter recursos do idoso
Estresses	Do ato de cuidar ou até eventos estressores ambientais que afetem o limiar de tolerabilidade

Adaptado da referência 9.

Conclusão

As diferentes formas de violência contra o idoso comprometem sua qualidade vida, acarretando em diversas alterações clínicas através de somatizações, piora de doenças de base, transtornos psiquiátricos como depressão e até a morte prematura.

Visto estes prejuízos pessoais, além de gastos maiores gerados no setor de saúde ocasionados pelo aumento de consultas ambulatoriais ou internações hospitalares, as organizações governamentais deveriam informar melhor a sociedade e conscientizá-la sobre a questão de maus-tratos contra idosos.

Referências

1. Brasil. Estatuto do idoso: lei federal nº 10.741, de 01 de outubro de 2003. Brasília, DF (portal.saude.gov.br/portal/arquivos/pdf/idoso.pdf).
2. WHO/INPEA. Missing voices: views of older persons on elder abuse. [on line] Geneva: World Health Organization; 2002. Available from: WHO/INPEA. Missing voices: views of older persons on elder abuse. Geneva: World Health Organization; 2002. [2008 Aug 6].
3. Brasil. Ministério da Saúde. DATASUS – Banco de dados do Sistema Único de Saúde. Sistema de Informações Hospitalares dos SUS (SIH/SUS) – Disponível em: www.datasus.gov.br
4. National Elder Abuse Incidence Study. 1998. Washington, DC: National Center on Elder Abuse at American Public Human Services Association.
5. Machado L, Queiroz ZV. Negligência e Maus-Tratos. In: FREITAS, Elizabete Viana et al.. Tratado de Geriatria e Gerontologia. Rio de Janeiro: Guanabara Koogan, 2006.
6. Geroff AJ, Olshaker,JS. Elder Abuse. Emerg Med Clin N Am 24 (2006) 491-505.
7. Minayo MCS. Violência contra idosos: o avesso do respeito à experiência e à sabedoria. Brasília, D.F: Secretaria Especial dos Direitos Humanos; 2005. 48 p.
8. Hazzard's Geriatric and Medicine and Gerontology, 6 edição, The McGraw-Hill Companies, Jeffrey B. Halter, et al. 2009.
9. Lachs MS, Pillemer K. Current concepts: abuse and neglect of elderly persons. New England Journal Medicine. 1995; Vol 332; 437-443.

capítulo 42

Indicações de Internação em UTI

Luiz Ricardo Dalbelles

Introdução

A população idosa encontra-se em rápido crescimento e naturalmente se tornará um importante usuário do sistema de saúde, o qual possui recursos limitados que devem ser racionalizados. As demandas de saúde desta população podem ser superiores a de outros grupos etários[1,2].

Considerável parcela dos pacientes idosos apresentam múltiplas comorbidades e/ou encontram-se em fase final do processo de vida. Saber, seguramente, identificar os pacientes idosos que provavelmente terão benefício de uma internação em unidade de terapia intensiva é um desafio.

Isto ocorre, principalmente, pois o critério de idade cronológica é universalmente utilizado para definir que é idoso. Critérios como idade fisiológica seriam melhores para definir este grupo e provavelmente possibilitaria melhor tomada de decisão.

Definir em uma situação de urgência quem talvez se beneficie ou não de um tratamento agressivo pode ser um assunto que transcende a medicina, atingido diretamente aspectos culturais, religiosos e psicológicos. Assim, esta é uma discussão que pode e deve ir além de aspectos de racionalização de recursos, sendo impossível desviar de questionamentos legais como distanásia e ortotanásia, terminalidade e cuidados paliativos.

Muitos dos profissionais de saúde e familiares já se perguntaram, durante um longo período de internação em UTI de um paciente idoso, se realmente devemos continuar com os tratamentos iniciados e quais resultados devemos esperar.

Cada vez mais, questionamentos como qualidade de vida pós-hospitalização estão sendo colocados em pauta[3,4].

Conceito de fragilidade

A melhor definição de fragilidade ou vulnerabilidade seria a perda de reserva fisiológica, cujo evento inicial é a perda de massa muscular. Outros eventos importantes nesta situação são: perda de força no fechamento da mão do lado dominante, cansaço autopercebido, perda de velocidade para andar, perda de peso involuntária e perda de atividade física.

Esta definição de fragilidade está associada a desfechos desfavoráveis, como: quedas, prejuízo ou perda de outras funções, risco de hospitalização e morte. A definição de fragilidade não pode e não deve se basear na idade dos indivíduos. Ela deve considerar sua condição clínica. Considerar uma pessoa frágil, ou seja, com menor probabilidade de se beneficiar de um tratamento em ambiente de terapia intensiva com base exclusiva em sua faixa etária, é criar um estereótipo e subjugar a situação. A complexidade da decisão requer maiores cuidados[5,6].

Triagem de pacientes idosos para UTI

Mecanismos de triagem de pacientes para UTI são sempre passiveis de questionamentos e este é um assunto que merece atenção. Ferramentas de triagem devem se basear na expectativa que intervenções podem trazer de benefício para os pacientes, suas famílias e sociedade[7].

Muitas vezes, a falta de informações ou de clareza destas dificulta o processo de triagem, além de a triagem poder ser influenciada por aspectos culturais, religiosos e psicológicos de quem a realiza. Os critérios mais comumente utilizados para se evitar uma internação em UTI são: idade cronológica superior a 85 anos, múltiplas doenças preexistentes, alto grau de dependência, razão da solicitação da internação em UTI e falta de leitos de UTI. Os critérios mais habitualmente utilizados para considerar a internação em UTI como importante são boa funcionalidade e bom convívio social do paciente[8].

Atualmente, aproximadamente metade dos pacientes admitidos em UTI tem entre 65 e 80 anos, cerca de 10% estão entre 80 e 85 anos, e cerca de 5% tem mais de 85 anos. Estes números apresentam significativas diferenças quando comparados entre países e cenários diferentes, o que deixa claro a heterogeneidade e subjetividade dos mecanismos de triagem.

O impacto da ocorrência de uma ou mais disfunções orgânicas parece ser maior na determinação do risco de morte que a idade cronológica de um paciente. Este dado não minimiza a importância da idade na predição de desfecho dada por escores de gravidade.

Fatos significativos dos pacientes idosos em UTI em comparação a pacientes mais jovens[3]

- Mortalidade na UTI igual ou ligeiramente superior.
- Mortalidade hospitalar duas a três vezes superior.
- Maior risco de falência ventilatória.
- Maior necessidade de assistência ventilatória mecânica.
- Maior impacto negativo da ventilação mecânica no prognóstico.
- Maior tempo de ventilação mecânica e maior risco de reintubação.
- Condições gerais de saúde tem maior impacto em prognóstico.

Qualidade de vida pós-terapia intensiva

Pacientes idosos tem um maior risco de desfecho funcional desfavorável. Prejuízos funcionais prévios a UTI podem se agravar, assim como novas alterações podem surgir[9,10].

Referências

1. Brutel C, Omalek L. Projections démographiques pour la France, ses régions et ses départements (horizon 2030, 2050). Insee Résultats société. 2003;16:8–17.
2. Angus DC, Barnato AE, Linde-Zwirble WT, Weissfeld LA, Watson RS, Rickert T, Rubenfeld GD. Use of intensive care at the end of life in the United States: an epidemiologic study. Crit Care Med. 2004; 32:638–643.
3. Boumendil A, Somme D, Garrouste-Orgeas M, Guidet B. Should elderly patients be admitted to the intensive care unit? Intensive Care Med.2007; 33:1252–1262.
4. Rivlin M. Should age based rationing of health care be illegal? BMJ. 1999;319:1379.
5. Rockwood K. Frailty and its definition: a worthy challenge. J AmGeriatr Soc. 2005; 53:1069–1070.
6. Ferrucci L, Guralnik JM, Studenski S, Fried LP, Cutler GB Jr., Walston JD. Designing randomized, controlled trials aimed at preventing or delaying functional decline and disability in frail, older persons: a consensus report. J Am Geriatr Soc. 2004; 52:625–634.
7. SCCM EC. Consensus statement on the triage of critically ill patients. JAMA. 1994; 271:1200–1203.
8. Garrouste-Orgeas M, Timsit JF, Montuclard L, Colvez A, Gattolliat O, Philippart F, Rigal G, Misset B, Carlet J. Decision-making process, outcome, and 1-year quality of life

of octogenarians referred for intensive care unit admission. Intensive Care Med. 2006; 32:1045–1051.

9. Covinsky KE, Palmer RM, Fortinsky RH, Counsell SR, Stewart AL, Kresevic D, Burant CJ, Landefeld CS. Loss of independence in activities of daily living in older adults hospitalized with medical illnesses: increased vulnerability with age. J Am Geriatr Soc. 2003; 51:451–458.
10. Rady MY, Johnson DJ. Hospital discharge to care facility: a patient centered outcome for the evaluation of intensive care for octogenarians. Chest. 2004;126:1583–1591.

capítulo 43

Atendimento Domiciliário

Luís Cláudio Rodrigues Marrochi

Introdução

A Atenção Domiciliar em Saúde (ADS) estrutura-se dia a dia. Cresce em formalidade e obstina-se por oferecer atendimento fiel aos preceitos da ética e da atualização terapêutica.

Em sua moderna concepção, a ADS é jovem e, como tal, ainda gera distorções de conceitos e dificuldade de compreensão quanto às suas atividades e complexidade[1]. Por outro lado, a modalidade é tendência mundial e as estimativas apontam para significativo crescimento nos próximos anos, uma vez que os esforços se concentram na busca pela sustentabilidade do setor, na introdução do conceito de cuidado integral, na humanização do atendimento e na mudança do paradigma de cuidado à doença para a promoção à saúde[1].

Historicamente, a ADS deve ser um ato anterior à própria Medicina. Oficialmente, são carentes as estatísticas da epidemiologia da Atenção Domiciliar. Dados apontam para que os idosos sejam os mais assistidos nesta modalidade em virtude de suas deficiências, insuficiências e necessidades. Em resposta a todo o sistema, verifica-se que todas as faixas etárias recebem este tipo de assistência à saúde. A Constituição Federal (Capítulo VII, artigo 230, parágrafo 1º) explicita que os programas de amparo aos idosos serão realizados preferencialmente em seus lares. Neste sentido, juntam-se aos itens a serem amplamente discutidos na ADS como a família, o contexto domiciliar, o cuidador e a equipe multiprofissional[2].

Esbarramos em um modelo de assistência à Saúde *hospitalocêntrico* (década de 70) onde houve a necessidade de se justificar os investimentos em estrutura hospitalar. Isto, de certa forma, redimensionou a assistência médica. No Brasil, o alvo principal da assistência à saúde ainda são predominantemente os serviços curativos (diagnóstico e tratamento), que podem ser classificados conforme o nível de atenção que dão à população. A atenção primária se refere ao encaminhamento e à admissão do cidadão no sistema de saúde (ambulatórios e consultórios). A atenção secundária corresponde ao atendimento por profissionais intermediários em instituições hospitalares generalistas. Por fim, a atenção terciária se refere ao atendimento prestado por hospitais especializados[4]. A reversão deste processo que cresce em custo e em riscos secundários à saúde (exemplo: infecções) passou a ser pautada em alguns quesitos: aumento do atendimento ambulatorial, programa de Saúde da Família (PSF) e atendimento domiciliário com enfermagem. A Iniciativa Privada e o Poder Público (Município) mobilizaram-se para oferecer subsídio a esta reversão (ver histórico). Primordialmente, buscou com a ADS:

- Maior humanização.
- Redução dos custos assistenciais.
- Maior envolvimento dos familiares com a enfermidade do paciente.
- Redução de agravos decorrentes de internação prolongada.
- Estreitamento da interação *saúde-paciente-família-instituição.*

Artigo publicado na Revista Saúde Business revela um aumento dos custos em Saúde em 12,8% entre os anos 2003 e 2006 e aponta que a ADS poderia reduzir os custos com desospitalização entre 50% e 70%. Esta modalidade é utilizada por 2,5% da população nos EUA e, no Brasil, estima-se atingir 0,1% da população com crescimento de 20% ao ano.

Histórico[1]

- Século XIII a.C.: Imhotep – médico – fazia visitas domiciliares inclusive do Faraó Zoser, na época da terceira dinastia do antigo Egito.
- Grécia Antiga: Asklépios – médico – também fazia suas curas maravilhosas no atendimento em domicílio.
- Século V a.C.: Hipócrates escreveu em seu "Tratado sobre os ares, as águas e os lugares" a importância das condições do domicílio para o êxito do atendimento médico.

- 1796: Primeiro registro de *home care* praticado de forma organizada pelo Dispensário de Boston, nos Estados Unidos da América (EUA). Filantrópico, com visitação realizada por enfermeiras.
- 1808: Fundada a Escolas de Medicina da Bahia e a Escola de Anatomia, Cirurgia e Medicina do Rio de Janeiro.
- 1848: Na Inglaterra, o Hospital *Saint Catherines Royal* inicia prestação de serviços domiciliares.
- 1859: Fundada a Escola de Enfermagem Florence Nightingale, na Inglaterra.
- 1873: Fundada a primeira Escola de Enfermagem dos EUA.
- 1880: Marco na industrialização do *home care*, nos EUA.
- 1885: Surge a primeira Associação de Enfermeiras Visitadoras – VNA – em Nova Iorque, EUA.
- 1911: O plano de saúde *Metropolitan Life* começa a oferecer os serviços de Enfermeiras Visitantes a seus usuários, contratando-as por terceirização.
- 1914 a 1920: Cruz Vermelha Americana inicia o serviço de Enfermeiras Visitantes. O *Metropolitan Life* disponibiliza o serviço para 90% dos seus beneficiários dos EUA e Canadá.
- 1919: Criado o Serviço de Enfermeiras Visitadoras do Rio de Janeiro – primeiras atividades domiciliares do Brasil.
- 1923: VNA assina nos EUA o primeiro contrato com uma companhia de seguros para receber pelos serviços prestados em domicílio. No Brasil, fundada a Escola de Enfermeiras do Departamento Nacional de Saúde Pública (em 1931, passa-se a se chamar Escola de Enfermeiras Anna Nery).
- Década de 1930: A Grande Depressão e a Segunda Guerra Mundial concentra a assistência à saúde em ambiente hospitalar. Durante o Governo de Getúlio Vargas inicia-se a socialização da assistência à saúde custeada pelos Institutos de Aposentadoria e Pensões (IAP), que dispunham de atendimento próprios do tipo ambulatorial, domiciliar de urgência e hospitalar (modelo mantido até 1964).
- 1946: O Conselho Nacional da Mulher da Austrália inicia o Serviço de Enfermagem Domiciliar.
- 1947: Hospital de Montefiori, em Nova Iorque (EUA), introduz conceitos de *home care* como extensão do atendimento hospitalar.
- 1949: Criado o Serviço de Assistência Médica e Domiciliar de Urgência (SAMDU) do Ministério do Trabalho – primeiro serviço domiciliar do Brasil atendendo emergências e doenças crônicas.

- 1952: O *Metropolitan Life* e a Cruz Vermelha Americana encerram seus trabalhos de *home care*. VNA assina seu primeiro contrato com o novo Departamento Público de Previdência Social dos EUA.
- 1965: A legislação do *Medicare* prevê benefícios de *home care* para seus usuários e do *Medicaid* amplia para uma cobertura não obrigatória para os mesmos serviços.
- 1966: VNA é aprovada como provedora de serviços para o *Medicare* e *Medicaid.*
- 1968: O Hospital do Servidor Público Estadual de São Paulo inicia atividades de visitas domiciliares.
- 1970 a 1979: Gestores de planos de saúde americanos vislumbram o *home care* como ferramenta de redução de custos e como alternativa à internação hospitalar.
- 1981: Agências privadas são admitidas no *Medicare.*
- 1982: Fundada a Associação Nacional para o *Home Care* (NAHC), nos EUA.
- 1987: A NAHC auxilia a estabelecer o *home care* como um componente central para os cuidados agudos e crônicos nos principais planos de saúde e propostas apresentadas ao Congresso Americano.
- 1988: Constituição – condicionou a atividade privada de saúde à regulamentação específica.
- Início da década de 1990: Surgimento da primeira empresa privada de Atenção Domiciliar em São Paulo.
- 1991: O município de Santos inicia os serviços de assistência domiciliar.
- 1992: O Ministério do Trabalho Americano declara que o *home care* era a modalidade que apresentara o crescimento mais acentuado na área da saúde.
- 1993: O município de São Paulo inicia os serviços de assistência domiciliar.
- 1994: Lei nº 8.842 que institui a Política Nacional do Idoso e prevê cursos de Geriatria e Gerontologia nas Faculdades de Medicina do Brasil. Portaria nº 2.528 do Ministério da Saúde cria o Programa de Saúde da Família (PSF). Surge a primeira empresa de *home care* do Rio de Janeiro.
- 1996: Criado o Núcleo de Assistência Domiciliar Interdisciplinar do Hospital das Clínicas da Universidade de São Paulo – NADI.
- 1997: Primeira versão da Lei de Regulação dos Planos de Saúde.
- 1998: Portaria GM/MS nº 2.416 – estabelece requisitos para credenciamento de Hospitais e critérios para realização de internação domiciliar

no Sistema Único de Saúde (SUS). Lei nº 9.656 que regulamenta os Planos Privados de Assistência à Saúde (marco Legal).

- 1999: Coren/SP – DIR 006 – dispõe sobre a regulamentação das empresas que prestam serviços de Atendimento Domiciliar de Enfermagem. Portaria GM/MS nº 1.395 – institui a Política Nacional de Saúde do Idoso.
- 2000: Lei 9.961 - Criação da Agência Nacional de Saúde (ANS).
- 2001: Portaria GM/MS 175 – altera o artigo 7 da Portaria 106, passando a exigir o médico na equipe.
- 2002: Resolução COFEN 270 – aprova atividades de enfermagem em domicílio. Lei nº 10.424, em acréscimo a nº 8.080, regulamenta a Assistência Domiciliar no SUS. Projeto de Lei nº 7.417 altera a Lei nº 9.656/1998 sobre a Saúde Suplementar onde incorpora a possibilidade de Atenção Domiciliar.
- 2003: Criado o Núcleo Nacional de Empresas de Atenção Domiciliar. Resolução nº 1.668 – CFM – dispõe sobre normas técnicas necessárias para a assistência domiciliar definindo responsabilidades do médico, de empresas públicas e privadas e a interface multiprofissional. Lei nº 10.741 – cria o Estatuto do Idoso, que inclui o atendimento domiciliar no Capítulo IV, artigo 15, parágrafo 1º, inciso IV.
- 2006: ANVISA – RDC nº11 – dispõe sobre o regulamento técnico de funcionamento de serviços que prestam atenção domiciliar público e privado.
- 2008: Fundado o SINESAD – Sindicato Nacional das Empresas Prestadoras de Serviço de Atenção Domiciliar.
- 2010: Prefeitura de Recife inaugura o Serviço de Assistência Domiciliar. No novo rol de procedimentos da ANS encontra-se a internação domiciliar desde que em substituição à hospitalar.
- Portaria Nº 2.029, de 24 de Agosto de 2011 que institui a Atenção Domiciliar no âmbito do SUS.
- Portaria Nº 2.527, de 27 de Outubro de 2011. Esta Portaria redefine a Atenção Domiciliar no âmbito do Sistema Único de Saúde(SUS), estabelecendo as normas para cadastro dos Serviços de Atenção Domiciliar (SAD), a habilitação dos estabelecimentos de saúde no qual estarão alocados e os valores do incentive para o seu funcionamento.
- Novembro 2011: Prefeitura de São Paulo inaugura o Serviço de Assistência Domiciliar. Criação do Programa Federal – Melhor em Casa – para avançar na cobertura da Atenção Domiciliar. Fundada a Sociedade Brasileira de Atenção Domiciliar (SOBRAD)[2].

Legislação

Inicia-se em 2003 – CFM – a regulamentação do setor e em 2006 finaliza-se esta primeira etapa onde a ANVISA dispõe o regulamento técnico para que os Serviços de Atenção Domiciliar uniformizem e ofereçam atendimento adequado. Segue-se alguns dos conceitos evidenciados na RDC nº 11[3]:

- **Admissão em Atenção domiciliar:** processo que se caracteriza pelas seguintes etapas: indicação, elaboração do Plano de Atenção Domiciliar e início da prestação da assistência ou internação domiciliar.
- **Alta da Atenção domiciliar:** ato que determina o encerramento da prestação de serviços de atenção domiciliar em função de: internação hospitalar, alcance da estabilidade clínica, cura, a pedido do paciente e/ou responsável, óbito.
- **Atenção domiciliar:** termo genérico que envolve ações de promoção à saúde, prevenção, tratamento de doenças e reabilitação desenvolvidas em domicílio. Divide-se em Assistência Domiciliar e Internação Domiciliar.
- **Assistência domiciliar (AD):** conjunto de atividades de caráter ambulatorial, programadas e continuadas desenvolvidas em domicílio.
- **Internação Domiciliar (ID):** conjunto de atividades prestadas no domicílio, caracterizadas pela atenção em tempo integral ou parcial com duração mínima de horas por dia, todos os dias, ao paciente com quadro clínico mais complexo e com necessidade de tecnologia especializada.
- **Cuidador:** pessoa com ou sem vínculo familiar capacitada para auxiliar o paciente em suas necessidades e atividades da vida cotidiana.
- **Equipe Multiprofissional de Atenção Domiciliar**: profissionais que compõem a equipe técnica da atenção domiciliar, com a função de prestar assistência clínico-terapêutica e psicossocial ao paciente em seu domicílio.
- **Plano de Atenção Domiciliar (PAD)**: documento que contempla um conjunto de medidas que orienta a atuação de todos os profissionais envolvidos de maneira direta e ou indireta na assistência a cada paciente em seu domicílio desde sua admissão até a alta.
- **Serviço de Atenção Domiciliar (SAD)**: instituição responsável pelo gerenciamento e operacionalização de assistência e/ou internação domiciliar.
- **Tempo de Permanência:** período compreendido entre a data de admissão e a data de alta ou óbito do paciente.

Em 2011 um grande incentivo ao setor fora proporcionado pelo Governo Federal que fez chegar ao conhecimento da população o sistema de Atenção Domiciliar com a homologação da Portaria Nº 2.527, de 27 de Outubro de 2011.

Indicação e avaliação de complexidade

A demanda para utilização dos Serviços de Assistência à Saúde, na maioria das vezes, deve-se a: procura por consulta regular (*check-up* ou exame periódico), segunda opinião, intercorrência clínica ou cirúrgica, urgência/emergência, acompanhamento por doença crônica, necessidade de reabilitação e cuidados paliativos. Esta demanda, voluntária ou obrigatória, tornar-se-á uma necessidade que forçará a reabilitação, a manutenção de estabilidade clínica, a manutenção de cuidados paliativos e/ou a manutenção de acompanhamento regular. Para tanto, os locais de acesso aos Serviços de Saúde podem ser: consultórios (empresas), clínicas, prontos-socorros / prontos-atendimentos, hospitais-internação, Instituições de Longa Permanência (ILP) para idosos ou geral, domicílio.

O início da ADS, todavia, pode ocorrer quando o indivíduo está internado em ambiente hospitalar ou já se encontra em domicílio. Ambas as situações demandarão o conhecimento do histórico clínico, a discussão com a equipe assistente, a avaliação do domicílio (condições mínimas para receber os materiais, medicamentos e equipamentos e a equipe multiprofissional), o conhecimento dos familiares (cuidadores) e seus recursos envolvidos, bem como a exposição de toda a sistemática do PAD e sua complexidade.

A determinação desta complexidade já possui critérios objetivos que priorizam necessidades de procedimentos técnicos que não podem ser desenvolvidos por cuidadores e familiares. O NEAD dentro de suas pesquisas e habilidades incorporou estes critérios para elaboração de um escore (Tabela 43.1). Este determina se a ID receberá diárias de 6 horas, 12 horas ou 24 horas de cuidados de enfermagem. Da mesma forma, já indica se o PAD será estruturado sem cuidados de enfermagem por períodos maiores do que 2 horas período este suficiente para cuidados básicos de enfermagem, aplicação de medicação parenteral, realização de curativos complexos ou avaliação de sinais vitais. A frequência de atendimento da equipe multiprofissional disponível em cada caso será determinada de acordo com as avaliações individualizadas respaldadas por necessidades e prognósticos terapêuticos. O PAD poderá, então, receber visita da equipe médica, de fisioterapia, de fonoaudiologia, de terapia ocupacional, de nutrição, de psicologia e de serviço social. Todos agrupados ou isolados, mas com discussão em conjunto para que se atinjam os melhores resultados. A ID inicialmente proposta e instalada deverá sofrer alterações de acordo com a evolução clínica, reabilitação imposta e desmembramento de resultados alcançados pela equipe multiprofissional. Deste ponto, far-se-á avaliação objetiva a cada 15 dias para manutenção ou redução do PAD (Tabela 43.2). Entende-se que durante um PAD poder-se-á transforma-lo em ID para AD ou vice-versa.

Tabela 43.1: Avaliação para internação domiciliar[8]

Grupo I		Grupo II		Grupo III	
Internações no último ano		Alimentações		Secreção pulmonar	
0 – 1 internação	0	Sem auxílio	0	Ausente	0
2 – 3 internações	1	Assistida	1	Peq/mod quantidade	1
> 3 internações	2	Por sonda	2	Abundante	2
		Por cateter	3		
Tempo desta internação				Drenos/catet./estomias	
menos de 10 dias	0	Curativos		Ausentes	0
10 a 30 dias	1	Simples ou ausentes	0	Pres. c/família apta	1
> 30 dias	2	Médios	1	Pres. c/ família inapta	2
		Grandes	2		
Deambulação		Complexos	3	Medicações	
Sem auxílio	0			VO ou SNE	0
Com auxílio	1	Nível de consciência		IM ou SC 1 ou 2x/dia	1
Não deambula	2	Consciente e calmo	0	IM ou SC > 2x/dia	2
		Consciente e agitado	1	EV 1 ou 2x/dia	3
Plegias		Confuso	2	EV > 2x/dia	4
Ausentes	0	Comatoso	3		
Presente sem adaptação	1			Quadro clínico	
Presente com adaptação	2	Subtotal 2 (X2)		Estável	0
				Instabilidade parcial	1
Eliminações				Instável	2

Continua...

Tabela 43.1: Avaliação para internação domiciliar[8] – continuação

Grupo I		Grupo II		Grupo III	
Sem auxílio	0				
Com auxílio ou sonda	1			Padrão respiratório	
Sem controle esfincteriano	2			Eupneico	0
Sondagem intermitente	3			Períodos de dispneia	1
				Dispneia constante	2
Estado nutricional		Programa	Total	Períodos de apneia	3
Eutrófico	0	Sem indicação ID	< 8		
Emagrecido	1	ID sem enfermagem	8 - 15	Dependência de O_2	
Caquético	2	ID - 6 horas	16 - 20	Ausente	0
		ID - 12 horas	21 - 30	Parcial (resp. espontânea)	1
Higiene		ID - 24 horas	> 30	Contínua (resp. esp.)	2
Sem auxílio	0			Vent. mec. intermitente	3
Com auxílio	1			Vent. mec. contínua	4
Dependente	2				
				Subtotal 3 (X3)	
Subtotal 1 (X1)					

Tabela 43.2: Manutenção em internação domiciliar[8]

Data da avaliação		__/__/__	__/__/__	__/__/__	__/__/__
Quadro clínico					
Estável	0				
Não estável	2				
Aspirações traqueais					
Ausentes	0				
Até 3 aspirações	1				
3 a 6 aspirações	2				
> de 6 aspirações	4				
Sondas/drenos/cateteres/ostomias					
Ausentes	0				

Continua...

Tabela 43.2: **Manutenção em internação domiciliar[8] – continuação**

Data da avaliação		__/__/__	__/__/__	__/__/__	__/__/__
Presente com família apta	1				
Presente sem família apta	2				
Procedimentos técnicos invasivos					
Ausentes	0				
1x/dia	1				
2x/dia	2				
3x/dia	3				
4x/dia	4				
> 4x/dia	5				
Padrão respiratório					
Eupneico	0				
Períodos de dispneia	1				
Dispneia constante	2				
Períodos de apneia	3				
Dependência de O_2					
Ausente	0				
Parcial	1				
Contínua	2				
Ventilação não invasiva	3				
Ventilação invasiva intermitente	4				
Ventilação invasiva contínua	5				
Curativos					
Ausentes ou simples	0				
Pequenos	1				
Médios	2				
Grandes/múltiplos	3				
Total					

< 6: Programação de Alta em __/__/__
6 a 15: Manutenção com até 6 horas de enfermagem/dia
16 a 24: Manutenção com até 12 horas de enfermagem/dia
> 24: Manutenção com mais de 12 horas de enfermagem/dia

Atualmente, o *roll* de procedimentos que se pode praticar em domicílio recebeu incrementos suficientes para se acreditar que a ADS passou a ocupar lugar de destaque nas políticas de gestão da saúde. Exemplos: antibioticoterapia (medicação) parenteral; ventilação mecânica; reabilitação fisioterápica, fonoterápica, nutricional e psicológica; realização de curativos complexos; treinamento e acompanhamento de cuidadores, bem como oxigenoterapia. O Atendimento às doenças, e suas intercorrências, foi se moldando para abranger perfis cada vez mais amplos. Presentes em maior ou menor porcentagem para cada Serviço de Atenção Domiciliar encontramos as sequelas neurológicas, síndromes demenciais, imobilismo e suas sequelas, doenças pulmonares, cardiopatias e doenças vasculares em geral, politraumatizados, infecções urinárias, de pele, pulmonares e osteomielites que receberão antibioticoterapia, dentre outras.

Discussão

A ADS transforma-se em uma estratégia que prioriza as ações de recuperação da saúde, do indivíduo e de seus familiares de forma integral e contínua[2]. Vale destacar como principais causas da ADS:

- Reorganização da Assistência à Saúde onde o indivíduo passa a perceber quais os meios mais adequados de se cuidar e apoiar nos procedimentos existentes;
- Substituição da Saúde Hospitalar pela Saúde Domiciliar de acordo com a doença apresentada;
- Centralizar a atenção da família no paciente a fim de oferecer a recuperação dentro do concurso habitual do indivíduo e seus familiares;
- Ampliar a compreensão do significado saúde/família;
- Criar um vínculo com a população;
- Trabalhar com equipe multiprofissional que oferece apoio para toda a família;
- Promover a Saúde de forma mais global entre os elementos da família.

O PAD instituído deve oferecer segurança técnica e institucional respeitando todas as premissas dos conselhos de classe ao mesmo tempo em que conduz reabilitação e equidade ao paciente/cliente. A satisfação do atendimento deve atingir os familiares que suportam todo o investimento financeiro e de tempo. Al-Khasham et al. identificou fatores independentes para este sucesso, sejam eles: cuidador de maior idade, mulher e visitas da equipe de atenção domiciliária frequentes[5].

Outros fatores que se acham interligados à ação do PAD são[2]:

- Mudança demográfica. A ADS incorpora o perfil da Geriatria e Gerontologia em seu contexto já que nossa população envelhece e mais indivíduos idosos experimentam tal abordagem terapêutica.
- Custos. São mais direcionados evitando desperdícios.
- Novas tecnologias. Incorporam-se mais materiais e medicamentos, bem como equipamentos com manipulações mais fáceis facilitando a sua utilização no domicílio.
- Qualificação e aprimoramento de profissionais.

Não obstante, muitas doenças continuam sem cura. Doenças incuráveis crônicas e progressivas são a maior causa de incapacidades, angústias e sofrimentos e, ultimamente, morte. Neste contexto, o desejo prévio expresso por paciente/familiares de falecimento em domicílio muito antes de alcançarem a fase final de vida, médico e pesquisadores devem ser mais flexíveis, levando em consideração que os desejos dos pacientes podem mudar. Não se deveria considerar um fracasso quando alguém que previamente expressa seu desejo de morrer em casa necessita ou quer ser transferido para um hospital[6]. Para tal, toda a equipe multiprofissional deve se comprometer com os cuidados diretos ao paciente e seus familiares. O SAD deve estar preparado para acompanhar, apoiar e atestar (emissão de atestado de óbito) todo o processo de morrer.

O sucesso da implementação de novas tecnologias em um PAD deve sempre visar o tipo de inovação em si[7]. Diálise domiciliar, novas bombas de infusão, telemedicina e gravação de dados pelos pacientes são exemplos de inovações que se somam aos modelos já existentes.

O gerenciamento da estrutura, dos processos e dos resultados demanda a formalidade de envio semestral de indicadores mensais (taxa de mortalidade para ID; taxa de internação hospitalar após atenção domiciliar; taxa de infecção para a ID; taxa de alta para AD e taxa de alta para ID)[3].

Nota-se que o setor formaliza-se; que o poder público fiscaliza a ação das empresas e que a cada dia aumenta o número de indicações e de utilizadores do sistema o que promete ainda mais desafios. Em novembro de 2011, o Governo Federal lança o programa "Melhor em Casa" que promete investimentos financeiros de grande monta para que o atendimento médico alcance as casas de pessoas com necessidade de reabilitação motora, idosos, pacientes crônicos sem agravamento ou em situação pós-cirúrgica. Este é um momento ímpar que deve impulsionar ainda mais esta modalidade de assistência à saúde em nosso país.

Referências

1. Núcleo Nacional das Empresas de Serviços de Atenção Domiciliar (NEAD). História, Conquistas e Desafios – Um setor vital e humano. Editora BB – 2010.
2. Santos, NCM. Home Care: A enfermagem no desafio do atendimento domiciliar. 1ª Edição – São Paulo: Editora Látria, 2005.
3. Resolução da Diretoria Colegiada – Anvisa - RDC Nº11, de 26 de Janeiro de 2006. Dispõe sobre o Regulamento Técnico de Funcionamento de Serviços que prestam Atenção Domiciliar - http://portal.anvisa.gov.br/wps/wcm/connect/1978e4804745973e9f9ddf3fbc4c6735/RDC+Nº11-2006.pdf?MOD=AJPERES
4. Pires, SL. Aplicabilidade do Índice de Katz em administração hospitalar. Monografia do Curso de pós-graduação *Latu Sensu* em Administração Hospitalar da Faculdade de Ciências Médicas da Santa Casa de Misericórdia de São Paulo.
5. Al-Khasham, H et al.. Home caregivers' satisfaction with the services provided by Riyadh Military Hospital's home support program. Ann Saudi Med 2011; 31(6): 591-597.
6. Cuidado Paliativo / Coordenação Institucional de Reinaldo Ayer de Oliveira. São Paulo: Conselho Regional de Medicina do Estado de São Paulo, 2008 – pg. 120-126.
7. de Veer et al.. Successful implementation of new technologies in nursing care: a questionnaire survey of nurse-users. BMC Medical Informatics e Decision Making 2011.
8. Dal Ben, LW, Gaidiznski, RR. Sistema de classificação de pacientes em assistência domiciliária. Acta Paul Enferm 2006;19(1):100-8.

capítulo 44

Nefropatias Induzidas por Fármacos

Francisco Souza do Carmo

Introdução

Envelhecer significa, em determinadas circunstâncias, processo que evolui para situações potencialmente incapacitantes. Idosos são pacientes especiais porque normalmente apresentam várias doenças simultâneas e necessitam de avaliações clínicas com visão geral e não específica para cada morbidade[1].

A população idosa no Brasil aumentará 15 vezes entre 1950 e 2025, enquanto que o total da população brasileira crescerá menos de cinco vezes no mesmo período. Estima-se que, em números absolutos, o Brasil terá a sexta maior população de gerontes do mundo em 2025. Também em valores relativos, o percentual populacional de brasileiros com 65 ou mais anos de idade aumentará de 5,1% em 2000 para 14,2% em 2050. Isto caracteriza a chamada transição demográfica, caracterizada por progressivas e simultâneas quedas de mortalidade e natalidade. Gera-se essa transição em sociedades predominantemente urbanas em que há possibilidade de contato adequado com saneamento básico, assistência à saúde e escolaridade. Ações médico sanitárias e o desenvolvimento tecnológico durante o século XX, mais do que transformações estruturais estão criando o presente cenário demográfico do Brasil. Consequentemente ocorre a transição epidemiológica que é caracterizada pela prevalência de doenças crônico-degenerativas e neoplasias, ao invés de doenças agudas e infectocontagiosas[2-5].

Os rins são expostos às ações tóxicas dos medicamentos e agentes químicos, pois recebem alto fluxo sanguíneo, cerca de um quarto do débito cardíaco, além de concentrar e excretar metabólicos. Estudos recentes mostraram o aumento da doença renal terminal na população idosa norte-americana, acentuadamente nos indivíduos com 80 anos ou mais[6]. As nefropatias tóxicas são as desordens renais causadas por medicamentos ou agentes químicos e diagnósticos. A idade é um importantíssimo fator de risco[7].

Epidemiologia e patofisiologia

Considerando-se perda progressiva da reserva funcional orgânica como parte do envelhecimento normal, a avaliação da função renal torna-se exemplo para análise do processo de senescência. Define-se doença renal crônica (DRC) como presença de lesão renal ou o ritmo de filtração glomerular (*clearance* de creatinina) menor que 60 mL/min/1,73 m^2 durante período igual ou maior que três meses[8]. Mas esta definição merece atenção quando o avaliado for o idoso. Isto se deve parcialmente à gradativa redução da massa magra corporal pelo envelhecimento que provoca declínio das concentrações séricas de creatinina. Torna-se assim impróprio estimar ritmos de filtração glomerular simplesmente pela concentração de creatinina sérica[9]. Há várias formas de calcular o ritmo de filtração glomerular, sendo a mais utilizada na prática clínica, por sua praticidade e simplicidade, a estabelecida por Cockcroft e Gault[10]:

$$\textit{Clearance}\text{ de creatinina} = \frac{(140 - \text{idade [anos]}) \times \text{peso (kg)}}{72 \times \text{creatinina sérica (mg\%)}} \times 0{,}85 \text{ (mulheres)}$$

Além de fórmulas para estimar o ritmo de filtração glomerular, pode-se também avaliar outros marcadores de doença renal como a análise do sedimento urinário[11,12].

A DRC, segundo a Sociedade Brasileira de Nefrologia, acomete 1,87% dos adultos no Brasil[13]. Passos et al.[14] observaram na cidade de Bambuí (estado de Minas Gerais) a prevalência de 5,09% de DRC em habitantes com idade igual ou superior a 60 anos. Inferindo-se ser esse o percentual aplicável a toda a população idosa brasileira (que era de 21.000.000 de habitantes em 2009), a estimativa seria de aproximadamente 1.068.900 renais crônicos com 60 ou mais anos de idade[5]. Estágios mais avançados da DRC necessitam de suporte dialítico, situação frequente entre idosos a ponto de que 25% dos renais crônicos em programa de diálise têm idade igual ou superior a 65 anos[13]. Sabe-se pela coorte realizada em Baltimore, de 1958 a 1981, que os indivíduos saudáveis, isto é, sem comorbidades têm uma involução média no seu ritmo de filtração glomerular, a partir dos 40 anos, de 0,75 mL/min/ano[15].

Deve-se considerar que causas comuns de lesão renal grave, como hipertensão arterial sistêmica e diabetes *Mellitus*, são de alta prevalência entre idosos, razão do encontro frequente da DRC nessa faixa etária[13,14,16].

Classificação

A gravidade da DRC pode ser classificada de acordo com o valor do ritmo de filtração glomerular em: estágio I, dano renal com função renal normal ou aumentada (*clearance* maior ou igual a 90 mL/min/1,73 m^2); estágio II, dano renal com redução do ritmo de filtração glomerular (*clearance* 60 mL/min/1,73 m^2 a 89 mL/min/1,73 m^2); estágio III, redução moderada do ritmo de filtração glomerular (*clearance* 30 mL/min/1,73 m^2 a 59 mL/min/1,73 m^2); estágio IV, uma grave redução do ritmo de filtração glomerular (*clearance* 15 mL/min/1,73 m^2 a 29 mL/min/1,73 m^2); estágio V, falência renal com ritmo de filtração menor que 15 mL/min/1,73 m^2 ou em diálise renal[17].

O diagnóstico de nefrotoxicidade é considerado quando ocorre aumento da concentração sérica da creatinina, após o uso de um agente potencialmente tóxico, isto é, aumento de 0,5 mg/dL ou de 25% do seu valor inicial[7,18].

Tratamento

A principal medida para nefropatias induzidas por fármacos é evitálas e para isso é importantíssimo lembrarmos que elas dependem da idade, da função renal prévia, do uso de outros medicamentos nefrotóxicos e da não realização de medidas de nefroproteção antes de radiocontrastantes.

Choudhury e cols.[19] demonstraram que idosos com 70 anos ou mais têm um risco de desenvolverem doença renal aguda de quase quatro vezes maior que os de menor idade. Os idosos têm maior risco para desenvolverem insuficiência renal por redução da função renal pela idade, presença de polifarmácia, comorbidades associadas e maior prevalência de uropatias obstrutivas. A função renal deve ser avaliada ou estimada por fórmulas e não pela concentração sérica da creatinina que depende da massa muscular do indivíduo[7,20-22].

Estudo de Raveh e cols. demonstrou que o risco de nefrotoxicidade pelo uso de aminoglicosídeos (amicacina e gentamicina) em dose única em indivíduos com média de idade de 75 anos foi rara, quando o tratamento foi de menos de 11 dias e não realizado diurético antes das doses. Mas, a literatura aponta como fatores de riscos o diabetes *mellitus*, a duração do tratamento, a desidratação, a doença hepática, a hipocalemia e a idade avançada[7,18,23]. Recomenda-se a interrupção dos anti-inflamatórios tradicionais ou dos inibidores da cicloxigenase-2, da metformina e da dose diária de 100 mg de ácido acetilsalicílico antes do uso de meios contrastados[7,20,24].

Para a prevenção da nefropatia induzida por radiocontrastes, indica-se a administração de líquidos na forma salina, que se inicia 12 horas antes do uso do meio contrastado, hidrata-se conforme as comorbidades dos indivíduos. Apesar dos resultados dos estudos serem heterogêneos, outra opção é o uso da N-acetilcisteína, que tem uma ação antioxidante e vasodilatadora. Estudos tentam demonstrar o benefício de uma ou de outra estratégia para se evitar nefrotoxicidade pelo uso desses agentes, mas com exceção da hidratação prévia, o valor das outras medidas contínua incerto[7,25-27]. Metanálises demonstraram que o uso do contraste isosmolar (290 mOsm/kg) apresentou menor risco de desenvolvimento de insuficiência renal e necessidade de diálise. A nefropatia induzida por contraste é definida como o aumento da creatinina sérica igual ou maior que 0,5 mg/dL nos três dias após o recebimento do mesmo[28,29]. Não se deve esquecer dos pacientes internados com doença renal crônica prévia e dos fármacos com potencial nefrotoxicidade, por exemplo, antibacterianos, antitrombóticos, inibidores da enzima conversora de angiotensina, opioides e anti-inflamatórios não hormonais[7,22]. Em resumo, deve-se personalizar a conduta, após anamnese (histórico medicamentoso), exame físico e mensuração do ritmo de filtração glomerular para reduzir os riscos de possíveis casos de nefropatias induzidas por fármacos.

Referências

1. Carvalho FJW. Envelhecimento renal. In: Freitas EV, Py L, Néri AL, Cansado FAX, Gorzoni ML, Rocha SM. Tratado de geriatria e gerontologia. 1ª ed. Rio de Janeiro: Guanabara Koogan; 2002. 426-29.
2. Kalache A, Veras RP, Ramos LR. O envelhecimento da população mundial. Um novo desafio. *Rev Saude publ* 1987; 21(3):200-10.
3. Chaimowicz F. A saúde dos idosos brasileiros às vésperas do século XXI: problemas, projeções e alternativas. *Rev Saúde Publica* 1997; 31(2):184-200.
4. Caixeta L. Princípios gerais do diagnóstico das demências. In: Caixeta L. Demência: Abordagem Multidisciplinar. 1ª ed. São Paulo: Atheneu; 2006.79-88.

5. Instituto Brasileiro de Geografia e Estatística – IBGE. [online] Projeção da população do Brasil por sexo e idade 1980-2050. Rio de Janeiro; Revisão 2010. [citado em 03 de abril de 2012]. Disponível em: http://www.ibge.gov.br/home/estatistica/populacao/projecao_da_populacao/2008/projecao.pdf
6. Kurella, M; Covinsky, KE; Collins, AJ. et al.. Octogenarians and nonagenarians starting dialysis in the United States. *Ann Intern Med*, v. 146, n. 3, p. 177-183, 2007.
7. Lemos VM. Considerações sobre medicamentos e o rim no idoso. In: Werneck F. Nefrologia em Geriatria, ed. Rubio: Rio de Janeiro, cap. 5, p. 41-53, 2008.
8. Glickman JL, Kaiser DL, Bolton WK. Aetiology and diagnosis of chronic renal insufficiency in the aged: the role of renal biopsy. In: Nuñez JFM, Cameron JS. Renal Function and Disease in the Elderly.1ª ed. England: Butterworths; 1987.485-508.
9. Stevens LA, Levey AS. Chronic kidney disease in the elderly – how to assess risk. *N Engl J Med* 2005; 352(20):2122-4.
10. Cockcroft DW, Gault MH. Prediction of creatinina clearance from serum creatinine. *Nephron* 1976;16:31-41.
11. Avendaño LH, Novoa JML. Glomerular filtration and renal blood flow in the aged. In: Nuñez JFM, Cameron JS. Renal Function and Disease in the Elderly.1ª ed. England: Butterworths; 1987. 27-48.
12. Pelcoits-Filho R. Diagnóstico da doença renal crônica: avaliação da função renal. *J Bras Nefrol* 2004; 26(3)Supl1:4-5.
13. Sesso R, Gordan P. Dados disponíveis sobre a doença renal crônica no Brasil. *J Bras Nefrol* 2007; XXIX(1) S1:9-12.
14. Passos VMA, Barreto SM, Lima-Costa MFF and the Bambuí Health and Ageing Study (BHAS) Group. Detection of renal dysfunction based on serum creatinine levels in a Brazilian community. The Bambuí Health and Ageing Study. *Braz J Med Biol Res* 2003; 36(3):393-401.
15. Lindeman RD, Tobin J, Shock NW. Longitudinal studies on the rate of decline in renal function with age. *J Am Geriatr Soc* 1985;33(4):278-85.
16. Abreu PF, Sesso RCC, Ramos LR. Aspectos renais no idoso. *J Bras Nefrol* 1998, 20(2): 158-65.
17. Stevens LA, Coresh J, Greene T, Levey AS. Assessing kidney function – mensurad and estimated glomerular filtration rate. *N Engl J Med* 2006;354:2473-83.
18. Coffaman, TM. Renal failure caused by therapeutic agents. In: Greenberg, A. Primer on kidney diseases, 3. ed. San Diego, Nova York, London: National Kidney Foundation Academic Press, cap. 34, p. 251-257, 2001.
19. Choudhury, D; Raj, DSC., Levi, M. Effect of aging on renal function and disease. In: Brenner & Rector's. The Kidney, 7. ed. Boston: Saunders, cap. 53, p. 2305-2341, 2004.
20. Palmer, BF. Henrich, WL. Toxic nephropathy. In: Brenner & Rector's. The Kidney, 7. ed. Boston: Saunders, cap. 34, p.1625-1658, 2004.
21. Pannu, N; Wieb N, Tonelli, M. et al.. Prophylaxis strategies for contrast-induced nephropathy. JAMA, v.295, p. 2765-2779, 2006.
22. Blix HS, Viktil KK, Moger TA., et al.. Use of renal risk drugs in hospitalized patients with impaired renal function – an underestimated problem? Nephorol Dial Transplant, v. 21, n. 11 p. 3.164-3171, 2006.

23. Raveh, D; Kopyt, M. Hite, Y. et al.. Risk factors for nephrotoxicity in elderly patients receiving once-daily aminoglycosides. Q J Med, v. 95, p.291-297, 2002.
24. Erley, C. Concomitant drugs with exposure to contrast media. Kidney Int, v. 69, p. S20-S24, 2006.
25. Sandhu, C; Belli, A.M.; Oliveira, D.B. The role of N-acetylcysteine in the prevention of contrast-induced nephrotoxicity. Cardiovasc Intervent Radiol, v. 29, n. 3, p. 344-347, 2006.
26. Macedo, E.; Abdulkader, R.; Castro, I. et al.. *Lack of protection of N-acetylcysteine in acute renal failure related to elective aortic aneurysm repair – a randomized controlled trial. Nephrol Dial Transplant, v. 21, n. 7, p. 1.863-1.869, 2006.*
27. Briguori, C.; Airold, F.; D´Andrea, D. et al.. Renal insufficiency following contrast media administration (REMEDIAL): a randomized comparison of 3 preventive strategies. Circulation, v. 115, n. 10, p. 1.211-1.217, 2007.
28. Mccullough, P.A.; Bertrand, M.E.; Brinker, J.A. et al.. A meta-analysis of the renal safety of isosmolar iodixanol compared with low-osmolar contrast media. J Am Coll Cardiol, v. 48, n. 4, p. 692-699, 2006.
29. Liss, P.; Persson, P.B.; Hansell, P. et al.. Renal failure in 57.925 patients undergoing coronary procedures using iso-osmolar or low-osmolar contrast media. Kidney in, v. 70, p. 1.811-1.817, 2006.

SEÇÃO IV

Índices e Escalas na Prática Clínica Gerontogeriátrica

capítulo 45

Índices e Escalas na Prática Gerontogeriátrica

Milton Luiz Gorzoni ❍ Reanto Moraes Alves Fabbri

Apresentação

A utilização de índices e escalas na prática Gerontogeriátrica é fato corriqueiro e encontra-se consagrada na avaliação geriátrica ampla (AGA).

Vários desses índices e escalas surgiram como instrumento de pesquisa, visando padronizar determinado detalhe diagnóstico e/ou evolutivo em uma população heterogênea em manifestações clínicas como é a da terceira idade. Isto não os desmerece, ao contrário, tornou-os novos instrumentos para que profissionais que assistem a idosos possam reduzir o caráter subjetivo de suas avaliações e permitir a existência de um idioma comum com os outros membros da equipe Gerontogeriátrica.

Os índices e escalas incluídos nesta Seção são os consagrados pelo uso e com qualificações apropriadas para o dia a dia do profissional Gerontogeriátrico: simplicidade, pouco dispêndio de tempo em sua aplicação, possibilidade de memorizá-lo, baixo custo operacional e a não utilização de equipamentos especiais e/ou sofisticados.

Inicia-se essa Seção com exames para avaliação cognitiva. Justifica-se essa prioridade pela sua importância clínica, que vai desde a sugestão de possível síndrome demencial ao de interdições judiciais. Incluiu-se nesse grupo o Miniexame do Estado Mental (MEEM), provavelmente o teste de avaliação cognitiva mais utilizado mundialmente, e mais dois outros que o auxiliam na definição de disfunção cognitiva (teste do relógio e da fluência verbal). Segue-se o escore de Hashinski que procura separar quadros de demência vascular da doença de Alzheimer com pontuação baseada em sintomas e sinais. Finalizando a primeira parte dessa seção, têm-se outras duas situações frequentes em idosos e merecedoras de atenção: depressão (escala de depressão geriatria ou *Geriatrics Depression Scale* – GDS) e *delirium* (*Confusion Assessment Method* – CAM).

A segunda parte dessa Seção relaciona-se com a avaliação da independência funcional do idoso, permitindo determinar aptidões às atividades básicas da vida diária (índice de Katz) e às atividades instrumentais da vida diária (índice de Lawton). Abrange também situações potencialmente produtoras de dependência, transitória ou definitiva, como quedas (escore de Dowton), medicamentos (critérios de Beers-Fick, escala de risco anticolinérgico - ARS, medicamentos e via enteral) e desnutrição (miniavaliação nutricional - MAN).

As referências bibliográficas nos rodapés dos índices e das escalas relacionam-se ao trabalho original, sua validação e tradução para o português e com a técnica-padrão de aplicação desses instrumentos. A maioria desses instrumentos faz parte da avaliação dos idosos atendidos no Hospital Geriátrico e de Convalescentes Dom Pedro II da Irmandade da Santa Casa de Misericórdia de São Paulo e/ou do material pedagógico das disciplinas Fundamentos de Gerontologia e Geriatria da Faculdade de Ciências Médicas da Santa Casa de São Paulo.

Referências

1. Folstein M, Folstein S, McHugh P. Mini-mental state: a practical method for grading the cognitive state of patients for the clinician. J Psychiatr Res 1975; 12: 189-198.
2. Shulman KI, Shedletsky R, Silver IL. The challenge of time: clock-drawing and cognitive function in the elderly. Int J Geriatr Psychiatry. 1986; 1(2): 135-40
3. Brucki SMD, Malheiros SMF, Okamoto IH, Bertolucci PHF. Dados normativos para o teste da fluência verbal categoria animais em nosso meio. Arq Neuropsiquiatr. 1997; 55(1): 56-61.
4. Hachinski VC, Iliff LD, Zilhka E, Du Boulay GH, McAllister VL, Marshall J, Russell RWR, Symon L. Cerebral Blood Flow in Dementia. Arch Neurol. 1975; 32: 632-637.
5. Yesavage JA, Brink Tl, Rose TL, Lum O, Huang V, Adey M, Leirer VO. Development and validation of a geriatric depression screening scale: a preliminary report. J Psychiatr Res. 1982; 17: 37-49.
6. Inouye SK, van Dick CH, Alessi CA, Balkin S, Siegal AP, Horwitz RI. Clarifying confusion: the confusional assessment method: a new method for detection of delirium. Ann Intern Med. 1990; 113: 941-948.
7. Katz S, Ford A B, Moskowitz R W, Jackson B A, Jaffe M W. The index of ADL: A standardized measure of biological and psychosocial function. JAMA. 1963; 185 (1): 914-919.

8. Lawton MP, Brody EM. Assessment of older people: self-maintaining and instrumental activities of daily living. Gerontologist. 1969; 9(3): 179-186.
9. Dowton JU. Falls in the elderly. London, E. Arnold, 1993.
10. Fick DM, Cooper JW, Wade WE, Waller JL, Maclean R, Beers MH. Updating the Beers criteria for potentially inappropriate medication use in older adults. Arch Intern Med. 2003; 163 : 2716-2774.
11. Rudolph JL, Salow MJ, Angelini MC, McGlinchey RE. The anticholinergic risk scale and anticholinergic adverse effects in older persons. Arch Intern Med. 2008;168(5): 508-13.
12. Gorzoni Ml, Della Torre A, Pires SL. Medicamentos e sondas de nutrição. Rev Assoc Med Bras. 2010; 56(1): 17-21.
13. Guigoz Y, Vellas, B. The Mini Nutricional Assessment (MNA) for granding the nutricional state of elderly patients: presentation of the MNA, history and validation. Mini Nutricional Assessment (MNA): Research and practice in the elderly: Nestlé nutrition workshop series clinical & performance programme, 1999, Vol. 1, pp. 3-12, Nestle Ltd.

Miniexame do estado mental (MEEM)

ORIENTAÇÃO

Dia da Semana (1 ponto)..( )
Dia do Mês (1 ponto)..( )
Mês (1 ponto)..( )
Ano (1 ponto)..( )
Hora aproximada (1 ponto)..( )
Local especifico (aposento ou setor) (1 ponto).......................................( )
Instituição (residência, hospital, clínica) (1 ponto)...............................( )
Bairro ou rua próxima (1 ponto)..( )
Cidade (1 ponto)...( )
Estado (1 ponto)..( )

MEMÓRIA IMEDIATA

Fale 3 palavras não relacionadas (vaso, carro, tijolo).
Posteriormente pergunte ao paciente pelas 3 palavras.
Dê 1 ponto para cada resposta correta..( )

Depois repita as palavras e certifique-se de que o paciente as aprendeu, pois mais adiante você irá perguntá-las novamente.

ATENÇÃO E CÁLCULO

(100 – 7) sucessivas, 5 vezes sucessivamente
(1 ponto para cada cálculo correto) (93 - 86- 79 - 72 - 65).....................( )
(alternativamente, soletrar MUNDO de trás para frente)

EVOCAÇÃO

Pergunte pelas 3 palavras ditas anteriormente
(1 ponto por palavra)...( )

LINGUAGEM

NOMEAR um relógio e uma caneta (2 pontos)...( )
REPITIR "nem aqui, nem ali, nem lá" (1 ponto).......................................( )
COMANDO: "pegue este papel com a mão direita"
"Dobre ao meio e coloque no chão" (3 pontos)..( )
LER E OBEDECER: "feche os olhos " (1 ponto).....................................( )

ESCREVER uma frase (1 ponto)..( )
COPIAR o desenho abaixo (1 ponto)..( )

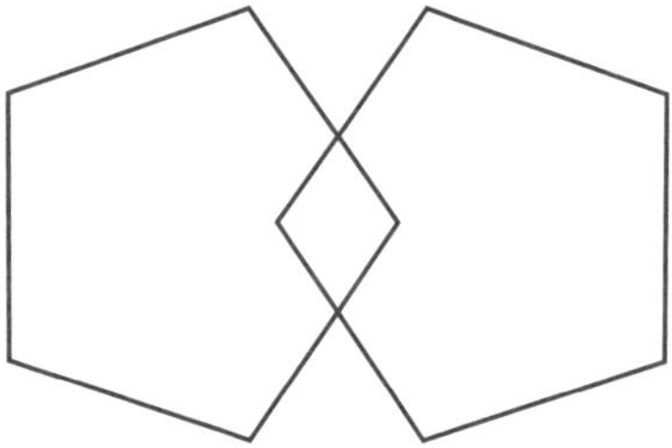

ESCORE: (____/30)

1. Almeida, OP. Mini exame do estado mental e o diagnóstico de demência no Brasil. Arq Neuropsiquiatr 1998; 56(3-B): 605-612.
2. Brucki SMD, Nitrini R, Caramelli P, Bertolucci PHF, Okamoto IH. Sugestões para o uso do Mini-exame do estado mental no Brasil. Arq Neuropsiquiatr 2003; 61: 777-781.
3. Folstein M, Folstein S, McHugh P. Mini-mental state: a practical method for grading the cognitive state of patients for the clinician. J Psychiatr Res 1975; 12: 189-198.

Teste do relógio

Peça ao paciente desenhar um relógio analógico dentro de um círculo, com os 12 números e os dois ponteiros marcando 11:10 horas.

Pontuação
Varia de 0 a 5, sendo que quanto maior a nota, melhor o desenho.

5. RELÓGIO "PERFEITO"
a. "Perfeito" não significa, milimetricamente perfeito.
b. Toleram-se pequenos desvios de posicionamento e espaçamento dos números, mas com impressão geral de uniformidade na disposição.
c. Os ponteiros precisam estar colocados corretamente, partindo aproximadamente do centro do círculo e marcando a hora correta.

4. ERROS VISUOESPACIAIS MENORES
a. Hora marcada corretamente.
b. Números dão a impressão geral de um relógio.
c. Ponteiros podem ficar um pouco fora do lugar.
d. Números podem tender mais para o interior da circunferência.
e. O espaço máximo tolerado entre os números deve ser de ≤ ¼ da circunferência.
f. Tolera-se a omissão ou repetição de um número.

3. REPRESENTAÇÃO INCORRETA DE 11:10 HORAS
a. Organização visuoespacial está bem feita
b. Aparência geral de um relógio, com números distribuídos regularmente como em 4.e.
c. Ponteiros:
   - Um ponteiro só
   - Ponteiros inexistentes
   - Pontos ou traços no lugar dos ponteiros
   - Ponteiros que não se encontram

2. DESORGANIZAÇÃO VISUOESPACIAL MODERADA NOS NÚMEROS

a. Impossibilidade absoluta de representar 11:10 horas, mesmo com ponteiros apontado para 11 e 2.
b. Borda cheia de números que se repetem ou mais que 12. Idem ao item 4.e.

1. GRAVE DE DESORGANIZAÇÃO VISUOESPACIAL

a. Semelhança remota com um relógio.
b. Poucos algarismos mas que contornem a circunferência.

0. INCAPACIDADE DE REPRESENTAÇÃO RAZOÁVEL DE UM RELÓGIO

a. Desenho não guarda semelhança com um relógio.
b. Paciente se recusa a fazer uma tentativa.

1. Shulman KI, Shedletsky R, Silver IL. The challenge of time: clock-drawing and cognitive function in the elderly. Int J Geriatr Psychiatry. 1986; 1(2): 135-40
2. Fuzikawa C, Lima-Costa MF, Uchôa E, Shulman K. Correlation and agreement between the Mini-mental State Examination and the Clock Drawing Test in older adults with low levels of schooling: the Bambuí Health Aging Study (BHAS). Int Psychogeriatr. 2007; 19(4): 657-67.

Teste de fluência verbal

Aplicação

Instruções ao paciente:

"Você deve dizer todos os nomes de animais que se lembrar, no menor tempo possível. Qualquer animal vale: insetos, pássaros, peixes e animais de quatro patas. Quantos mais você falar, melhor. Pode começar."

Avaliação

Anote o número de animais lembrados no período de um minuto:

O escore se dá pelo número de respostas corretas obtidas

Considere "boi" e "vaca" como dois animais, mas "gato" e "gata" como um só. Se disser "passarinho, cobra e lagarto" conte como três animais; se disser "passarinho, canário e peixe", conte como dois. Ou seja: a classe vale como nome se não houver outros nomes da mesma classe.

Para esta categoria semântica, indivíduos normais com escolaridade de oito anos ou mais são capazes de evocar pelo menos 13 animais, enquanto indivíduos normais com menos de oito anos de escolaridade evocam pelo menos nove animais.

1. Brucki SMD, Malheiros SMF, Okamoto IH, Bertolucci PHF. - Dados normativos para o teste da fluência verbal categoria animais em nosso meio. Arq Neuropsiquiatr. 1997; 55(1): 56-61.
2. Ratcliff G, Ganguli M, Chandra V, Sharma S, Belle S, Seaberg E, Pandav R. - Effects of literacy and education on measures of word fluency. Brain Lang. 1998; 61(1): 115-122.
3. Brucki SMD, Rocha MSG. - Category fluency test: effects of age, gender and education on total scores, clustering and switching in Brazilian Portuguese-speaking subjects. Braz J Med Biol Res. 2004; 37(12): 17711777.

Escore de Hachinski

	Pontos se referidos ou observados	Pontos no avaliado
Início abrupto	2	
Deterioração não linear (em degraus)	1	
Curso oscilante	2	
Confusão noturna	1	
Conservação relativa de personalidade	1	
Depressão	1	
Queixas somáticas	1	
Incontinência emocional	1	
História de hipertensão arterial	1	
História de acidente vascular cerebral	2	
Evidência de aterosclerose associada	1	
Sintomas neurológicos focais	2	
Sinais neurológicos focais	2	
TOTAL	18	
≥ 7 – Demência vascular ≤ 4 – Doença de Alzheimer		

1. Hachinski VC, Iliff LD, Zilhka E, Du Boulay GH, McAllister VL, Marshall J, Russell RWR, Symon L. Cerebral Blood Flow in Dementia. Arch Neurol. 1975; 32: 632-637.
2. Nitrini R.Diagnóstico de demência: avaliação clínica, neuropsicológica e através da tomografia computadorizada por emissão de fóton único. São Paulo, 1993. (Tese de livre-docência, Faculdade de Medicina da Universidade de São Paulo, 1993). 117p.

Geriatric depression scale (GDS) – versão reduzida

O(A) senhor(a):

1-	Está satisfeito com sua vida?	SIM	**NÃO**
2-	Diminuiu a maior parte de suas atividades e interesses?	**SIM**	NÃO
3-	Sente que a vida está vazia?	**SIM**	NÃO
4-	Geralmente se sente aborrecido?	**SIM**	NÃO
5-	Se sente animado a maior parte do tempo?	SIM	**NÃO**
6-	Tem medo que algo de ruim possa lhe acontecer?	**SIM**	NÃO
7-	Se sente feliz a maior parte do tempo?	SIM	**NÃO**
8-	Sente que sua situação não tem saída?	**SIM**	NÃO
9-	Prefere ficar em casa do que sair e fazer novas coisas?	**SIM**	NÃO
10-	Acha que tem mais problema de memória que a maioria?	**SIM**	NÃO
11-	Acha bom estar vivo?	SIM	**NÃO**
12-	Se sente inútil ou incapaz do modo que está agora?	**SIM**	NÃO
13-	Se sente cheio de energia?	SIM	**NÃO**
14-	Se sente desesperançoso?	**SIM**	NÃO
15-	Acha que a maioria das pessoas é melhor que o senhor?	**SIM**	NÃO

Somar um ponto por resposta grifada.
0 a 4 pontos – Normal
5 a 9 pontos – Possível depressão
10 a 15 pontos – Depressão

1. Yesavage JA, Brink Tl, Rose TL, Lum O, Huang V, Adey M, Leirer VO. Development and validation of a geriatric depression screening scale: a preliminary report. J Psychiatr Res. 1982; 17: 37-49.
2. Almeida OP, Almeida SA. Reliability of the Brazilian version of the abbreviated form of Geriatric Depression Scale (GDS) short form. Arq Neuropsiquiatr. 1999; 57: 421-6.

Confusion assessment method (CAM)

1) Início agudo

Há evidências de uma mudança aguda do estado mental de base do paciente? (___)

2) Distúrbio da atenção*

2.A) O paciente teve dificuldade em focalizar sua atenção, por exemplo, distraiu-se facilmente ou teve dificuldade em acompanhar o que estava sendo dito? (___)

– Ausente em todo o momento da entrevista (___)
– Presente em algum momento da entrevista, porém de forma leve (___)
– Presente em algum momento da entrevista, de forma marcante (___)
– Incerto (___)

2.B) Se presente ou anormal, este comportamento variou durante a entrevista, isto é, tendeu a surgir e desaparecer ou aumentar e diminuir de gravidade? (___)

– Sim (___)
– Não (___)
– Incerto (___)
– Não aplicável (___)

2.C) Se presente ou anormal, descreva o comportamento (___)

3) Pensamento desorganizado

O pensamento do paciente era desorganizado ou incoerente, com a con versação dispersiva ou irrelevante, fluxo de ideias pouco claro ou ilógico, ou mudança imprevisível de assunto? (___)

4) Alteração do nível de consciência

Em geral, como você classificaria o nível de consciência do paciente?

– Alerta (normal) (___)
– Vigilante (hiperalerta, hipersensível a estímulos ambientais, assustando-se facilmente (___)
– Letárgico (sonolento, facilmente acordável) (___)
– Estupor (dificuldade para despertar) (___)
– Coma (___)
– Incerto (___)

5) Desorientação

O paciente ficou desorientado durante a entrevista, por exemplo, pensando que estava em outro lugar que não o hospital, que estava no leito errado, ou tendo noção errada da hora do dia? (___)

6) Distúrbio (prejuízo) da memória

O paciente apresentou problemas de memória durante a entrevista, tais como incapacidade de lembrar de eventos do hospital, ou dificuldade para se lembrar de instruções? (___)

7) Distúrbios de percepção

O paciente apresentou sinais de distúrbios de percepção, como por exemplo, alucinações, ilusões ou interpretações errôneas (pensando que algum objeto fixo se movimentava? (___)

8) Agitação psicomotora

Parte 1 – Durante a entrevista, o paciente apresentou aumento anormal da atividade motora, tais como agitação, beliscar cobertas, tamborilar com os dedos ou mudança súbita e frequente de posição? (___)

Retardo psicomotor

Parte 2 – Durante a entrevista, o paciente apresentou diminuição anormal da atividade motora, como letargia, olhar fixo no vazio, permanência na mesma posição por longo tempo, ou lentidão exagerada de movimentos? (___)

9) Alteração do ciclo sono-vigília

O paciente apresentou sinais de alteração do ciclo sono-vigília, como sonolência diurna excessiva e insônia noturna? (___)

* As perguntas listadas abaixo deste tópico foram repetidas para cada item quando aplicáveis

1. Inouye SK, van Dick CH, Alessi CA, Balkin S, Siegal AP, Horwitz RI. - Clarifying confusion: the confusional assessment method: a new method for detection of delirium. Ann Intern Med. 1990; 113: 941-948.
2. Fabbri RMA, Moreira MA, Garrido R, Almeida OP. Validity and reliability of the Portuguese version of the confusion assessment method (CAM) for the detection of *delirium* in the elderly. Arq Neuropsiquiatr. 2001; 59(2-A): 175-179.

Índice de Katz – Atividades básicas da vida diária (ABVD)

Independência funcional significa agir sem supervisão, direção ou assistência ativa de outra pessoa, exceto como especificamente descrito abaixo. Isto é baseado no estado atual e não na capacidade de recuperação do analisado. Os pacientes que se recusam a executar uma função são considerados como quem não desempenha a função, mesmo que sejam capazes. Este índice é baseado na avaliação da independência funcional do paciente ao banhar-se, vestir-se, ir ao sanitário, transferir-se, preservar a continência e alimentar-se. São definidas desta forma as funções pesquisadas:

1. BANHAR-SE (com esponja, chuveiro ou banheira).

Independente: necessita de ajuda só na lavagem de uma pequena parte (como as costas ou extremidades incapacitadas) ou se banha completamente.

Dependente: necessita de ajuda na lavagem de mais de uma parte do corpo.

2. VESTIR-SE

Independente: tira as roupas dos armários ou guarda-roupas e gavetas; veste-se incluindo enfeites e cintos; lida com fechos. Dar nós é excluído da avaliação desta função.

Dependente: não se veste ou fica parcialmente vestido.

3. IR AO SANITÁRIO

Independente: vai ao sanitário; entra e sai dele; arranja as roupas; limpa os órgãos de excreção (pode usar o urinol à noite somente ou não estar usando ajuda mecânica).

Dependente: usa urinol ou comadre permanentemente ou recebe ajuda para ir e usar o sanitário.

4. TRANSFERIR-SE

Independente: move-se dentro e fora da cama e da cadeira (pode ou não estar usando apoios mecânicos).

Dependente: necessita de ajuda para mover-se dentro e fora da cama e/ou cadeira; não executa uma ou mais transferência.

5. PRESERVAR A CONTINÊNCIA

Independente: micção e defecação inteiramente controláveis.

Dependente: incontinência urinária e fecal parcial ou total; não controle total ou parcial de enemas; cateteres ou uso de sendas ou urinóis permanentemente.

6. ALIMENTAR-SE

Independente: retira a comida do prato ou equivalente e leva à boca (o corte da carne e a preparação do alimento, como colocar manteiga no pão, estão excluídos da avaliação).

Dependente: necessita de ajuda no ato da alimentação (veja acima); não come espontaneamente ou alimenta-se de forma parenteral.

O paciente recebe uma letra conforme o seu grau de independência:

A. Independente na alimentação, continência, transferência, ida ao sanitário, atividades de vestir-se e banhar-se.

B. Dependente em uma dessas funções

C. Dependente no banho e outra dessas funções

D. Dependente no banho, na atividade de vestir-se e outra dessas funções.

E. Dependente no banho, na atividade de vestir-se, ir ao sanitário e outra dessas funções.

F. Dependente no banho, na atividade de vestir-se, ir ao sanitário, transferência e outra dessas funções.

G. Dependente em todas as seis funções

1. Katz S, Ford A B, Moskowitz R W, Jackson B A, Jaffe M W. The index of ADL: A standardized measure of biological and psychosocial function. JAMA. 1963; 185 (1): 914-919.
2. Gorzoni M L. – Análise de uma população de idosos internada em enfermaria de clínica médica. São Paulo, 1992. (Dissertação de mestrado, Faculdade de Ciências Médicas da Santa Casa de São Paulo). 76p.

Escala de Lawton – atividades instrumentais da vida diária (AIVD)

Itens	Pontos
1.Telefone (3) capaz de ver os números, discar, receber e fazer ligações sem ajuda. (2) Capaz de ver e responder o telefone, mas necessita de um telefone especial ou de ajuda para encontrar os números ou para discar. (1) Completamente incapaz no uso do telefone.	
2. Viagens (3) Capaz de dirigir seu próprio carro ou viajar sozinho de ônibus ou táxi. (2) Capaz de viajar exclusivamente acompanhado. (1) Completamente incapaz de viajar	
3. Compras (3) Capaz de fazer compras, se fornecido transporte. (2) Capaz de fazer compras, exclusivamente acompanhado. (1) Completamente incapaz de fazer compras.	
4. Preparo de refeições (3) Capaz de planejar e cozinhar refeições completas (2) Capaz de preparar pequenas refeições, mas incapaz de cozinhar refeições completas sozinho. (1) Completamente incapaz de preparar qualquer refeição.	
5. Trabalho doméstico (3) Capaz de realizar trabalho doméstico pesado (como esfregar o chão). (2) Capaz de realizar trabalho doméstico leve, mas necessita de ajuda nas tarefas pesadas. (3) Completamente incapaz de realizar qualquer trabalho doméstico.	
6. Medicações (3) Capaz de tomar os remédios na dose certa e na hora certa. (2) Capaz de tomar remédios, mas necessita de lembretes ou de alguém que os prepare. (1) Completamente incapaz de tomar remédios sozinho.	
7. Dinheiro (3) Capaz de administrar necessidades de compra, preencher cheques e pagar contas. (2) Capaz de administrar necessidades de compra diária, mas necessita de ajuda com cheque e no pagamento de contas. (1) Completamente incapaz de administrar dinheiro.	
Total	

1. Lawton MP, Brody EM. Assessment of older people: self-maintaining and instrumental activities of daily living. Gerontologist. 1969; 9(3): 179-186.
2. Versão utilizada internamente pela Geriatria da Irmandade da Santa Casa de Misericórdia de São Paulo.

Índice de Dowton – risco de quedas

Itens	Subitens	Pontos
Quedas prévias	Sim	
Medicações	Tranquilizantes/sedativos	
	Diuréticos	
	Outros anti-hipertensivos	
	Antiparkinsonianos	
	Antidepressivos	
Déficits sensoriais	Visão	
	Audição	
	Membros	
Estado mental	MEEM < 24 / 30	
Marcha	Insegura	

MEEM = Miniexame do estado mental

Cada subitem = 1 ponto
$\geq$ 3 pontos = grande risco de quedas

1. Dowton JU. Falls in the elderly. London, E. Arnold, 1993.
2. Versão utilizada internamente pela Geriatria da Irmandade da Santa Casa de Misericórdia de São Paulo.

Critérios de Beers – Fick (2003) e comercializados no Brasil

- Benzodiazepínicos
    - *Lorazepam > 3,0 mg/dia*
    - *Alprazolam > 2,0 mg/dia*
    - *Clordiazepóxido*
    - *Diazepam*
    - *Clorazepato*
    - *Flurazepam*
- Amitriptilina
- Fluoxetina (diariamente)
- Barbitúricos (exceto fenobarbital)
- Tioridazina
- Meperidina
- Anoréxicos
- Anfetaminas
- Anti-histamínicos
    - *Clorfeniramina*
    - *Difenidramina*
    - *Hidroxizina*
    - *Ciproeptadina*
    - *Tripelenamina*
    - *Dexclorfeniramina*
    - *Prometazina*
- Clorpropamida
- Estrogênios não associados (via oral)
- Extrato de Tireoide
- Metiltestosterona
- Nitrofurantoina
- Sulfato ferroso
- Cimetidina
- Amiodarona
- Digoxina > 0,125 mg/dia
    - (exceto em arritmias atriais)
- Disopiramida
- Metildopa
- Clonidina
- Nifedipina
- Doxazosina
- Dipiridamol
- Ticlopidina
- Anti-inflamatórios não hormonais
    - *Indometacina*
    - *Naproxeno*
    - *Piroxicam*
- Miorrelaxantes e antiespasmódicos
    - *Carisoprodol*
- *Clorzoxazona*
    - *Ciclobenzaprina*
- *Orfenadrina*
- *Oxibutinina*
    - *Hiosciamina*
    - *Propantelina*
    - *Alcaloides da Belladonna*
- Cetorolaco
- Ergot e ciclandelata
- Laxantes
    - *Bisacodil*
    - *Cascará sagrada*
    - *Óleo mineral*

1. Beers MH – Explicit criteria for determining potentially inappropriate medication use by the elderly. An update. Arch Intern Med. 1997; 157:1531-1536
2. Fick DM, Cooper JW, Wade WE, Waller JL, Maclean R, Beers MH.- Updating the Beers criteria for potentially inappropriate medication use in older adults. Arch Intern Med. 2003; 163 : 2716-2774.
3. Gorzoni ML, Fabbri RM, Pires SL. - Critérios de Beers-Fick e medicamentos genéricos no Brasil. Rev Assoc Med Bras. 2008; 54(4): 353-356.

Escala de risco anticolinérgico (ARS)

3 pontos	2 pontos	1 ponto
Amitriptilina	Amantadina	Carbidopa-Levodopa
Atropina	Baclofeno	Entacapona
Benztropina	Cetirizina	Haloperidol
Carisoprodol	Cimetidina	Metocarbamol
Ciproeptadina	Clozapina	Metoclopramida
Clorfeniramina	Ciclobenzaprina	Mirtazapina
Clorpromazina	Desipramina	Paroxetina
Diciclomina	Loperamida	Pramipexol
Difenidramina	Nortriptilina	Quetiapina
Flufenazina	Olanzapina	Ranitidina
Hidroxizina	Proclorperazina	Risperidona
Hiosciamina	Pseudoefedrina	Selegilina
Imipramina	Tolterodina	Trazodona
Meclizina		Ziprasidona
Oxibutinina		
Perfenazina		
Prometazina		
Tioridazina		
Tiotixena		
Tizanidina		
Trifluoperazina		

1. Rudolph JL, Salow MJ, Angelini MC, McGlinchey RE. The anticholinergic risk scale and anticholinergic adverse effects in older persons. Arch Intern Med. 2008;168(5): 508-13.
2. Versão utilizada internamente pela Geriatria da Irmandade da Santa Casa de Misericórdia de São Paulo

Medicamentos e sondas de alimentação (via enteral)

Medicamento	Razão	Medicamento	Razão
Acetaminofen Apresentação AP	Liberação lenta	Furosemida	Não triturável
Ácido acetil salicílico entérico	Liberação entérica	Haloperidol	Não triturável Precipita com dieta
Bisacodil	Drágea Liberação entérica	Indometacina	Cápsulas Liberação lenta
Bromazepam Apresentação CR	Cápsulas Liberação lenta	Isossorbida	Sublingual ou cápsulas
Bromoprida Retard	Cápsulas Liberação lenta	Lactulona	Obstrução da sonda
Bupropiona Apresentação SR	Liberação lenta	Lanzoprazol	Cápsulas Liberação lenta
Captopril	Não triturável	Lítio *Apresentação CR*	Liberação lenta
Carbamazepina Apresentação CR	Liberação lenta	Loratadina	Drágeas Liberação lenta
Carbi/Levodopa Apresentação CR	Liberação lenta	Metilfenidato *Apresentação LA*	Cápsulas Liberação lenta
Cefaclor	Drágeas Liberação lenta	Midazolam	Não triturável
Ciclosporina	Cápsulas	Morfina	Cápsulas Liberação lenta
Ciprofloxacino Apresentação XR	Liberação lenta Precipita com dieta	Polivitamínicos	Liberação lenta e/ou entérica
Clomipramina Apresentação SR	Drágeas Liberação lenta	Nifedipino *Retard/Oros*	Cps. revestidos Liberação lenta
Clonidina	Não triturável	Omeprazol	Cápsulas Liberação lenta
Complexo B	Drágeas Não triturável	Oxibutinina	Cps. revestidos Liberação lenta
Diclofenaco de sódio Retard	Liberação lenta e entérica	Oxicodona	Cps. revestidos Liberação lenta
Digoxina	Não triturável	Pantoprazol	Cps. revestidos Liberação lenta

Diltiazem Apresentação SR	Cápsulas Liberação lenta	Pentoxifilina	Liberação lenta
Divalproato de sódio Apresentações ER e Sprikle	Cps. revestidos Liberação lenta Cápsulas Liberação entérica	Potássio (Cloreto de) *Slow*	Drágeas Liberação lenta Cps. efervescentes
Eritromicina	Drágeas Liberação entérica	Piroxicam	Cápsulas
Esomeprazol	Cps. revestidos Liberação lenta	Prednisona	Não triturável
Etodolaco	Cps. revestidos Liberação lenta	Propranolol	Não triturável
Espironolactona	Não triturável	Ranitidina	Não triturável
Felodipino	Cps. Liberação lenta	Sulfato ferroso	Drágeas Liberação entérica
Fenitoína	Não triturável Dieta reduz solubilidade	Tramadol	Cápsulas
Fexofenadina	Cps. revestidos Liberação lenta	Valproato	Liberação lenta
Fluconazol	Cápsulas	Venlafaxina *Apresentação XR*	Cápsulas Liberação lenta
Fluoxetina	Cápsulas Liberação lenta	Verapamil	Liberação lenta

AP/PA = *Prolonged Action;* Cps. = Comprimidos; CR = *Controlled Release;* SR = *Slow Release;* XR = *Extended Release.*

1. Beckwith MC, Feddema SS, Barton RG, Graves C. - A guide to drugs therapy in patients with enteral feeding tubes: dosages form selection and administration methods. Hosp Pharm. 2004; 39:225-237
2. Catalán E, Padilla F, Hervás F, Pérez MA, Ruiz F. - Fármacos orales que no deben ser triturados. Enferm Intensiva 2001; 12(3): 146-150
3. Goñi Viguria R, Sánchez Sanz L, Baztán Indave A, Asiain Erro MC. – Administración de fármacos por sonda digestiva. Enferm Intensiva 2001; 12(2): 66-79
4. Cornish P. - "Avoid the crush": hazards of medication administration in patients with dysphagia or a feeding tube. CMAJ. 2005; 172(7): 871-2.
5. van den Bemt PM, Cusell MB, Overbeeke PW, Trommelen M, van Dooren D, Ophorst WR, Egberts AC. - Quality improvement of oral medication administration in patients with enteral feeding tubes. Qual Saf Health Care. 2006; 15(1): 44-7.
6. Gorzoni Ml, Della Torre A, Pires SL. Medicamentos e sondas de nutrição. Rev Assoc Med Bras. 2010; 56(1): 17-21.

Miniavaliação nutricional (MAN)

Triagem

A. Nos últimos três meses houve diminuição da ingesta alimentar devido à perda de apetite, problemas digestivos ou dificuldades para mastigar ou deglutir?

0 = diminuição grave da ingesta.

1 = diminuição moderada da ingesta.

2 = sem diminuição da ingesta.

B. Perda de peso nos últimos três meses.

0 = superior a 3 quilos.

1 = não sabe informar.

2 = entre 1 a 3 quilos.

3 = sem perda de peso.

C. Mobilidade.

0 = restrito ao leito ou à cadeira de rodas.

1 = deambula, mas não é capaz de sair de casa.

2 = normal.

D. Passou por algum estresse psicológico ou doença aguda nos últimos três meses?

0 = sim 1 = não

E. Problemas neuropsicológicos.

0 = demência ou depressão.

1 = demência leve.

2 = sem problemas psicológicos.

F. Índice de massa corpórea – IMC = peso (Kg)/altura (m^2).

$0 = IMC < 19$ $1 = 19 \leq IMV < 21$

$2 = 21 \leq IMC < 23$ $3 = IMC < 23$

Escore da triagem (subtotal, máximo de 14 pontos);

≥ 12 pontos - normal, desnecessário continuar a avaliação.

≤11 pontos - possibilidade de desnutrição. Continuar a avaliação

Avaliação global

G. O paciente vive em sua própria casa (não em casa geriátrica ou hospital)?
0 = não. 1 = sim.
H. Utiliza mais de três medicamentos diferentes por dia?
0 = sim. 1 = não.
I. Lesões de pele ou escaras?
0 = sim. 1 = não.
J. Quantas refeições faz por dia?
0 = uma refeição.
1 = duas refeições.
2 = três refeições.
K. O paciente consome:
Pelo menos uma porção diária de leite ou derivados (queijo, iogurte)?
Duas ou mais porções semanais de legumes ou ovos?
Carne, peixe ou frango todos os dias?
0 = nenhuma ou uma resposta "sim".
0,5 = duas respostas "sim".
1 = três respostas "sim".
L. O paciente consome duas ou mais porções diárias de frutas ou vegetais?
0 = não. 1 = sim.
M. Quantos copos de líquidos (água, suco, café, chá, leite) o paciente consome por dia?
0 = menos de três copos.
0,5 = três a cinco copos.
1 = mais de cinco copos.
N. Modo de alimentar.
0 = não é capaz de se alimentar sozinho.
1 = alimenta-se sozinho, porém com dificuldade.
2 = alimenta-se sozinho sem dificuldade.
O. O paciente acredita ter algum problema nutricional?
0 = acredita estar desnutrido.
1 = não sabe dizer.
2 = acredita não ter problema nutricional.
P. Em comparação a outras pessoas da mesma idade, como o paciente considera a sua própria saúde?
0 = não muito boa.
0,5 = não sabe informar.

1 = boa.
2 = melhor.
Q. Circunferência de braço (CB) em cm.
0 = CB < 21.
0,5 = 21 ≤ CB ≤ 22.
1 = CB > 22.
R. Circunferência da panturrilha (CP) em cm.
0 = CP < 31. 1 = CP ≥ 31.

Itens da avaliação	Pontos
Avaliação global (máximo 16 pontos)	
Escore da triagem	
Escore total (máximo de 30 pontos).	

Avaliação do estado nutricional
≥ 24 pontos – normal. 17 a 23,5 pontos – risco de desnutrição. < 17 pontos – desnutrido.

1. Guigoz Y, Vellas, B. The Mini Nutricional Assessment (MNA) for granding the nutricional state of elderly patients: presentation of the MNA, history and validation. Mini Nutricional Assessment (MNA): Research and practice in the elderly: Nestlé nutrition workshop series clinical & performance programme, 1999, Vol. 1, pp. 3-12, Nestle Ltd.
2. Sociedade Brasileira de Geriatria e Gerontologia. I Consenso Brasileiro de Nutrição e Disfagia em Idosos Hospitalizados. Barueri, Minha Editora, 2011 106 p.

Índice Remissivo

A

D

E

F

G

H

J

L

M

N

O

P

Q

U

V

W

Z